河南省中医药文化著作出版资助专项（项目编号：TCMCB2022007）

河南省特色骨干学科中医学学科建设项目（编号：STG-ZYXKY-2020008）

历代中医古籍

儿童保健理论 辑 释

主审 丁樱 俞建

主编 黄岩杰 朱珊

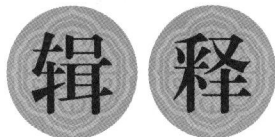

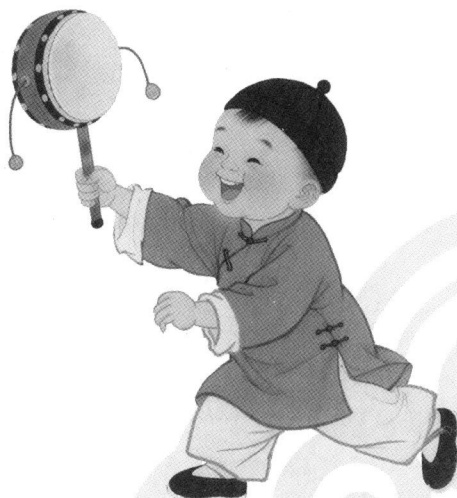

全国百佳图书出版单位

中国中医药出版社

·北 京·

图书在版编目（CIP）数据

历代中医古籍儿童保健理论辑释 / 黄岩杰，朱珊
主编．-- 北京：中国中医药出版社，2025.7.
ISBN 978-7-5132-9551-2

Ⅰ. R272

中国国家版本馆 CIP 数据核字第 2025VK8763 号

中国中医药出版社出版

北京经济技术开发区科创十三街 31 号院二区 8 号楼
邮政编码　100176
传真　010-64405721
万卷书坊印刷（天津）有限公司印刷
各地新华书店经销

开本　710×1000　1/16　印张 22　字数 337 千字
2025 年 7 月第 1 版　2025 年 7 月第 1 次印刷
书号　ISBN 978 - 7 - 5132 - 9551 - 2

定价　92.00 元
网址　www.cptcm.com

服务热线　010-64405510
购书热线　010-89535836
维权打假　010-64405753

微信服务号　zgzyycbs
微商城网址　https://kdt.im/LIdUGr
官方微博　http://e.weibo.com/cptcm
天猫旗舰店网址　https://zgzyycbs.tmall.com

如有印装质量问题请与本社出版部联系（010-64405510）

《历代中医古籍儿童保健理论辑释》

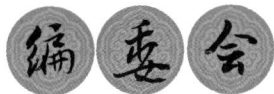

编委会

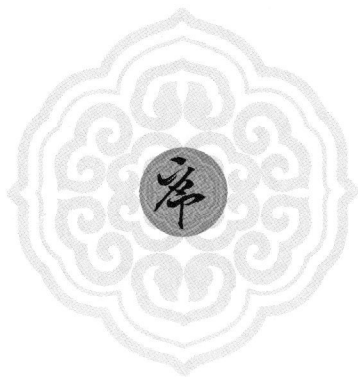

中医儿童保健技术历史悠久，儿童保健相关理论在成书于战国至西汉时期的《黄帝内经》中出现，自魏晋隋唐至明清时期，儿科名家辈出，小儿保健专著大量涌现。在我国现存最早的医学著作《五十二病方》中，即有类似后世用钱匕刮法治疗小儿疾病的记载，如"匕周婴儿瘛所"。后世医家中，以万密斋为代表的著名儿科大家，在治疗小儿疾病方面积累了丰富的经验。在遵循《黄帝内经》"婴儿者，其肉脆、血少、气弱"这一基本理论的基础上，涵盖小儿生长发育、预防、保健和疾病诊治这一独特的中医儿童保健体系开始形成，对我国古代社会人类繁衍和文明发展产生了深远影响。

《历代中医古籍儿童保健理论辑释》一书博采各家之长，是一部中医儿科保健理论的渊薮。本书沿用了传统中医古籍辑释的研究范式，以《育婴家秘》中"预养、胎养、蓐养、鞠养"育婴四法为主要框架，厘清了以预防疾病为核心的中医古代儿童保健的基本脉络。编写团队创新思路，依据经典，广泛搜集，探究疑难，历经三余载，终成《历代中医古籍儿童保健理论辑释》书稿。全书以育婴四法为主线，对中医儿童保健理论进行再次剖析、阐述和释难，以重现中医古籍儿童保健理论起源之根本，还原中医儿童保健理论朴素简明之本义。同时，将传统中医理论中"慈幼""全幼"思想与现代"爱幼""护幼"理念相结合，架起了传统医学与现代医学之间的桥梁。

　　本书是一部挈要从本，解读中医古籍真义的儿童保健理论专著，对当代人们学习、领悟、认识儿童保健技术，理解中医儿童保健理念中诸多疑难问题将产生积极而深远的影响。该书内容翔实广泛，颇有新见，促人深思。作者群体长期在临床实践中致力于儿童保健理论研究，面对当今社会育儿的诸多问题，黄岩杰教授、朱珊教授两位主编带领编委会全体成员静心参悟中医古籍经典，取其精华，去其糟粕，且自成理论体系，真乃可喜可贺，故欣然以为序。

丁　樱

时在壬寅虎年仲秋

前言

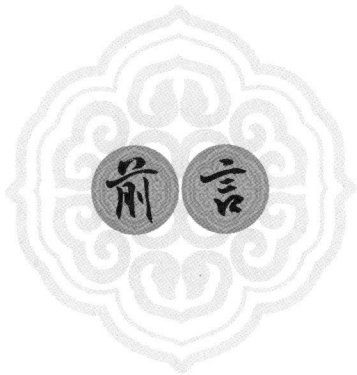

　　《黄帝内经》所云"正气存内，邪不可干""必先岁气，无伐天和"等中医学培护正气的理念历久弥新，西医学也认为机体免疫系统是防卫疾病的主要武器，特别是2019年年底新冠疫情暴发后，隔离传染源、接种疫苗、增强免疫力成为防治疫情的主要手段。对于形气未充的儿童，如何顾护本源、育养正气是当前儿童保健工作的重要任务。本书旨在挖掘摘录历代医家对小儿优生调护保健等方面的经典论述，并对摘录内容进行汇总整理、注释校正、阐释评述、思想归纳和体系构建，以期继承和发扬中医学中所蕴含的幼儿养护经验和优生思想。

　　中医儿童保健是以预防疾病为核心，以保障儿童健康为目的，运用中医理念和中医药的方法技术维护儿童的身心健康，凝聚了古代医家数千年的经验和智慧，很多理念深入人心，蕴含着深刻的科学内涵。《黄帝内经》的"治未病"理念、张仲景"养慎"思想及六经辨证体系中的理法方药等内容处处体现了预防医学精神，充分证实了中医学蕴含着丰富翔实、理念超前的预防思想。本著作以万全《育婴家秘》中育婴四法"预养、胎养、蓐养、鞠养"为主线，聚焦幼儿不同发育阶段疾病变化和养护理念，梳理疾病的病因、发展演变和针对病因的各种预防策略。其内容不仅涵盖中医儿科古籍，而且对女科、养生、药学等书籍均有涉猎，取其精华，去其糟粕，凸显中医儿童保健"天人合一"的思维体系和"法道自然"的保健理念。

本书内容主要包括五大部分：第一章总论，主要论述各医家保健原则和体质特点等；第二章预养阐述了儿童保健开始于父母备孕之际，预先培元固本保精，以求精气充盛，胚壮胎固；第三章胎养分别从"胚胎发育""精神调养""饮食起居""用药宜忌"四个方面论述了母子同为一体，气血相通，孕母的饮食情志活动对胎儿生长发育的影响至关重要；第四章蓐养分别从"初生护持""乳哺调摄""审慎用药"三个方面阐述小儿脏腑娇嫩、形气未全，需要精心养护；第五章鞠养从"凡例""饮食起居""精神调摄""用药参详"四个方面阐述了小儿养护宜以调理为核心思想。五部分虽独立成章，实则连续串联，既能体现中医儿童保健的优势，又能表达中医儿童保健的系统性和独特性。

本书的编写出版历时多年。在主编黄岩杰教授和朱珊教授的统筹规划指导下，2019年初开始本书的资料检索、收集梳理文献；2019年6月完成编委会组建。编写队伍博采众长，汇集了多个单位的著名学者和儿科医生，主要涉及中医儿科学、小儿推拿学及中医文献学等专业。编写工作历时3年，于2022年6月完成初稿。国医大师丁樱教授和复旦大学附属儿科医院俞建教授担任主审，对书稿进行了全面的指导和修正。国医大师张磊教授也在认真审阅书稿后，欣然挥毫泼墨，为本著作题词。在此对三位专家前辈深表谢意！

即使编写团队付出了巨大努力，本书仍存在不足之处。中医古籍汗牛充栋，本著作力求汇集整理全部涉及中医儿童保健的文献古籍，但部分书目因多种原因未能汇集整理。道阻且长，行则将至，行而不辍，未来可期，后续仍然需要不断地添加补充，以丰盈该书中医儿童保健的内容和特色；也欢迎各位读者和中医儿科同道提出批评、指正意见，以使本著作逐步完善。

《历代中医古籍儿童保健理论辑释》

编委会

2025年2月

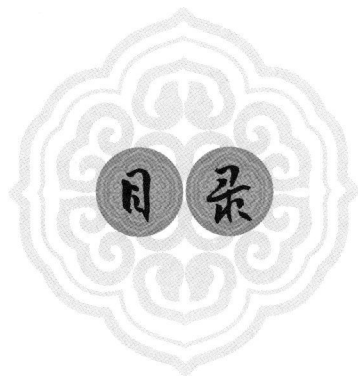

目 录

第一章
总　论

　　我国古代中医典籍中关于儿科保健的论述十分丰富，其主要理论观点基于中医藏象学说和整体观，将儿童的孕育成长、病因病机、保健预防等放在天时、地理等自然外环境和脏腑经络、四肢百骸、气血津液等人体内环境中加以认识和分析，认为儿童的先天禀赋、生长发育、体质特点及生活环境都与儿童保健关系密切。随着对小儿生长发育和疾病规律认识的不断深化，体质辨识也成为小儿保健、疾病防治、用药要求的重要指标，提出小儿生长发育和生理病理方面主要表现出五脏"有余""不足""纯阳""稚阴稚阳""变蒸"等特征，将小儿生理特点归纳为脏腑柔嫩、形气未充、生机蓬勃、发育迅速，病理特点归纳为发病容易、传变迅速、脏气清灵、易趋康复等。由于小儿的生长发育是一个不断演变的过程，古代医家还根据小儿不同年龄时期的生理病理特点、生长发育变化，不断充实和完善儿童保健方法。

《灵枢经》

《黄帝内经素问》与《灵枢经》合称为《黄帝内经》（本书简称《内经》），是中医四大经典之一，约成书于战国至西汉时期。《灵枢经》共 12 卷，81 篇，论述了人体生理、病理、诊断、治疗及养生的有关问题。所选原文见《灵枢经》（田代华、刘更生整理，人民卫生出版社 2017 年版）第 23、94 页。

寿夭刚柔篇

黄帝问于少师曰：余闻人之生也，有刚有柔，有弱有强，有短有长，有阴有阳，愿闻其方……黄帝问于伯高曰：余闻形有缓急，气有盛衰，骨有大小，肉有坚脆，皮有厚薄，其以立寿夭奈何？伯高答曰：形与气相任则寿，不相任则夭。皮与肉相裹则寿，不相裹[1]则夭，血气经络胜形则寿，不胜形则夭。

【注释】

（1）裹：以皮裹肉，裹有"缠绕"之义，包裹不失。

【按语】

中医学体质养生理论强调因人而异、辨体施养，这也是中医小儿保健养护的基本原则。本段强调人的体质有刚柔、强弱、长短及阴阳之分，体质是先天因素和后天因素综合形成的，影响着疾病的发生倾向和转归。人的形体有缓有急，气血有盛有衰，骨骼有大有小，肌肉有强有弱，皮肤有厚有薄，根据此五者之间的关系，推测人体寿命的长短，预判人的夭寿。形与气相称则长寿，不相称则短命；形属阴，气属阳，形气涵纳互藏、相互为用，则机体阴阳平衡。就血气与形体而言，血气是人体的动力，形体是人体的枝干，小儿保健应注重血气与形体的协调共进。

逆顺肥瘦篇

黄帝曰：刺婴儿奈何？岐伯曰：婴儿者，其肉脆，血少，气弱……[1]

【注释】

（1）张志聪注：此言婴儿未得天真充盛，其肉脆而血少气弱也。襁褓乳养曰婴。盖男子八岁，女子七岁，肾气始盛，齿更发长；男子四八，女子四七，则筋骨隆盛，肌肉满壮。盖形肉血气，虽藉后天水谷之所资生，然本于先天之生原也。日再者，导阴阳血气之生长。

【按语】

《内经》对儿科论述较少，但寥寥数语却奠定了小儿体质的基本理念，如"婴儿者，其肉脆、血少、气弱"，表达了小儿脏腑娇嫩、形气未充的生理病理特点。

《诸病源候论》

《诸病源候论》又称《诸病源候总论》《巢氏病源》，由隋代巢元方等编撰于大业六年（610），是中国最早论述病因和证候的专著，包括内、外、妇、儿、五官、口齿、骨伤等多科病证，对传染病、寄生虫病、外科手术等也有不少精辟论述，对后世医学影响较大。所选原文见《诸病源候论》（宋白杨校注，中国医药科技出版社 2011 年版）第 249 页。

养小儿候

春夏决定不得下⁽¹⁾小儿，所以尔者，小儿腑脏之气软弱，易虚易实，下则下焦必益虚，上焦生热，热则增痰，痰则成病，自非当病，不可下也。

【注释】

（1）下：用泻下药。

【按语】

小儿生理病理特点为脏腑软弱、易虚易实，故春夏季不可妄用下法，以免下焦虚损而上焦生热，热能炼液成痰而成痰病。

《颅囟经》

《颅囟经》是我国最早的儿科专著,作者佚名,一般认为该书系唐末宋初人托名师巫的作品。全书分两卷,上卷论述小儿脉法、病证及疾病诊断治疗,下卷载火丹 15 候。所选原文见《中医儿科名著集成·颅囟经》(郭君双主编,华夏出版社 1997 年版)第 4 页。

论初受气

太乙元真在头,曰泥丸[1],总众神也,得诸百灵,以御邪气。陶甄万类,以静为源,是知慎于调护,即以守恬和,可以保长生耳。故小儿瘦疳,盖他人之过也。

【注释】

(1)泥丸:道家称小儿头颅为泥丸。

【按语】

《素问·脉要精微论》指出:"头者,精明之府。"《颅囟经》认为小儿头颅统领众神,其扶正御邪、健康长生需知慎终静远,以守恬和。但小儿智识未开,神志未全,生理上阴气相对不足,阳气相对亢盛,故小儿性情活泼好动,易冲动任性。若父母以静为源,以恬和之心养护小儿,则小儿自然形神调和,身体康健。

脉 法

凡孩子三岁以下,呼为纯阳[1],元气未散。

【注释】

(1)纯阳:纯阳理念主要来源于道家学说,特点是丹炉家以阳为尊,以阳为贵,推崇阳气,追求虚无,修道之人以修炼成纯阳无阴之体为大成。

【按语】

《颅囟经》首提小儿纯阳之说,认为三岁以下小儿生长发育旺盛,热病为多,故小儿为纯阳之体。纯阳学说为历代医家所推崇,成为热病诊治的理论依据之一。如古代众多医家均认为小儿为纯阳之体，热病居多，最宜清凉。但吴鞠通在《温病条辨》中提出异议，认为"古称小儿纯阳……非盛阳之谓，小儿稚阳未充、稚阴未长者也"。可参照而行，不可执一。

病 证

孩子气脉未调，脏腑脆薄，腠理开疏，看脉以时，依方用药。

【按语】

阐述了小儿脏腑稚嫩、腠理疏薄、气血未定的体质特点，临床用药要因人制宜，依法用药。

《圣济总录》

《圣济总录》又名《政和圣济总录》《大德重校圣济总录》，由宋徽宗赵佶敕撰，成书于北宋政和年间（1111—1118），共 200 卷，是征集宋时民间、医家所献医方及"内府"所藏秘方，整理汇编而成，涉及内、外、妇、儿、五官、针灸诸科及其他杂治、养生之类，论说辞简理明、内容丰富，录方近20000 首，堪称宋代医学全书。所选原文见《圣济总录》下册（宋·赵佶著，郑金生、汪惟刚等校点，人民卫生出版社 2013 年版）第 1870 页。

小儿统论

论曰：小儿初生，气体稚弱，肤革[1]不能自充，手足不能自卫，保护鞠育[2]，盖有所待。自受气至于胚胎，由血脉至于形体，以至筋骨毛发、脏腑百神，渐有所就，而后有生。盖未生之初，禀受本于父母。既生之后，断脐、洗浴、择乳、褓裯皆有常法。谨守其法，无所违误。犹或胎气禀受生之时助之疾得湿调。

【注释】

（1）肤革：皮肤的表里。孔颖达疏："肤是革外之薄皮，革是肤内之厚皮革也。"

（2）鞠育：抚养，养育。《毛诗故训传》曰："鞠，养也。"

【按语】

《圣济总录》为宋代医学全书，收录了前代医家对小儿的养护理念及方法。此节为总论，阐述了初生儿机体稚弱，皮肤薄嫩，手足柔软，不能自我保护和充养，需要父母的精心护养；在小儿未生之时，禀受于父母精血；出生后，形体的筋骨毛发、脏腑百神受谷气充裕、血脉滋养一步步生长发育。故初生之后，涉及断脐洗浴、择乳褓褓、初生养护等，需要精细呵护。小儿体质的形成受先天因素和后天因素综合影响，不管是胎前还是胎后的养护都是培育小儿先天禀赋、充实小儿脏腑骨骼的重要过程，与小儿将来的寿命长短密切相关，不可不用心审慎，细心培育。

《圣济经》

《圣济经》又名《宋徽宗圣济经》，由宋徽宗赵佶撰于北宋政和八年（1118）。共10卷42篇，分为体真、化原、慈幼、达道、正纪、食颐、守机、卫生、药理、审剂10篇，以阐述《黄帝内经素问》要义为主，论及阴阳五行、运气、体质、色脉诊、药物、方剂、养生、食疗、气功、孕妇养护、婴儿养护及各种病证。所选原文及校注见《圣济经》（宋·赵佶著，吴褆注，人民卫生出版社1990年版）第48页。

保卫鞠育章

五行孕秀，有春夏秋冬异宜者，五态有殊相也。阴阳委和，有筋骨气血不同者，五态有殊气也。夫始生而蒙冲和[1]均，禀五行阴阳，形态潜异。盖母气胎育有盛衰虚实，其在子也，因有刚柔勇怯之异。是以婴儿初举，污秽欲其荡涤，不足欲其辅翼，冲和欲其保全。

【校注】五行播于四时，人禀之为五形。春木属震，震为足。夏火属离，离为目。秋金属兑，兑为口。冬水属坎，坎为耳。长夏属坤，坤为腹。此五行之具宜者，五形之有殊相也。方阴阳委和于一身，人禀之为五态，故厥阴生筋，容动于目。太阴生骨，容动于耳。阳明生气，容动于鼻。少阳生血，容动于舌。太阴生肉，容动于口。此阴阳之不同者，五态之有殊气也。

自其同者视之，始生而蒙，冲和均禀。自其异者视之，五行阴阳，形态潜具。即其同而观其异，母之胎气有盛有衰，有虚有实，所孕不同也。其在子也，有刚柔之体，有勇怯之气，所受不同也。夫如是，故婴儿初举，污秽欲其荡涤，清其神也。不足欲其辅翼，全其真也。冲和欲其保全，宜其气也。清其神，全其真，实其气，所以调刚柔勇怯之异。

【注释】

（1）冲和：相冲相融，和谐统一。老子云："万物负阴而抱阳，冲气以为和。"老子认为天地间存在的阴阳之气相冲而成和谐之气，阴阳和则万物生。

【按语】

古代哲学认为自然万物都由冲和之气孕育化生而来。《周易·咸象》说"天地感而万物化生"，老子说"道生一，一生二，二生三，三生万物"，生而五行阴阳形态皆具，且各有不同。故胚胎受禀于父母，其筋骨气血亦各有不同。小儿养护应根据胎儿盛衰虚实之别、婴儿刚柔勇怯之异，而清其神、保其真、实其气。

《幼幼新书》

《幼幼新书》为南宋刘昉等辑撰。共四十卷，初刊于绍兴二年（1132），汇集整理了宋以前儿科学成就，取材广博，立论严谨。全书按病分为547门，凡所引征皆注明出处。所选原文见《幼幼新书》（刘昉著，白极校注，中国医药科技出版社2011年版）第28页。

叙小儿气弱不可容易吐泻

《秘要指迷》论贵贱云：天地之性人为贵。气清者贤，气浊者愚。乃受父母胎气，既能成人。初生曰婴儿，周岁曰孩儿，三岁曰小儿。况婴儿之病难晓，用药与大人不同，故婴孩受气血弱，不可吐泻。所谓病轻药重，反受其殃，人命既绝，不可再生。

【按语】

药物禀受天地阴阳之气的感化，有四气五味之别。人亦为天地之精气所化生，有清浊贤愚大小之异，故婴儿用药自与成人不同，婴儿气血柔弱、形气未充，故不可妄用涌吐泻下之品，避免损伤气血，殃及性命。

《小儿卫生总微论方》

《小儿卫生总微论方》，共20卷。宋人撰，作者不详。据南宋嘉定太医局何大任序称：家藏该书已六十余载。书名取"保卫其生，总括精微"之意。载述儿科多种病证及与之相关的小儿内、外、五官等病，内容又以病因、证候、方药治法为主。书中部分引述《圣济经》、钱乙、闫季忠等小儿方论，亦有前此医书所未备者，议论笃实，方证详明。所选原文见《小儿卫生总微论方》（吴康健点校，人民卫生出版社1990年版）第13页。

萧　序

唐孙真人著《千金要方》，谓生民之道，莫不以养小为大，若无小卒不成大。故孙氏方先小儿而后丈夫耆老[1]，实崇本[2]之义。譬夫良苗嘉植，初生之日，不克培其根本，去其蟊贼，鲜有不夭折者；即幸而长成，其华实亦必不茂，则小儿科之急需讲求，洵[3]医林之先务也，惟小儿气质微弱，有病每不能自为陈说，故医家目为哑科，最不易治。习是科者，必先于天时之寒暖，地势之高下，以及人身十二经脉之环周，奇经八脉之起止，三百六十五穴之部位，平日了然于心，临证复察色听声，反复推求，始能洞悉病情，而不致偾事[4]。故《尚书》谓保民如保赤子。良以保民者，必周知民间之疾苦，所恶勿施，所好与聚，而民始治；犹保赤者，必诚求赤子之隐曲，时其饥饱，适其寒温，而赤子始安。

【注释】

（1）耆（qí）老：六十曰耆，七十曰老，耆老指六七十岁的老人。

（2）崇本：崇尚根本。

（3）洵：文言副词。实在；确实。

（4）偾（fèn）事：败事。《礼记·大学》曰："一家仁，一国兴仁；一家让，一国兴让；一人贪戾，一国作乱，其机如此。此谓一言偾事，一人定国。"

【按语】

精气学说认为宇宙万物都是精气的同源异构体，相互之间存在着密不可分的联系。作者把养护小儿比作培育树苗，只有苗良植优，长成之日才能华实茂盛，故幼小时要注意培根育本，长大之后才能健康长寿。正如日常浇灌培植树木，如果施肥或浇水过多，或接受阳光、风气过少，就会导致过早枯亡或者脆弱易病。小儿养育理念与生活中种植花木的智慧是相通的，既体现了"过犹不及"的思想，也表现了"因人而异"的理念，这些思维理念反映了中医学中"和思维"的广泛意义。同样，作者把养护小儿的理念和为官者治民理政的理念相参应，强调因人、因时、因地制宜。这皆是中医学"整体观念、天人合一、取类比象"思维方法的具体表现。

《素问病机气宜保命集》

《素问病机气宜保命集》为金代刘完素（1110—1200）于晚年总结其临床心得之作，编撰于1186年。全书共三卷。上卷以《黄帝内经素问》病机为据，总论医理，广泛阐述有关养生、诊法、病机、本草理论等问题；中、下卷分述内科杂病、妇产、小儿等科多种常见病证的病因、证候及治疗。所选原文见《素问病机气宜保命集》（刘完素著，孙洽熙、孙峰整理，人民卫生出版社2017年版）第165页。

素问元气五行稽考

人之生也，自幼而壮，自壮而老，血气盛衰，其各不同，不可一概治之。六岁至十六岁者，和气如春，日渐滋长，内无思想之患，外无爱慕之劳，血气未成，不胜寒暑。和之违也，肤腠疏薄，易受感冒。和之伤也，父母爱之，食饮过伤。其治之之道，节饮食，适寒暑，宜防微杜渐，行巡尉之法，用养性之药，以全其真。

【按语】

刘完素是寒凉派代表人物，在养生方面主张只要发挥摄养的主观能动性，就能达到延年益寿的境界。提出了针对人生不同阶段采取相应养生措施——少年宜养、中年宜治、老年宜保、耄年宜延四位一体的综合益寿法。本摘录内容根据6~16岁即学龄期和青少年的生理病理特点和人之生、自幼及壮、自壮而老过程中的气血变化提出了节饮食、适寒暑、防微杜渐才能全真养性的思想。

《儒门事亲》

《儒门事亲》由金代张从正（1156—1228）编撰，共十五卷，成书于1228年，注重阐发邪实为病理论，倡导攻下三法治疗诸病。以六邪归纳诸病之因，以三法治之，名之为"六门三法"，成为其所创"攻邪论"的主要思想。所选原文见《儒门事亲》（张从正撰，邓铁涛、赖畴整理，人民卫生出版社2005年版）第34页。

过爱小儿反害小儿说

小儿初生之时，肠胃绵脆，易饥易饱，易虚易实，易寒易热，方书旧说，天下皆知之矣。

【按语】

本段是张从正摄养小儿的理论基础，包括小儿的生理病理特点。生理特点是脾胃肠胃绵脆，病理特点是易饥易饱、易虚易实、易寒易热，深受广泛认可。

《格致余论》

《格致余论》为朱丹溪（1281—1358）所著，编撰于公元 1347 年，共收医论四十余篇，内容涉及临床内、外、妇、儿各方面，对养生学、老年医学、优生学等都有独到见解，主张"王道医学"，提出"相火论""阳有余阴不足论"等医学理论。所选原文见《朱丹溪医学全书》（朱震亨著，田思胜等主编，中国中医药出版社 2015 年版）第 10 页。

慈幼论

人生十六岁以前，血气俱盛，如日方升，如月将圆。惟阴长不足，肠胃尚脆而窄，养之之道不可不谨。童子不衣裘帛，前哲格言，具在人耳。裳，下体之服。帛，温软甚于布也；裘皮衣，温软甚于帛也。盖下体主阴，得寒凉则阴易长，得温暖则阴暗消。是以下体不与帛绢夹厚温暖之服，恐妨阴气，实为确论。血气俱盛，食物易消，故食无时。然肠胃尚脆而窄，若稠黏干硬，酸咸甜辣，一切鱼肉、木果、湿面、烧炙、煨炒，但是发热难化之物，皆宜禁绝。只与干柿、熟菜、白粥，非惟无病，且不纵口，可以养德。此外生栗味咸，干柿性凉，可为养阴之助。然栗大补，柿大涩，俱为难化，亦宜少与。妇人无知，惟务姑息，畏其啼哭，无所不与。积成痼疾，虽悔何及！所以富贵骄养，有子多病，迨至成人，筋骨柔弱，有疾则不能忌口以自养，居丧则不能食素以尽礼，小节不谨，大义亦亏。可不慎欤！至于乳子之母，尤宜谨节。饮食下咽，乳汁便通。情欲动中，乳脉便应。病气到乳，汁必凝滞。儿得此乳，疾病立至。不吐则泻，不疮则热。或为口糜[1]，或为惊搐，或为夜啼，或为腹痛。病之初来，其溺必甚少，便须询问，随证调治。母安亦安，可消患于未形也。夫饮食之择，犹是小可。乳母禀受之浓薄，情性之缓急，骨相之坚脆，德行之善恶，儿能速肖，尤为关系。或曰：可以已矣！曰：未也。

古之胎教，具在方册，愚不必赘。若夫胎孕致病，事起茫昧[2]，人多玩忽，医所不知。儿之在胎，与母同体，得热则俱热，得寒则俱寒，病则俱病，安则俱安。母之饮食起居，尤当慎密。

【注释】

（1）糜：原作"糜"，据文义改。

（2）茫昧：模糊不清。

【按语】

朱丹溪为滋阴派代表人物，认为小儿十六岁以前"血气俱盛，如日方升，如月将圆"，此阶段生长发育旺盛，营养需求较高，因此应做到"食无时"，饿时即食。但小儿阴常不足，肠胃脆窄，易形成积滞疳证，所以小儿喂养之困难在于平衡调和二者矛盾。故主张小儿饮食不可纵口，且"稠黏干硬，酸咸甜辣，一切鱼肉、木果湿面、烧炙煨炒等发热难化之物皆宜禁绝"。此外，养护小儿应薄衣淡食，特别是下体衣着主张寒凉，若下体予帛绢夹浓温暖之服，恐妨阴气。这与陈文中养子十法中主张"足要暖"有不同之处。本节还强调乳母秉性、体质对小儿的直接影响，提出"儿之在胎，与母同体，得热则热，得寒则寒"的理念，乳母节饮食、忌情欲、慎起居，小儿才能身体康健，性情安和。值得注意的是，与饮食选择相比，作者认为乳母的禀受、性情、骨相和德行对小儿的影响更大，故乳母的体质和性情对小儿的身心健康有着直接影响。

《全幼心鉴》

《全幼心鉴》为明代寇平所撰的儿科著作。全书共分四卷，刊于1468年，论述了小儿先天禀赋、阴阳气血等生理特点、面部与手部望诊、小儿的保育与调理、儿科医生之守则、小儿脉法、初生儿的护理及常见病。所选原文见《全幼心鉴》（寇平撰，王尊旺校注，中国中医药出版社2015年版）第14~18页。

小儿医难于大人

夫医之道诚为难矣，故治小儿尤为难理。宁医十丈夫，莫医一妇人，何也？丈夫者荣卫气壮，妇人血脉相冲，兼产难治。《千金》云：妇人之病比男子十倍难疗。宁医十妇人，莫医一老儿，何也？妇人者气血尚盛，老儿元阳枯竭，气血皆衰，以为老儿难治。宁医十老儿，莫医一不语小儿，何也？老儿者，元阳皆竭，气血皆衰，疼痛即能言。不语小儿者，疼痛不能言，精神犹未备，骨气犹未坚，形声犹未正，脉息犹未全。所以难治者，语不能问其得病之由，脉不能诊其必然之理。故黄帝云：若吾不能察其幼小也。《宝鉴》云：冠壮易明，幼童难治。孙氏云：学方三年无病得治，治病三年无方可疗。

【按语】

本节通过小儿与丈夫、妇人、老人的体质特点进行对比，来说明小儿疾病的防治之难。丈夫气血充盛、体强病轻，容易医治；妇人血脉相冲、兼并孕产问题，较为难治；老人气血俱衰、元阳枯竭，更为难治。而小儿脏腑娇嫩、形气未充，疾病传变迅速，且小儿疼痛不能自述，气脉未正，故小儿疾病最为难治。

小儿受六气说

小儿受其六气，六气者，筋、骨、血、肉、精、气也。其筋实则力多。骨实则早行立。血实形瘦多发。肉实则少病，其乳母多抑[1]则粗紫色。精实则灵利，多语笑，不怕寒暑。气实则少发而体肥也。

【注释】

（1）乳母多抑：《幼幼新书》作"乳母多汁"，义胜。

【按语】

作者认为小儿受六气而形立，六气分别为筋、骨、血、肉、精、气。筋实则力多；骨实则早行立；血实形瘦多发；肉实则少病；精实则灵利，多语笑，不怕寒暑；气实则少发体肥也。小儿受六气说对小儿养护有一定的指导意义。

保　育

《千金》论曰：儿生六十日后瞳子成，能笑认人，勿令生人抱之及见非常之物。百日任脉成，能自反覆[1]。一百八十日尻骨[2]成，乳母令学坐。二百四十日掌骨[3]成，母当扶教匍匐[4]。三百日髌骨成，母当教扶立。三百六十日膝骨成，母当令扶行。此皆定法。若或暖衣[5]不令出见风日，若常捧抱不曾就着地气，致使筋骨缓弱，虽倍岁数，不能行步，诚非保育之法。观田舍小儿未尝爱护，终日暴露，拖泥带土，绝无他病者，皆见风日，着地气之力也，岂贵贱之理有异哉。明乎此，则保育之道得矣。

【注释】

（1）反覆：此指翻身。

（2）尻骨：尻骨是一个解剖结构名。出自《素问·骨空论》。尻骨，即尾骶骨。

（3）掌骨：骨名，又名五指骨。

（4）匍匐：指爬行。

（5）暖衣：指穿衣过暖。

【按语】

本段简述小儿的生长发育特点及日常护理方法，对临床指导具有参考价值。

《幼科类萃》

《幼科类萃》是明代王銮撰写的儿科类中医文献，共二十八卷，约成书于明正德十六年（1521）。卷一载小儿受胎禀赋厚薄不同、护养论等医论九篇。本书汇集我国明以前众多儿科精华，是一部既有古籍文献价值，又有丰富学术内容的儿科专著。所选原文及部分注释见《增订幼科类萃》（王銮著，何世英主编，人民军医出版社 2012 年版）第 1 页。

论小儿受胎禀赋厚薄不同

《千金》论曰：儿在母腹中，受其精气，一月胚，二月胎，三月血脉，四月形体成，五月能动，六月筋骨成，七月毛发生，八月脏腑具，九月谷神入胃，十月百神备而生。生后六十日瞳子成，能笑语识人。百日任脉生，能反覆⁽¹⁾。一百八十日尻骨⁽²⁾成，能独立。二百一十日掌骨⁽³⁾成，能匍匐⁽⁴⁾。三百日髌骨⁽⁵⁾成，能独倚。三百六十日为一期⁽⁶⁾，膝骨⁽⁷⁾成，乃能移步。此是常足之法，不如此者，身不平尔。

【注释】

（1）反覆：此指翻身。

（2）尻骨：尻骨是一个解剖结构名。出自《素问·骨空论》。尻骨，即尾骶骨。

（3）掌骨：骨名，又名五指骨。解剖学同名骨。《医宗金鉴·刺灸心法要诀》："掌骨者，手之众指之本也，掌之众骨名壅骨，合凑成掌，非块然一骨也。"

（4）匍匐：指爬行。

（5）髌骨：为不规则的扁骨；16岁以前由髂骨、坐骨及耻骨以软骨连结而组成，成年后软骨骨化，三骨在髋臼处互相愈合。

（6）一期：指一年，一周岁。

（7）膝骨：俗称膝盖骨，是股四头肌肌腱中形成的一块籽骨。

【按语】

本节论述了胚胎及婴儿的生长发育情况。胚胎的发育情况与徐之才逐月养胎法过程相似，与西医学的认识相似。婴儿的生长发育情况主要以骨骼的发育情况来体现，从侧面反映了小儿的生长发育是肾精的充盛过程。

《临证指南医案》

《临证指南医案》为清代医家叶天士所著，是一部影响较大的名医医案专著。在内科方面，提出了"肝为刚脏"说、"养胃阴"说、"阳化内风"说、"久病入络"说等具有创新性的学术观点。其中卷十《幼科要略》对小儿杂病如伏气、风温、夏热、厥逆、疳、胀、痧疹、惊等辨证和方药作了简要叙述，不乏精辟之论和独到见解。所选原文见《临床医案指南》（叶天士撰，宋白杨校注，中国医药科技出版社 2011 年版）第 303 页。

幼科要略

襁褓小儿，体属纯阳，所患热病最多。世俗医者，固知谓六气之邪皆从火化，饮食停留，郁蒸变热。惊恐内迫，五志动极皆阳，奈今时治法，初则发散解肌，以退表热，仍混入消导，继用清热苦降，或兼下夺，再令病家禁绝乳食，每致胃气索然，内风来乘，变见惊痫，告毙甚多，附记世俗通套之方药于下，不可不知，不足取法也。

愚按：婴儿肌肉柔脆不耐风寒，六腑五脏气弱，乳汁难化，内外二因之病自多，然有非风寒，竟致外感，不停滞已属内伤，其故何钦，尝思人在气交之中，春夏地气之升，秋冬天令之降，呼出吸入，与时消息，间有秽浊吸入，即是三焦受邪，过募原直行中道，必发热烦躁，倘幼医但执前药，表散消导，清火通便，病轻或有幸成，病重必然颠覆，钱仲阳云：粪履不可近襁褓小儿，余言非无据矣。四十年来治疗颇多，略述其概云。

夫春温夏热，秋凉冬寒，四时之序也。春应温而反大寒，夏应热而反大凉，秋应凉而反大热，冬应寒而反大温，皆不正之乖气也。病自外感，治从阳分。若因口鼻受气，未必恰在足太阳经矣。大凡吸入之邪，首先犯肺，发热咳喘，口鼻均入之邪，先上继中，咳喘必兼呕逆膜胀，虽因外邪，亦是表中之里，设宗世医发散阳经，虽汗不解，幼稚质薄神怯，日期多延，病变错综，兹以四气常法列下。

【按语】

叶天士创立了卫气营血辨证，是温病学的奠基人之一。本节主要阐述了在小儿体质基础上探究小儿病因特点的理论，主张襁褓小儿，体属纯阳，所患热病最多，而且五志过极皆从火化，故临床用药不可拘于俗套，要审因论治，取法灵活。且小儿腠理疏薄，脏腑气弱，故小儿不耐风寒，乳汁难化，此内外二因之病最多。除此两者，人在气交之中、呼吸之间，难免会有秽浊之气从口鼻吸入，侵犯肺脏而致发热咳喘，故小儿养护应注意卫生，勿接触污秽之物，谨避传染病的感染。

《医学源流论》

《医学源流论》为清代徐大椿（灵胎、洄溪）所著，梓刻于乾隆二十二年（1757）。全书共二卷，分为"经络脏腑""脉""病""方药""治法""书论""古今"七门，议论通达，每有新见。所选原文见《徐灵胎医学全书》（刘洋主编，中国中医药出版社 1999 年版）第 153 页。

幼科论

幼科，古人谓之哑科，以其不能言，而不知病之所在也。此特其一端耳。幼科之病，如变蒸、胎惊之类，与成人异者，不可胜举。非若妇人之与男子异者，止经产数端耳。古人所以另立专科，其说精详明备。自初生以至成童，其病名不啻[1]以百计。其治法立方，种种各别。又妇人之与男子，病相同者，治亦相同。若小儿之与成人，即病相同者，治亦迥异。如伤食之症，反有用巴豆硼砂。其余诸症，多用金石峻厉之药，特分两极少耳。此古人真传也。后世不敢用，而以草木和平之药治之，往往迁延而死。此医者失传之故。至于调摄之法，病家能知之者，千不得一。盖小儿纯阳之体，最宜清凉，今人非太暖，即太饱。而其尤害者，则在于有病之后，而数与之乳。乳之为物，得热则坚韧如棉絮。况儿有病，则食乳甚稀。乳久不食，则愈充满，一与之吮，则迅疾涌出，较平日之下咽更多。前乳未消，新乳复充，填积胃口，化为顽痰，痰火相结，诸脉皆闭而死矣。譬如常人平日食饭几何，当病危之时，其食与平时不减，安有不死者哉？然嘱病家云：乳不可食！则群相诟曰：乳犹水也，食之何害？况儿虚如此，全赖乳养，若复禁乳，则饿死矣。不但不肯信，反将医者诟骂。其余之不当食而食，与当食而反不与之食，种种失宜，不可枚举。医者岂能坐守之，使事事合节耶？况明理之医，能知调养之法者，亦百不得一。故小儿之所以难治者，非尽不能言之故也。

【注释】

（1）不啻（chì）：不止，不只。

【按语】

　　本节主要批判了世人对伤食之症喜用平和之剂的用药恶习和对乳食的错误认识。认为小儿为纯阳之体，最宜清凉，而伤食日久，会致小儿脾胃气机不畅，乳食难化，郁积日久易生热生痰，壅塞经脉，故小儿最宜清凉，不仅体现在穿衣不可过暖，而且小儿饮食用药要以脾胃气机通畅为原则。故小儿无病健康之时，不可饮食过饱，穿衣过暖；在患病之时，机体气机不畅及代谢缓慢，要谨慎运用乳食、药物养病，注重节制审慎，以免气机壅塞而生疾患，不能固守"儿虚全赖母乳充养"的错误观念。

《温病条辨》

　　《温病条辨》为吴鞠通多年温病学术研究和临床总结的力作，以三焦辨证为主干释解温病全过程辨治，同时参以仲景六经辨证、刘河间温热病机、叶天士卫气营血辨证及吴又可《瘟疫论》等诸说，析理至微，病机甚明，治之有方。第六卷"解儿难"结合温病理论研讨小儿急、慢惊风和痘疹等，具有一定的学术影响力。所选原文见《温病条辨》（吴瑭著，李长秦、孙守才主编，贵州教育出版社 2010 年版）第 376~378 页。

儿科总论

　　古称难治者，莫如小儿，名之曰哑科。以其疾痛烦苦，不能自达；且其脏腑薄，藩篱[(1)]疏，易于传变；肌肤嫩，神气怯，易于感触；其用药也，稍呆则滞[(2)]，稍重则伤，稍不对证，则莫知其乡，捉风捕影，转救转剧，转去转远；惟较之成人，无七情六欲之伤，外不过六淫，内不过饮食、胎毒而已。

【注释】

　　（1）藩篱：篱笆，比喻人体的卫外作用，一般指人体的腠理。

　　（2）稍呆则滞：这里指小儿用药稍微滋腻重浊就会阻碍脾胃气机。

【按语】

　　本节说明小儿因不能自述病情，又别称哑科，凸显了儿科之难；论述了小儿发病容易、传变迅速的病理特点是由其生理特点所决定的，因而小儿适应外界环境、抵御外邪入侵及其他各种病理因素的能力均较成人低下，易于感受外邪及为饮食、药物等所伤，较成人容易发病，且发病之后较成人病情多变，传变迅速。因此，小儿需要加倍精心保育调护方能减少疾病发生，临床用药宜轻巧活泼，不可重浊呆滞，稍有不当，极易损害脏腑功能，使病情加重。

俗传儿科为纯阳辨

古称小儿纯阳[1]，此丹灶家[2]言，谓其未曾破身[3]耳，非盛阳[4]之谓。小儿稚阳[5]未充，稚阴[6]未长者也。男子生于七，成于八；故八月生乳牙，少有知识；八岁换食牙[7]，渐开智慧；十六而精通，可以有子；三八二十四真牙[8]生（俗谓尽根牙）而精足，筋骨坚强，可以任事，盖阴气长而阳亦充矣。女子生于八，成于七；故七月生乳牙，知提携；七岁换食牙，知识开，不令与男子同席；二七十四而天癸[9]至；三七二十一而真牙生，阴始足，阴足而阳充也，命之嫁。小儿岂盛阳者哉！俗谓女子知识恒早于男子者，阳进阴退故也。

【注释】

（1）纯阳：纯阳学说，是用来阐述小儿生理病理的一种学说。生理上发育迅速，脉象偏数，平时喜动等多种阳性表现。病理方面，小儿生病多化热化火。所以说小儿是纯阳之体。

（2）丹灶家：古代炼丹的方士。

（3）破身：小儿尚未结婚、同房，没有精气外泄。

（4）盛阳：阳气旺盛。

（5）稚阳：尚未充长的小儿阳气。

（6）稚阴：尚未充盈的小儿阴精。所谓"稚阳未充，稚阴未长"，是言小儿的脏腑功能和物质基础均未完善成熟。

（7）食牙：恒牙。

（8）真牙：智齿。

（9）天癸：是人体肾中精气充盈到一定年龄阶段时产生的一种促进生殖机能发育成熟的精微物质。

【按语】

此篇就"纯阳学说"提出了作者的见解，认为"纯阳"是"丹灶家"的说法，并不是指阳盛，并提出"小儿稚阳未充，稚阴未长者也"的看法。这里的"阴"是指人体的精、血、津液及脏腑、筋骨、脑髓、血脉等有形之物，"阳"是指脏腑的各种生理功能活动，"稚"是指幼嫩而未臻成熟。其稚阴稚阳理论从阴阳学说阐明小儿时期无论形体还是功能都处于相对不足的状态，随着年龄的增长逐步成熟完善。自古以来，历代医家对纯阳说的理解和解释不尽一致，有人认为"纯阳"指小儿生长发育过程中生机旺盛，好比旭日之初生，草木之初萌，蒸蒸日上、欣欣向荣的表现，凸显了小儿"生机蓬勃，发育迅速"的生理特点；有的医家从病理角度阐述，如叶天士的"襁褓小儿，体属纯阳，所患热病最多"等，指出了临床小儿热病最多的特点。

《素问·上古天真论》认为男女生命状态分别以八岁、七岁为阶段而变化，吴鞠通在此基础上论述小儿生长规律。儿童成长是一个肾气逐渐充裕，量变产生质变，然后由阳化阴、由气化精、由气化形、形神统一、阴阳共进的过程。孩童时期是接受和认识事物的黄金时期，应当以开放、包容的目光正视男女性别差异，并及时予以相关的性别教育，有利于身心健康发展。而婚育年龄更是受多方面因素影响，不可一概而论。

《幼科指归》

《幼科指归》是清代曾鼎撰写的一本儿科类中医文献，成书于清嘉庆十九年（1814），对断脐、开乳、擦洗、哭睡等小儿保育论述较详。所选原文见《幼科指归》（曾鼎著，黄颖校注，中国中医药出版社2015年版）第1页。

叙

万物杂然于天地间，靡不借滋培以生长也。人为万物之灵，其有借于滋培者，不当比群物而更重欤。重者何？重之以时也。不重于既生之后，亦不重于初生之日，必也重于未生之先焉。第人当未生之先，则无形无影，从何滋之？从何培之？此说未免凿空[1]，非也。盖在其母之自为滋培者，当其胚胎在腹，节饮食，慎寒暑，毋伤淫佚，勿遇忧怒，无一而非滋培之道，虽滋培其母，即滋培其胎。此慎重胎元，先当专责于其母，令其气血清和，根基纯厚。及至分娩而后，再加以断脐、开乳、擦洗、哭睡，在在得法，未有不易生而易育，纵或有病，亦易治耳。夫人之初生于地也，如水上之泡、草头之露，内无七情六欲之扰，外无五味八珍之侵。凡有风凉、湿燥、惊迷、毒肿等症，皆先于胎中禀受其母而来者。医苟不详其母之平日滋培若何，而孟浪以治，所谓哑病则诚哑矣，吾惧其乍投生门旋归地府也。至于望色察纹、蒸变周转以及三指之脉，业已分列十余则，并绘各图，或引摭前言，或创参臆解，或此未发明，他复详论，殚心竭力，犹觉挂一漏万，特用以为津梁可也。

【注释】

（1）凿空：凭空无据。

【按语】

《素问·阴阳应象大论》曰："治病必求于本。"小儿养护亦当追根溯源。就小儿滋培养护的各个时期而言，以小儿未生之时为重中之重和养护之根本。妊娠期间，孕母与胎儿同为一体，胎养期间，若孕母能够节饮食、适寒暑、慎喜怒、戒淫欲等，不仅可保孕母气血清和，根基纯厚，而且可培根固本、稳固胎元。若小儿胎养得当，加之蓐养期断脐、开乳、擦洗、哭睡等得法，则小儿胎元稳固、先天禀赋充盛，即使生后有疥癣之疾也易治易育。

《医 原》

《医原》为清代名医石寿棠所著，在重视天人相应和阴阳五行的基础上，独树一帜，首创"燥湿二气为百病纲领"之观点，在病因、病理、辨证、诊断、治疗及药性理论等方面均有独特见解。所选原文见《医原》（石寿棠著，江苏科学技术出版社1983年版）第160页。

儿科论

小儿，春令也，木德也，花之苞，果之萼，稚阳未充，稚阴未长者也。稚阳未充，则肌肤疏薄，易于感触；稚阴未长，则脏腑柔嫩，易于传变，易于伤阴。故小儿病较大人尤重，尤当以存阴为第一义。夫存阴，非补阴之谓。凡辛燥升散，温燥苦涩、消导，皆是耗伤阴液之药；往往阴液被伤，肝风内动，鼓痰上升，血不荣筋，筋急拘挛，致成痉。稚阳未充，忌用苦寒，以苦寒善伐生生之气，且苦能化燥，化燥则又伤阴，不独伐生生之气已也。金石之品，善定神智，令人发呆，冰、麝香燥走窜，最耗心液。经曰：石药发癫，芳草发狂。不可不知！

【按语】

本篇从小儿"稚阳未充，稚阴未长者"的生理特点出发，到"易于感触，易于传变"的生理特点，最后回到用药上，主张凡辛燥升散、苦寒、金石之品，走窜之类均当谨慎使用。特别强调了"存阴"的重要性，认为其为第一要义，不仅慎用"辛燥升散，温燥苦涩、消导之品"，而且苦寒之品伐生生之气，苦能化燥，皆是耗伤阴液之药，故亦当忌用。这与《全幼心鉴》的观点"治病之法，当以胃气为本"虽有不同之处，但也体现了用药审慎，不得妄用辛苦、温燥、升散、苦寒之品的思想。

《儿科萃精》

此书以普及儿科医学常识为职志。其中详细讲解儿科病症三十六门，总论护胎及脏腑生成诸说，颇有见地。所选原文见《儿科萃精》（陈守真著，汉口汉康印书局 1930 年版）第 7~9 页。

自 序

儿科之难，在乎不精方脉妇科，透彻生化之源者不能作，儿科之尤难上难也。婴儿肌肤薄，营卫疏，触感则万端传变，脏腑柔，骨筋脆，遇伤则全体动摇。前贤云：小儿有病，外不过六淫，内不过胎毒饮食。创是说者辄谓治小儿之病不难，孰知小儿之喜怒哀乐较成人更专且笃乎。无病之儿赖父母，有病之儿赖乎医。父母唯恐其儿之饥，而不虑其过饱，唯恐其儿之寒而不虑其过暖。实不知饱暖太过即致病之媒也。儿有病而延医，则治病之权责在医。

昔医云小儿纯阳，此丹灶家言谓其未曾破身耳。因误会纯阳二字，有病恣用苦寒，苦能渗湿，殊不知人，虫也。儿体本属湿土，湿重者肥，湿轻者瘦。安可尽渗其湿而令儿枯槁乎。寒能泻火，更不知唯壮火[1]可减，少火[2]则儿所赖以生者。愈泻愈瘦，愈化愈燥，重伐胃汁，势不变为痉厥者几希。

【注释】

（1）壮火：指过亢的、能损伤人体正气的火。《素问·阴阳应象大论》曰："壮火食气……壮火散气。"

（2）少火：人体阳气在正常情况下，有温煦脏腑经络等作用，称为"少火"。《素问·阴阳应象大论》曰："少火之气壮。"少火与壮火相对而言，是一种正常的、具有生气的火，是维持人体正常生理活动所必需的。

【按语】

首段明言儿科之难，儿科医生需精通方脉妇科，透彻小儿生化之源，方能触类旁通，化难为易。从小儿生理特点出发，言小儿调护之难，提出冷暖饥饱均不可太过；提出"小儿之喜怒哀乐较成人更专且笃"的观点，与吴鞠通"惟较之成人，无七情六欲之伤"有不同之处；还抨击了俗医谨守"纯阳"，恣用苦寒之药，主张小儿体质本属湿土，苦能渗湿，令儿枯槁；又结合"壮火""少火"理论，认为寒能泻壮火，亦伐少火，故应重视保存胃汁，固护少火，慎用苦寒。

小 结

纵观历代医家所论，对小儿养护、疾病、用药等无不以小儿的禀赋体质特点为基础。小儿体质特点决定了小儿预防保健、辨证治疗和临床用药的方法和尺度。准确辨识小儿体质对指导儿童体育锻炼、饮食选择和权衡用药具有重要意义，正如《医门棒喝·人身阴阳体用论》所说："治疗之要，首当察人体质之阴阳强弱，而后方能调之使安。"

　　体质是在先天因素和后天因素长期影响下形成的形态结构、生理功能相对稳定的特殊状态，即便健康人的体质也是有差异的，如《灵枢·寿夭刚柔》说："人之生也，有刚有柔，有弱有强，有短有长，有阴有阳。"由于小儿的体格形态和生理功能都处于渐变的过程，尚未形成稳定的状态，所以小儿体质差别相对较小，受后天环境影响较大，可塑造性强。如《景岳全书·杂证谟·脾胃》所言"人之自生至老。凡先天不足者，但得后天培养之力，则补天之功亦可居其强半"。

　　关于小儿体质的阐述自《内经》起代有论说，《颅囟经》提出"纯阳"学说后，学术争鸣延绵不断，从先秦到民国，诸家各抒己见，主要学术观点有"纯阳"说、"稚阴稚阳"说、"阳有余阴不足"说和"少阳"说，其中以"纯阳"与"稚阴稚阳"的学术争鸣最为突出。历代医家对小儿体质学说的认识羼杂，如《内经》"血少，气弱"说，《圣济经》"胃气不固"说，石寿棠"存阴"说，民国陈守真"少火"和"湿土"说等，各从不同角度揭示小儿的体质特点，应当全面认识和体会。

　　对于小儿养护，历代医家皆以《内经》"婴儿者，其肉脆，血少，气弱"为理论基础，演化出肠胃脆薄、阳常不足、稚阳稚阴等观点，从多方面多角度阐述小儿的脏腑娇嫩、形气未充的生理特点，并以此为基础指导小儿的喂养保健。如"少火""湿土"等学说主要用于指导小儿临床用药。"纯阳学说"则主要反映小儿生长发育旺盛、代谢较快及小儿热病居多的特点。故纯阳学说与稚阴稚阳学说反映了小儿体质两个不同方面。尽管古代医家对小儿体质的特点争议不断，但在小儿护养中不可偏执，只执一端，应紧密结合小儿体质特点，辨体施护，因人、因地、因时制宜，综合分析。

第二章
预 养

　　预养，即预先培养之义，体现了中医学治未病思想。《小儿卫生总微论方·大小论》认为年龄在14岁以下为小儿，故"当以十四以下为小儿治"。小儿的生长发育是一个连续不断的过程，起于阴阳两精融合形成的胚胎，止于"天癸至"（按照《内经》理论，女子为14岁，男子为16岁）。其间某些阶段虽有一定的区别，但各期之间无明确的时间界限。人体生命的发生发展按"生、长、壮、老、已"之由盛转衰的顺序，其在时间上表现为连续不断的自然过程，内在逻辑上也是一以贯之。"人始生，先成精"（《灵枢·经脉》）；"天地氤氲，万物化醇；男女构精，万物化生"（《周易·系辞》）。人是由男女精气结合化生而成，西医学也认为胚胎是由男女的精子和卵子融合为受精卵发育而来，精为人体生长发育的本原，为先天之根，先天禀赋对于儿童长成之后的身心健康具有重要影响。"成人疾病的胎儿起源"假说认为胎儿期宫内营养不良或者过剩对成人时期一系列疾病的发生有重要影响，如糖尿病、高血压和冠心病等。因此，"夫生民之道，莫不以养小为大"（《备急千金要方·少小婴孺方·序例第一》），儿童保健开始于父母备孕之际，即预先培元固本保精，以求精气充盛，胚壮胎固。

《黄帝内经素问》

《黄帝内经素问》与《灵枢经》合称为《内经》，是中医四大经典之一，约成书于战国至两汉时期。《黄帝内经素问》总结和阐述了中国古代关于人体藏象经络、生理病理、病因病机、诊断治疗、养生等医学思想与方法，突出表现了精气阴阳五行的哲学理念和人与自然和谐共生、人体内部高度统一的整体观念，奠定了中医基础理论框架。所选原文见《内经》（王洪图主编，人民卫生出版社 2011 年版）第 340~389 页。

上古天真论

帝曰：人年老而无子者，材力尽邪？将天数然也？

岐伯曰：女子七岁，肾气盛，齿更发长；二七而天癸至[1]，任脉通，太冲脉盛，月事以时下，故有子[2]；三七，肾气平均[3]，故真牙[4]生而长极；四七，筋骨坚，发长极，身体盛壮；五七，阳明脉衰，面始焦，发始堕；六七，三阳脉衰于上，面皆焦，发始白；七七，任脉虚，太冲脉衰少，天癸竭，地道[5]不通，故形坏而无子也。丈夫八岁，肾气实，发长齿更；二八，肾气盛，天癸至，精气溢泻，阴阳和[6]，故能有子；三八，肾气平均，筋骨劲强，故真牙生而长极；四八，筋骨隆盛，肌肉满壮；五八，肾气衰，发堕齿槁；六八，阳气衰竭于上，面焦，发鬓颁白[7]；七八，肝气衰，筋不能动，天癸竭，精少，肾藏衰，形体皆极[8]；八八，则齿发去。肾者主水，受五脏六腑之精而藏之，故五脏盛，乃能泻[9]。今五脏皆衰，筋骨解堕，天癸尽矣。故发鬓白，身体重，行步不正而无子耳。

帝曰：有其年已老而有子者，何也。

岐伯曰：此其天寿过度[10]，气脉常通[11]，而肾气有余也。此虽有子，男不过尽八八，女不过尽七七，而天地之精气[12]皆竭矣。

【注释】

（1）天癸至：天，先天；癸，十干之一，配五行属水，此指癸水。至，达到、成熟的意思。天癸是精水一类物质，源于先天，而藏于肾，乃男女生殖功能盛衰的基础。

（2）有子：与上文的"无子"指生育能力的具备和丧失。

（3）平均：充足的意思。

（4）真牙：尽头齿，亦即智齿。

（5）地道：通行月经之道。

（6）阴阳和：指男女两性交合。一说指阴阳气血调和。

（7）颁白：黑白相杂。颁，通"斑"。

（8）天癸竭，精少，肾脏衰，形体皆极：此十二字，据丹波元坚《素问绍识》之说当移于"筋不能动"句下，可参。

（9）五脏盛，乃能泻：五脏精气充盛，便泻藏于肾。一说五脏精气充盛，肾才能泻精。

（10）天寿过度：天赋精力超过常人限度。天寿，天赋年寿，此指先天赋予的精力。

（11）气脉常通：经脉气血仍能保持通畅。常，通"尚"，仍然之意。一说久也。

（12）天地之精气：男女的天癸。

【按语】

女子生殖功能的变化以七岁为一阶段，二七具备生殖能力，五七由盛转衰，七七衰竭；男子生殖功能的变化以八岁为一阶段，二八具备生殖能力，五八由盛转衰，八八衰竭。这种盛衰过程以天癸为主导，而天癸的成熟与衰竭又以肾气即先天真气的自然盛衰规律为基础。故人的寿命长短与先天真气的充盛程度密切相关，《灵枢·天年》云："人之始生……以母为基，以父为楯。"小儿的先天真气来源于父母，故父母肾精的充盛与否与小儿的先天禀赋和健康状况密切相关。此段内容为"肾为先天之本"提供了理论基础，开创了小儿胎前保健的先河。

《备急千金要方》

《备急千金要方》又称《千金要方》或《千金方》，唐代孙思邈著，约成书于永徽三年（652），是一部综合性临床医著。全书30卷，232门，载方5300余首。主要包括医学总论、妇人、少小婴孺、伤寒、解毒、养性、平脉、针灸等，在医理、妇科及围产期卫生和优生方面具有许多独到、精辟的论述，对后世医家影响极大。所选原文见《孙思邈医学全书》（胡国臣主编，中国中医药出版社2015年版）第499页。

房中补益

御女之法，交会者当避丙丁日及弦望晦朔、大风大雨大雾、大寒大暑、雷电霹雳、天地晦冥、日月薄蚀、虹霓地动。若御女者，则损人神不吉，损男百倍，令女得病，有子必癫痴顽愚，喑哑聋聩[1]，挛跛盲眇[2]，多病短寿，不孝不仁。又避日月星辰火光之下、神庙佛寺之中、井灶圊[3]厕之侧、冢墓尸柩之傍，皆悉不可。夫交合如法，则有福德大智，善人降托胎中，仍令性行调顺，所作和合，家道日隆，祥瑞竞集。若不如法，则有薄德愚痴，恶人来托胎中，仍令父母性行凶险，所作不成，家道日否，殃咎屡至。夫祸福之应，有如影响，此乃必然之理，可不再思之。若欲求子者，但待妇人月经绝后一日、三日、五日，择其王相日及月宿在贵宿日，以生气时夜半后乃施泻，有子皆男，必寿而贤明高爵也。以月经绝后二日、四日、六日施泻，有子必女，过六日后，勿得施泻，既不得子，亦不成人。

【注释】

（1）聩（kuì）：耳聋。

（2）盲眇（miǎo）：眼花，眼瞎。王充《论衡·书虚》曰："今颜渊用目望远，望远目睛不任，宜盲眇，发白齿落，非其致也。"

（3）圊（qīng）：茅厕、厕所。

【按语】

《灵枢经》有云："两神相搏，合而成形。"本段论述房中求子之法，阐明了男女求子交合之时须择时、择地，讲求天时地利人和，需要天朗气清、环境舒适、精神愉悦，如此所求之子才能福德大智、性情调顺，凸显了中医整体思维的理念。

此段对于女子月经绝"过六日后……不得子"的论述，与现代所认为的排卵期时间基本一致。成年女性正常行经期在3~7天，排卵期从末次月经的第一天开始算的第12~14天，这一时期最易受孕。受阴阳学说单数为阳、偶数为阴思想的影响，孙思邈认为一三五日生男、二四六日生女，现在从XY染色体分配的概率相同这一点来看，颇有些牵强。

《圣济经》

所选原文见《圣济经》（宋·赵佶著，吴禔注，人民卫生出版社1990年版）第26~29页。

孕元立本章

有泰初，有泰始。浑沦一判，既见气矣，故曰泰初。既立形矣，故曰泰始。气初形始，天地相因，生生化化，品物彰矣。故曰大哉乾元，万物资始；至哉坤元，万物资生。有生之初，虽阳予之正，育而充之，必阴为之主。因形移易，日改月化，无非坤道之代终也。

浑沦未判，气形俱泯。浑沦既判，则气形已分。既见气矣，有是太初。既立形矣，有是太始。太初者，凡有气之所本，故天得之以统正气。太始者，凡有形之所本，故地得之以统元形。天地交泰，相因为氤。生生而生者，得所以生。化化而化者，得所以化。品物流行，而形色名声者彰矣。大哉乾元，太初之所寓也，故以万物资始为言。至哉坤元，太始之所寓也，故以万物资生为言。惟万物资始生于乾坤，故乾元则兆象。至坤元，然后形无不成。然则有生之初，虽阳予之正，育而充之，必阴为之主，因形移易，日改月化，坤道以代终，乃其理也。即天地万物而观之，人资生于父母，而母专孕育之功，又乌有不然者哉。

【按语】

本节以天地为参照对象，以阴阳为模型，以天地之理讲述"阳施阴化"之父育母孕的过程。天地万物皆以气为统，天之空气、阳光和雨露皆是万物生长所必需，而万物生长皆以地为长养之资，天地之气交泰合和，万物才能孕育生长。人之孕元立本亦然，父出其阳精，母出其阴精，但"育而充之，必阴为之主""因形移易，日改月化，坤道之代终"，其孕育须依赖母身的直接滋养，体现出胎元长养过程以"阴成形"为主导的思想。对后世胎儿期保健重视涵养阴精起到启蒙作用。

谓之妊，阳既受始，阴壬之也。谓之胞，巳[1]为正阳，阴包之也。谓之胚，未成为器，犹之坯也。谓之胎，既食于母，为口以也。若娠则以时动也。若怀则以身依也。天之德，地之气，阴阳之至和，相与流薄于一体。惟能顺时数，谨人事，勿动而伤，则生育之道得矣。

万物成形于坤元，人专孕育之功于母。故母之于子，久其日而化成，则谓之妊，谓之胞，谓之胚，谓之胎，若娠若怀，岂无得而然哉。阳既受始阴壬之者，阳施阴化也。巳为正阳阴包之者，阳内阴外也。未成为器，犹之坯者，在地成形也。既食于母，为口台也，若娠则以时动也。以时动者，神气足而动也。以身依者，形质具而依也。其始阳始阴化，然后阳内阴外而成形。其终也，饮和食德，然后神气足而形质具，于是生育之功备矣。天之德主生，地之气主成，阴阳之至和主平，以生成和平之气，相与流薄于一体，孕育是也。苟不能顺时数，谨人事，则决生育之道。一月而安居，二月而处静，三月而清虚，四月和心气，五月定五脏，六月欲微劳，七月运血气，若此之类，顺时数也。辨十月之针灸谨十月之药饵。食鸷猛，羹鱼雁，沐浴浣衣，缓带自持，若此之类，谨人事也。夫如是者，所以勿动而伤，则生育之道宁有不得者乎。

【注释】

（1）巳（sì）：甲骨文字形，像在胎胞中生长的小儿。

【按语】

《论语·颜渊》云："上天有好生之德，大地有载物之厚，君子有成人之美。"天主生，为始，地主育，成形，天地交感合和则曰平，胎养时顺时数、谨人事是中医学中"天人合一"思想的完美体现，顺时数主要指徐之才的逐月养胎法"一月而安居，二月而处静，三月而清虚，四月和心气，五月定五脏，六月欲微劳，七月运血气"；谨人事指饮和食德，精神调摄，沐浴更衣等，诸如"食鸷猛，羹鱼雁，沐浴浣衣，缓带自持"等。

观四序之运，生、长、收、藏，贷出万有，仪则咸备。而天地之气未始或亏者，盖阴阳相养以相济也。

此又举天地阴阳之道，以明在人生育之理也。天有四序，春以生之，夏以长之，秋以收之，冬以藏之。于以贷出万有，形体保神，而各有仪，则无一物之不备焉。然而天地之气，一鲜禀贷而未始或亏者，岂有他哉。阴阳相养以相济，福气相逮而不相射故也。由是言之，其在人也，岂不有自然之和哉。

昧者曾不知此，乃欲拂自然之理，谬为求息之术。方且推生克于五行，蕲补养于药石，以伪胜真，以人助天，虽或有子，孕而不育，育而不寿者众矣。昔人论年老有子者，男不过尽八八，女不尽七七，则知气血在人固自有量，夫岂能逃阴阳之至数哉。

天地生化，有自然之道。人之生育，有自然之理。奈何昧者之不知。乃欲拂自然之理，谬为求子之术，若孙思邈有限知夫妇本命。五行相生，乃本命不在子之休废中生者，求子必得。又有荡胎补助之方焉，是岂非以伪胜真，以人助天哉。虽或有子，孕而不育，育而不寿，其益生助长之过也。上古天真论曰：女子七七任脉虚，太冲脉衰少，天癸竭，地道不通，故形坏而无子。丈夫八八则齿发去，身体重，行步不正，故无子。其有子者，男不过尽八八，而阳中之阴竭矣。女不过尽七七，而阴中之阳竭矣。由是言之，血气在人，固自有量，夫岂能逃阴阳之至数哉。惜乎昧者之不知也。

【按语】

本节主要阐述了孕元立本皆是天地阴阳氤氲交泰而成，禀受天之德、地之气。全文体现了人与自然本为一体的世界观。孕育胎儿要遵循自然之理，谨守天地之和。而愚昧无知者，不识此理，妄用药石以求子补胎，企图以人事改变天地阴阳之运化，但不知人皆有数，谨人事只有尽心顺应天地阴阳之时数才能健康长寿，而违背自然之理却认为是人定胜天之道，皆谬言可笑也。故只有充分利用和顺应天时、地利，才能达到人和之境界。人和者，人与天地阴阳相顺也。

《活幼口议》

《活幼口议》为元代曾世荣（1252—1332）撰于1294年。共20卷，对儿科理论及临床证治予以广泛阐述和评议。所选原文见《活幼口议》（曾世荣著，陈玉鹏校注，中国中医药出版社2015年版）第5、11页。

议原本

议曰：古人有择妇孕产之文，荆公[1]有[2]胎教育子之法数篇，利益万世规模，安得人人而尚之，世有君子小人之别，故当述陈利害，明智审详而已。夫人立室安家，求嗣必纯，纳妇种子，在贤且德。然而妇乃贤淑，夫又质良，生男不肖者有之，非夫妇之失情，人伦失序，事有不备者，良由公始不能善恤胚之胎之气，妯娌[3]不与矜[4]顾护爱之理。气胎涵养，宜在冲和[5]。冲和者，同其天地之宽量，应乎四时之运行。妊娠之间，怀育之次，但常令孕妇乐以忘忧，不作畏怖，亦无恐惧，饮食有常，起居自若，此乃以顺其中而全其神，以和其气而益其脉，是与调而助之，扶而补之，何患胎气不安，生子不伟？所谓妇人之性，自来鄙窄，因由暴触，以动其气，气动则伤血，血伤则损脉，脉损则胎气不固，胎气不固，其子何宜？爱子者宜顺保其胎气，调妇者宜匀和其血脉，然后乃日得其所哉。况夫人生清净，与天地以同源，性禀真常，合阴阳而假质，母怀精血成形，父抱气神为子，何由聪慧？盖为母性弥宽，所以智能乃值[6]，父精广爱，亦有乡相[7]，起自犁锄[8]，乃是室家相从，意同道合，至诚礼貌，怡然一妇一夫，淳谨殷勤，岂在多淫多欲。虽由拙见，亦有至理存乎中矣。

【注释】

（1）荆公：对宋代王安石的尊称。王氏曾被封为荆国公。

（2）有：明抄本、日抄本作"著"。义长。

（3）妯娌（zhóu lǐ）：兄弟的妻子的合称，已婚妇女称呼丈夫兄弟的老婆为妯娌。

（4）矜（jīn）：怜悯，怜惜。

（5）冲和：淡泊平和。《雍雅》之二："属厌无爽，冲和在御。"

（6）值：日抄本同。明抄本作"随"，义长。

（7）乡相：指同乡中官居相位的人。

（8）犁锄：农具，此借指耕作。

【按语】

本段摘录首句即说古人有"择妇孕产"的记载，把胎教育子之法看成小儿养护的原本，提升到利益万世的高度。"爱子者宜顺保其胎气，调妇者宜匀和其血脉"，"母怀精血成形，父抱气神为子"，均是在强调精神调顺与气血冲和。"母性弥宽""父性广爱""至诚礼貌""淳谨殷勤""妇乃贤淑""父又质良"等内容意在说明父母性情对胎教、养胎的重要性。胎元的孕育有赖父精母血，父母性情温笃，则气血精神高度协调统一，胎元的孕育、胎儿的长养则平顺安康。

议根本

议曰：夫人之生，以气血为根本；人之命，以安乐为寿元。男即二八，卫气方正。女即二七，荣血方行。天癸至时，其气与血始能（1）交参，年既未登，即曰小儿。然分形其名已载，自幼至长，次第言之。今之世法，男年十五，女年十三，乃通嫁娶，其道虽不应古，其理在乎通情，情动乎中。男破阳大早，则伤其精气，女破阴大早，则伤其经脉，虽成胎孕，含育必亏，儿生伛偻，变蒸不备，体作侏儒。又或男子过于八八，女人过于七七，产诞婴孩，何足为善？又或阴盛阳亏，阳盛阴亏，又或女因胎寒服药，男以阴萎饵丹，如此为后，皆不足与议，非正论也。前贤著述评较调理，未尝与究其源远。儿分短夭，利害由斯，复见男女长成疾，抱虚劳相继而死者，人谓传尸，或曰有鬼所致，或曰有蛊所作。愚谓不然，传尸者，传受骨肉气血之尸也，乃是父精不足，母气虚羸而得之，何更外有尸而可传？有鬼致眛，有蛊为祸，前件意议，悉入其候，虽则男女长大，勿于劳瘵相承，但禀赋受气，如花伤培，似木压植，荣壮枯谢，各由根本所致。凡为人子，无能自知，况又恣妄于少年，忽尔气虚脉脱，惟恨天命，病家坚恣药之不良，无自责其根本不充，所以然也。

【注释】

（1）能：明抄本同。日抄本作"然"。

【按语】

作者再次强调小儿禀赋体质的差异取决于所禀受的父母精气血阴阳的情况。继而列举过早生育、过晚生育、阴阳寒热偏胜偏衰均可致使小儿体质欠佳，从反方面论证父母精血为小儿禀赋之根本。揭示小儿短夭劳瘵等不是鬼魅所作，而是"父精不足，母气虚羸"，禀赋受气不足而得之，正如花木的荣壮枯谢变化是以根本的滋养来决定。最后启示人们年轻时切莫恣意妄为，应当涵养精气，而医者除了看到药物的治疗作用，还应当认识到个体体质的差异。

《泰定养生主论》

《泰定养生主论》为元代著名养生家王珪所著，于元泰定元年（1324）至泰定四年（1327）成书，作者以《庄子》"宇泰定者，发乎天光"及《养生主》之旨立论，提出养生首以原心为发明之始，务以养心为先，须自婚合、孕育之时开始；修养德行须统摄全局，从幼年就开始注意养生，自幼及壮至老要调摄有序。原文摘自《泰定养生主论》新注（王珪著，沈澍农、李珊丽校注，人民卫生出版社2017年版）第4~6页。

论婚合

盖闻人法天，天法道，道法自然。故自然生一气，一气生二仪，二仪生五行，五行生万汇。故知物无巨细⁽¹⁾，而自然在其中矣。上古之俗，淳淳全全⁽²⁾，妙合自然。男子三十而婚，女子二十而嫁，故情满血盈，纯乎本始。是为父禀母受而有天命之初也，故孕育成人而安且寿。然而一岁之中，天运推移，地气顺布，其或土胜，则木复以救水而裸虫不育。人为裸虫⁽³⁾之长，则安危成坏，无非自然也。反此而论道者，是诬造化也。

建平孝王⁽⁴⁾无子，遂择良家未笄⁽⁵⁾女人御，又无子，问澄⁽⁶⁾曰：求男有道乎？澄对曰：夫合男女，必当其年。男虽十六而精通，必三十而娶，女虽十四而天癸至，必二十而嫁，皆俟⁽⁷⁾其阴阳充⁽⁸⁾实而交合则孕。孕而育，育而为子，坚壮强寿。今未笄之女，天癸始至，已近男子，阴阳早泄，未完而伤，未实而动，是以交而不孕，孕而不育，育而不寿。凡元气孕毓始于子，自子推之，男左旋，积岁三十而至巳。男左旋，十月而生于寅。女右旋，十月而生于申。申为三阴，寅为三阳，故男女之形，定于此矣。是故圣人体道立教，修身存神，而男女配合以时，是为悠远之计，安乐之元⁽⁹⁾也。三十之男，纵有疏逸，而二十之女，自有闺门之禁，何迟之有哉。

吁！世短人浮，惟图眼底，以病男羸女为不了而毕姻⁽¹⁰⁾，则不唯有无后之忧，而恐有子夏之戚⁽¹¹⁾也。亦有以吉日之迫，而以病新瘥者结婚，则又不惟有劳瘵之疾，而又恐遗累世之患矣。夫病蛾无能茧之蚕，破蕊无结石之果。况少年子女，三关情逸，五神志荡，房中分外，业种成胎，或侏儒不振，或巨首瞠目，虽具人形，而实无聪慧。其次学道行淫，执法无戒，咤鬼驱神，产女生男，望之不似。余实见之，每为怜悯，不孝之罪，此莫大焉。

天地之委形，为人伦之大本，故揭此数端，以警同志。养生者，触类而长，则又不止于此也。孙真人⁽¹²⁾云：交合之法，当避丙丁日，及弦望晦朔，大风大雨大雾，大寒大暑，雷电霹雳，天地晦暝，日月薄蚀，虹霓地震。不然，则损人神，不吉，损男百倍。有子必癫痴顽愚，瘖痖癃聩，挛跛盲眇⁽¹³⁾，多病短寿，不孝不仁。又避日月星辰火光之下，神庙佛寺之中，并灶圊厕之侧，冢墓尸枢之旁，悉皆不可交合。有法则有福德，大智善人降托胎中，仍令父母性行调顺，所作和合，家道日隆，祥瑞竞集。不然，则有薄福愚痴恶人来托胎中，仍令父母性行凶险，所作不成，家道日否，殃咎屡至，虽生长成人，家国灭亡。

　　若欲求子者，但待妇人月经绝后，一日三日五日，择其旺相及月宿，在贵宿日以生气时，夜半后施泄，有子皆男，必寿而贤明高爵也。以月经绝后，二日四日六日施泄，有子必女。过六日后，勿得施泄，既不得子，亦不成人。

【注释】

（1）巨细：大小。《列子·汤问》："物有巨细乎？有修短乎？有同异乎？"

（2）淳淳全全：淳朴而齐备。

（3）裸虫：指蹄角裸现或无毛羽甲蔽体的动物。古代亦用以指人。《晋书·五行志中》："夫裸虫人类，而人为之主。"

（4）建平孝王：《褚氏遗书》作"建平王"，无"孝"字。

（5）未笄：指女子未成年。笄，古代束发用的簪子，古代特指女子15岁可以盘发插笄的年龄，即成年。

（6）澄：褚澄。南北朝南齐医家，阳翟（今河南禹州）人，有《褚氏遗书》一卷。

（7）俟：等待。

（8）充：《褚氏遗书》作"完"。

（9）元：用同"源"，源头。

（10）毕姻：长辈为晚辈完婚，泛指男女结婚。

（11）子夏之戚：子夏，孔子学生，卜氏，名商。春秋末晋国温（今河南温县）人，说卫国人。子夏因为丧子哭瞎了双眼。后用此指丧子的悲伤。

（12）孙真人：孙思邈，唐代医家，世称孙真人，撰有《备急千金要方》《千金翼方》等。

（13）癫痴顽愚，瘖痖癃聩，挛跛盲眇：癫，精神错乱，属阴，多偏于虚；痴，无知，傻；顽，愚猛；愚，愚笨；瘖，"喑"的异体字；痖，"哑"

的异体字；聭，耳聋；挛，手脚蜷曲不能分开；跛，腿脚有病，走路时不能维持平衡；盲，瞎，看不见东西；眇，一只眼瞎，后来亦指两眼俱瞎。以上皆指先天残疾。

【按语】

本节主要阐释要在适婚的年龄生育才能使子女身体强健。孕育生子重在顺应天道，男必三十而娶，女必二十而嫁，只有父强母壮，精满血盈，阴阳充实而交合则孕，生子才能坚壮强寿，聪慧福德。

《全幼心鉴》

所选原文见《全幼心鉴》（寇平撰，王尊旺校注，中国中医药出版社 2015年版）第 15 页。

生小儿说

小儿一岁之中，变蒸未定，五行未分，所以能生，能生日混沌。

老子曰：抱一能无离乎？专气致柔能如婴儿乎？涤除玄览能无疵乎？未识父母谓之朴，识父母谓之疵者，君病也。君病者心病也，由分彼我，疾病生焉。按《乾凿度》[1]云：天形出于乾，有太易、太初、太始、太素。夫太易者，未见气也；太初者，气之始也；太素者，质之始也。形气以具而疴[2]，疴者瘵[3]，瘵者病，由是萌生焉。

黄帝问此太素，质之始也。人生从乎太易，病从乎太素。叔和以言小儿病尔。

【注释】

（1）《乾凿度》：书名，即《周易乾凿度》，汉代郑玄操所著。

（2）疴（kē）：病。

（3）瘵（zhài）：病，多指痨病。

【按语】

作者主要通过引述老子《道德经》第十章的内容，讲述了人始生，是一种质朴、归真、返璞的状态。特别在一岁以内，小儿变蒸未定，五行未分，作者把它称为"混沌"，此时精神和形体尚未完全分开，精气神常能抱为一团，高度协调一致，所以婴儿气脉和畅、筋柔骨正，能达到专气至柔的境界。人体生命是精神和形体同步生长、不断分化、不断成熟的过程。小儿自能分辨出自己父母之时，就是其心智生发之际，此时就开始形成其对世界的认识，萌生七情六欲，产生优劣好恶的判断与倾向，会因情志不遂而导致疾病的发生。也有一些医家认为小儿没有情志内伤，如吴鞠通《温病条辨·解儿难》认为小儿"惟较之成人，无七情六欲之伤"。但小儿形体的生长与精神情志的发育是同步的，即便是幼儿，其形体生长到一定程度，难免会生出七情六欲，现代研究也越来越关注小儿心理等方面。

《广嗣要语》

《广嗣要语》约成书于嘉靖年间（1522—1566），为明代医家俞桥所著，是一部着眼于优生优育之法，强调摄养之术，以求延续后嗣的著作。此书集作者平日所闻，汇各家之说，质古今名家议论，从养生强体、调理精血的高度，阐述精血盈缺、服药辨证、阴阳虚实、性生活、验方秘方等对生育的深刻影响。所选原文见《广嗣要语》（俞桥撰，肖林榕校注，中国中医药出版社2015 年版）第 3~4 页。

直指真源论

结胎者，男女精血也。男属阳而象乾，乾道资始；女属阴而象坤，坤道资生。阳主动，故能施与；阴主静，故能承受。夫动静相参，阴阳相会，必有其时，乃成胎孕。凡经尽一日至三日，新血未盛，精胜其血，血开裹精，精入为骨，男胎成矣。四日至六日，新血渐长，血胜其精，精开裹血，血入居本，女胎成矣。六日至十日，鲜有成者，纵成亦皆女胎。欲求子者，全在经尽三日以里交合，如俯首拾芥，万举万当。斯时男女无暴怒，毋醉饱，毋食炙煿辛热，毋用他术赞益，阴阳和平，精血调畅，交而必孕，孕而必育，育而为子，坚壮强寿。至真切要，在此数语。受娠之后，宜令镇静，血气安和，则胎孕长养；又须内远七情，外薄五味，大冷大热之物皆在所禁。苟无胎痛、胎动、漏血、泻痢及风寒外邪，不可轻易服药。亦不得交合阴阳，触动欲火，未产则胎动不常，既产则胎毒不已。降生之后，摄养一如胎前。盖母食热则乳热，母食寒则乳寒，母食膏粱爨⁽¹⁾烈之物则乳毒。有是数者，子受其害矣。求嗣之道，诚不出此。然源头一节，尤当研究。男子十六而精通，必三十而娶；女子十四而天癸至，必二十而嫁，皆欲阴阳二气完实。或精未通而御女，经始至而近男，未完而伤，未实而动，根本既薄，枝叶必衰，嗣续岂能蕃衍。先儒尝言：寡欲则有子。盖寡欲则不妄交合，积气储精，待时而动，故能有子。愚谓不止此为寡欲，凡心有所动，即是欲。心主血而藏神，属手少阴；肾主精而藏志，属足少阴。心神外驰，则肾志内乱。其于交会之际，殊无静一清宁之气，所泄之物，同归腐浊而已，安能发育长养于其间哉？《书》曰：人心惟危，道心惟微⁽²⁾。夫能精一道心，俾常为一身之主，则邪思妄念，自尔退听。欲寡而神益完，不惟多子，抑亦多寿。盖养生尤贵于寡欲故也。

【注释】

（1）爨：烧火煮饭。

（2）书曰……道心惟微：出自《尚书·虞书·大禹谟》。

【按语】

本节论述了结胎、胎孕及产后父母调摄养生的注意事项，强调摄养之道重在寡欲。心肾皆属少阴，心属火，肾属水，水火相济，心肾交感才能阴平阳秘，精盛神清；心神外驰，心火妄动易致肾志内乱，根本衰薄。因此，不管是胎前、胎中及胎后，寡欲能使精血调畅，血气安和，阴阳和平。

《万氏家藏育婴秘诀》

《万氏家藏育婴秘诀》又名《育婴秘诀》《万氏家传育婴秘诀发微赋》《育婴家秘》，是明代万全编撰的中医儿科著作，约刊于 1549 年。共四卷，小儿保胎、养胎内容主要集中在卷一。所选原文见《万氏家藏育婴秘诀》(万全著，湖北科学技术出版社 1986 年版)第 2~4 页。

预养以培其元

孕元立本章⁽¹⁾云：《易》曰：大哉乾元，万物资始；至哉坤元，万物资生！有生之初，虽阳予之，正育而充，必阴之主。因形移易，日改月化，无非神道之代终也。天之德，地之气，阴阳之至和，相与流通于一体，能顺时数，谨人事，勿动而伤，则生育之道得矣。昧者，曾不知此，乃拂自然之理，谬为求息之术方，且推生死于五行，祈补养于药石，以伪胜真，以人助天，虽或有子，孕而不育，育而不寿者多矣。昔人论年老有子者，男不过尽八八，女不过尽七七，则知气血在人固有自量，岂外阴阳之定数哉！(出《大全良方》)

【注释】

(1)孕元立本章：出自《妇人大全良方·卷十·胎教门》，南宋陈自明著。后文中的凝形殊禀章及气质生成章皆出自此书的胎教门。

【按语】

本节以天人合一为基本原则，从天地相应、阴阳合和以滋生长养万物推演到顺应自然、协调阴阳是培元立本的基本要求。作者认为生命作为自然界的一部分，归根结底是天地乾坤之气孕育的产物，故遵循天德地气之化，顺应阴阳四时之变，谨守人事，将养得宜，勿动勿伤，是预养的基本原则。而对于恪守五行之术，祈求于药石之力培基固本都是奇巧无益的小道。正如《素问·上古天真论》"法于阴阳，和于术数，食饮有节，起居有常，不妄作劳，故能形与神俱"之顺应自然、少即是多、总不离阴阳定数的养生法则。

凝形殊禀章云：《易》曰：男女媾精，万物化生，天地阴阳之形气寓焉。其禀赋也，体有刚柔，脉有强弱，气有多寡，血有盛衰，皆一定而不易也。以至分野莫域⁽¹⁾，则所产有多寡之宜，吉事有祥⁽²⁾，则所梦各应其类。是故荆杨⁽³⁾薄壤多女，雍冀⁽⁴⁾厚壤多男。熊罴⁽⁵⁾为男子之祥，虺蛇⁽⁶⁾为女子之祥。是皆理之可推也。(同上)

【注释】

（1）分野奠域：汉阳忠信堂本为"分野异域"。

（2）祥：汉阳忠信堂本为"兆"。

（3）荆杨：荆州和扬州。亦泛指长江中下游地区。

（4）雍冀：雍州和冀州，泛指陕西、河北一带。

（5）熊罴（pí）：熊和罴皆为猛兽。其中，罴是熊类动物中体型最大的一种。亦指生男之兆。如《诗·小雅·斯干》："大人占之，维熊维罴，男子之祥。"

（6）虺（huǐ）蛇：毒蛇。《淮南子·本经训》："虎豹可尾，虺蛇可蹍，而不知其所由然。"

【按语】

此节从天地阴阳形气之不同，引出禀赋有差异、体质有刚柔、脉有强弱、气有多寡、血有盛衰，此乃"地势使然也"（《素问·异法方宜论》）。而父母禀赋体质的差异，决定产子的多少、男女性别比例和小儿禀赋的强弱。作者又举出雍冀地厚多产男子、荆杨地薄多产女子的例子来补充说明。至于梦到猛兽则生男的说法，在民间有一定范围的流传，或许是人们基于多年经验总结而来，但目前来看缺乏统计学依据。

《娠子论》云：昔有人以妇人无子，问西京常器之者，乃曰：女人自少多病，服燥药无节，使天癸耗动，且早天，终身无子。又有问衮伯宋大亨者，亦然。（同上）

按《道藏经》云：有床子法云，妇人月信初止后，一日、三日、五日，值男女旺相日，阳日阳时交合，有子多男。若男女禀受皆壮则多子，一有怯弱则少子。（同上）

《褚氏遗书》曰：男女交合，二情交畅。阴血先至，阳精后冲，血开裹精，精入为骨，而男形成矣。阳精先入，阴血后参，精开裹血，血入居本，而女形成矣。阴阳均至，非男非女之身，精血散分，骈胎品胎之兆。父少母老，产女必羸；母壮父衰，生男必弱。古之良工，首察乎此。补羸女先养血壮脾，补弱男则滋肾节色。气之偏瘁，与之补也。

东垣云：李和叔问，中年以来，得一子，至一岁以后，身生红瘤不救，后生四子，一二岁皆病瘤而死，何缘至此？翌日见之谓曰：汝乃肾中伏火，精气中多有红丝，以气相传，生于故有此疾，俗名胎瘤是也。试观之，果如其言。遂以滋肾丸数服，以泻肾中火邪，补真阴不足，忌酒辛热之物。其妻以六味地黄丸以养阴血。受胎五月之后，以黄芩、白术二味作散啖五七服。后生子，前证不复作矣。按东垣先生此论，诚求子之要，百世不可易也。

【按语】

《内经》有云："人之始生……以母为基，以父为楯。"故孕子的体格状况与父母禀赋体质的强弱密切相关。一般来说，父母体质强壮，则子代也强壮，父母体质虚弱，则子代亦弱。中医基础理论认为肾精为先天之本，生命之根，小儿的禀赋体质与肾精的充盛程度密切相关。而肾精（主要指先天之精）禀受于父母，是构成胚胎的原始物质，父母在年轻时精力旺盛，生子多强壮，父母体弱精衰之际，生子多孱弱。《褚氏遗书》中说："合男女必当其年，男虽十六而精通，必三十而娶；女虽十四而天癸至，必二十而嫁。皆欲阴阳气完实而交合，则交而孕，孕而育，育而子坚壮强寿。"这与当前国家主张晚婚晚育的政策基本相符。尾段"东垣云"讲述一些儿科疾病可通过调节父母体质来预防，更是体现出父母孕前保健的重要性及中医药在预养方面的优势。

丹溪云：无子之因，多起于父气之不足，岂可独归于母血之虚寒。况母之血，岂止于虚与寒而已哉？无子多因血少不能摄精，俗医率从子宫虚冷，投以热剂，如泰桂丸之类，煎熬脏腑，气血沸腾，祸不旋踵。按丹溪先生此论，诚可为妇人服热药子之戒。全按《易》曰：天地絪缊，万物化醇。设使阴阳偏胜，则不能成变化而生万物矣，男女亦然。故男之无子者，责精之不足也；女之无子者，责血之不足也。精气之不足，肾实主之，六味地黄丸其要药也。

【按语】

本段节选内容引用朱丹溪之言来阐述父母无子多责之于父之精不足、母之血不足，强调不可妄用热剂等偏烈之药，以免引起父母阴阳偏胜，不能孕育子嗣，当以六味地黄丸平补肾精最为精要。

今人不知此理，男女喜服壮阳之药，以快其欲，加附子、阳起石、鹿茸、硫黄、沉香、母丁香之类，女子喜饮暖宫之药，亟欲生子，如桂枝、吴茱萸、沉香、附子之类，以致自误，终身无生，反成热中，内则津液消耗，为消渴秘结之类；外则经脉壅滞，为痈疽之发也。生子之道，不在于药石也。设使情欲之感不节，变合之神不交，虽汤丸兢进无益也。必于平日，男子清心寡欲以养其精，女子忍性戒怒以养其血，至于交合之时，男悦其女，女悦其男，两情欣洽，自然精血混合而生子也。

【按语】

本节批判俗医妄用热性偏烈之药来促进孕育，认为滥用壮阳之药反致津液消耗，经脉壅滞，甚至导致终生不育（孕）。作者主张生育之道不在于依赖药石之力，而在于日常调摄。男子当清心寡欲以养精，女子当忍性戒怒以养血，精血充足，房事之时的心意融合和两情相悦，孕育胎儿便是水到渠成。

文中观点可以概括为日常调理与药物、身心同调、男女同治三点并重。此观点直到今日仍对临床有很强的指导意义，如临床医者在药物治疗不孕不育的同时更强调"顺其自然"，重视药物以外的日常调摄与情绪管理。

胎养以保其真

《气质生成章》云：具天地之胜[①]，集万物之灵，阴阳平均，气质完备，成具自尔，然而奇偶异常，有衍[(1)]有耗，刚柔异用，有强有羸，血荣气卫，不能逃于消息，盈虚之理，则禀赋之初，讵[(2)]可一概而论。是以附赘垂疣，骈母枝指，侏儒跛躄，形气所赋，有如此者；疮疡痈肿，矇聋喑哑，瘦瘠疲瘵，形气之疾，有如此者。然则胚胎造化之始，精通气变之后，保卫辅翼，固有道矣。按此条禀赋之症，除疮疡属胎毒，皆禀赋之偏，不可治矣。

【校勘】

① 具天地之胜：一本为"具天地之性"。

【注释】

（1）衍：有盛、过多、多余之意。

（2）讵（jù）：岂，难道，表示反问。

【按语】

本节阐述了精气凝集，阴阳平衡，则胎儿气质完备。然而由于天地有盈虚之理，故禀赋有强弱之别。那么从胚胎形成之初、精气开始通行变化之后，将养调护就显得很重要。比如疮疡中属于胎毒的，就可以通过孕产期的调护来防治。但禀赋之阴阳、刚柔、气血的偏性一旦形成，就很难改变。

《医旨绪余》

《医旨余绪》为明代医家孙一奎所著，成书于明代万历元年（1573）。该书以医论为主，上卷载太极说、命门说、相火说、三焦、五行、营卫评，并阐述咳哮喘、呕血、咯血等杂病的证治；下卷节抄《灵枢经》《医通》，收录罗太无药戒、王好古类集五脏苦欲补泻药味、李东垣类药法象等内容。全书畅往哲所未尽，摅前贤所未言，既有继承，也有创新，对后世中医基础理论的发展有一定影响。原文摘录自《医旨余绪》（孙一奎著，中国医药科技出版社，2012年版）第57~58页。

删定野山秘抄种子论

《易》曰：天地细缊[1]，万物化醇；男女媾精，万物化生。则细缊者，升降凝聚之谓也；媾精者，配合交感之谓也。必二气合，则化自生矣。否则独阳不生，独阴不成，恶能望其化生哉！然则人之不孕育者，岂夫妇竟无一交媾之遇邪？遇而不识不会，是亦独阴独阳之谓也。不知者诿[2]于天命，则泥[3]矣。间有倡为资药饵以养精血，候月水以种孕育，又多峻补以求诡遇，则嗣未必得，而害已随之，此固予之痛惜也久矣。因究种子之道有四：一曰择地，二曰养种，三曰乘时，四曰投虚是也。何也？盖地则母之精也，种则父精也，时则两精交媾之时也，虚则去旧生新之初也。又尝闻之师曰：不受胎之原有二，阴失其道而不能受者，以气胜血衰故也。衰则寒热乘之，气凝血滞，而营卫不和，经水先后多寡不一也。阳失其道而不能施者，以气虚精弱故也。弱则原于色欲过度，耗其精元，精元既弱，譬之射者，力微矢枉[4]，安能中的。究斯二者，皆由不能自宝，以致真元耗散，阳不施，阴不受，阴涸阳枯，则生生之道息矣，犹乃归之天命，不亦误哉！以是种子者，必地盛则种可投，又必时与虚俱得焉，可成孕而生子矣。虽然，至难养者精，至难遇者时与虚，苟不凭以药饵之力，示以调摄之宜，候以如期之法，则养与遇竟茫然矣。又知种子之法，以调经养精为首，而用药须审平和，夫妇尤必相保守，旬日之间，可使精元俱盛，待时而合。时则所谓三十日中两日半也，经候至此，积秽荡涤既尽，新血初生，时与虚俱会，而可以施其巧矣。又恐情窦不开，阴阳背弛，续有奇砭以动其欲，庶子宫开而真元媾合，两情畅美，虽平生不孕者亦孕矣，尚何疑哉。是乃历试历验，百发百中者也。呜呼！是说也，岂畔道云乎哉，亦以培植元气，顺养天真，特资药力以佐助之，所谓人定亦可以胜天者是也。由是而知，始而无嗣者，非天也，人自戕天也；继而有嗣者，亦非天也，人能成其天也。故曰：斯道顺则成人，逆则成丹，慎毋以天命自诿也。噫！以天命自诿者，良可惜哉。

【注释】

（1）纲缊：古同"氤氲"，形容云烟弥漫、气氛浓盛的景象。

（2）诿：推脱，推卸。

（3）泥：死板，不灵活。

（4）矢枉：矢，箭；枉，弯曲，不直。义为不直之箭。

【按语】

此节较为清楚地阐释了孕育之道，认为种子之道不能推托于天，关键在于人为。作者将孕育之道总结为择地、养种、乘时、投虚四个要点，择地和养种重在培育父母之精气；乘时择选两精交媾的时间；投虚为交媾选择在去旧生新之初更易受孕。四个要点均体现了"培植元气，顺养天真"的重要性。

《广嗣须知》

《广嗣须知》由胡文焕于明代万历年间（1573—1620）编校成书，其主要资料来源于明代蔡龙阳所撰《螽斯集》，并采摭了明代俞桥《广嗣要语》的部分内容。全书包括积阴德、固元气、预调摄、薄滋味、择鼎器、炼药饵、时交感、择天时、合造化九个部分，主要讲述通过调摄养生以求嗣的方法。原文源自《广嗣须知》（明代胡文焕著，傅建忠校注，中国中医药出版社，2015年版）第1~31页。

积阴德

《易传》曰："天地之大德曰生[1]。"孟子曰："人皆有不忍人之心[2]。"孟子之言，实本于《易》。盖天地以生物为心，人生天地间，各得夫天地生物之心以为心。所谓"有不忍人之心"者，天地之大德也。故德非自外至，吾心生生之理也。不观大舜之孝[3]所以为大乎？惟舜好生，而其德为圣人。天培其厚，而子孙保之者宜矣，故常存不忍人之心之谓德。夫人自其所不忍而达于其所忍，克无欲害人之心，敬老怀幼，矜孤恤寡，济人之急，救人之厄，自我施之，亦自我知之，而人之报与否弗知也，是谓阴德。或平日行与[4]心违，而一念一事，偶有合焉，非积也。即吾之分量所及，随感而应，以尽吾之心，念念事事，此心无间。如古语有云："在在行方便，时时发善心[5]"之谓。积阴德至是，吾之心，一天之心也[6]。一理感孚，天佑之福，不在其身，必在其子孙，何患乎不生子？然此自一人之言也。《易》云积善之家，自一家之人言也。家之男女，一心一德。祖宗如是，子孙亦如是。如太王[7]之贤，有妃姜氏，文王之圣，有母太任[8]，武王之圣，有母太姒，成王之贤，有母邑姜[9]，子子孙孙，世济其美。夫是谓"积善之家，必有余庆[10]"，又何患乎不生子？故积德者，即《易》所谓积善也，此方内第一事也。

史记载：窦禹钧[11]，燕山人。年三十岁，无子，梦其祖父语之曰：汝无子且不寿，当早修行缘。禹钧为人素长者，可语以善，闻教即唯诺。今叙其事如下：

家僮盗铜钱二伯[12]万，虑事觉。有女年十二三，自写契券系女臂云：永卖此女与本宅，偿所负钱。自是远遁。禹钧见而怜之，即焚券，嘱其妻曰：善抚此女。妻某氏温厚仁慈，如禹钧言。及笄，为择良配，得所归。后仆闻之，感泣而还，诉前罪，禹钧竟不问。由是父子图禹钧夫妇像，晨昏祝寿。

某年元夕，于延庆寺阶侧得遗银⁽¹³⁾二锭、金三十两，持归。明旦诣寺，候失物者。须臾，一人号泣而至，问其故。对曰：父犯大辟⁽¹⁴⁾，遍恳亲识，贷金银若干两赎罪，昨暮因酒后至此失去，父罪不可赎，奈何！验实，遂以还之。

公居积殷富，自奉甘淡薄，其家人无金玉之饰，无衣帛之奇，每岁量所入，除伏腊⁽¹⁵⁾供给，赢余悉以济人。同家外姻，有丧不能举者，为出钱葬之，凡廿七丧。有女贫不能嫁者，为出钱资嫁，凡廿八人。故旧相知，虽有一日之雅，遇其窘困，必择其子弟可委以财者，随量多寡，贷以金帛，俾之兴贩。由公而存活者数十家。四方贤士，赖公举者不可胜数。宅南建书舍四十间，聚书数千卷。礼文行之儒，延至师席。凡四方孤寒之士不能自给者，公给之，无问识不识，有志于学，辄听其自至。故诸子闻见博洽，皆成名儒。

后复梦祖父语之曰：汝三十无子，寿且促。曾告汝数年，汝听吾言，有阴德，今名挂天曹⁽¹⁶⁾，延算⁽¹⁷⁾三纪，赐五子荣显，以福寿终。及后，冢子⁽¹⁸⁾仪为礼部尚书，仲子俨为礼部侍郎，皆兼翰林学士。三子侃为左补阙⁽¹⁹⁾，四子偁⁽²⁰⁾为左谏议大夫⁽²¹⁾、参知政事。五子僖为起居郎⁽²²⁾。公年八十二岁，诀别亲戚朋友，谈笑而逝。诸孙并显赫，古今积德而蒙福佑者，窦禹钧最显著。谨录之以为世劝。

【注释】

（1）天地……曰生：语见《周易·系辞下》。

（2）人皆……之心：语见《孟子·公孙丑上》。

（3）大舜之孝：《史记·五帝本纪》曰："舜父瞽叟盲，而舜母死，瞽叟更娶妻而生象，象傲。瞽叟爱后妻子，常欲杀舜，舜避逃；及有小过，则受罪。舜事父及后母与弟，日以笃谨，匪有解。"因此，后世称舜为"至孝"。

（4）行与：《蓼莪》作"口是"。

（5）在在……善心：语本《明心宝鉴·继善》曰："日日行方便，时时发善心。"

（6）一天之心也：即与天之心一也，意为与天的善心完全一样。一天：

《螽斯》作"天地"。一：同一，一样。

（7）太王：即周太王，娶太姜为妃。

（8）太任：王季之妃，周文王之母。

（9）邑姜：周武王之妻，周成王之母。

（10）积善………余庆：语见《周易·文官传》。

（11）窦禹钧：其事迹见范仲淹《范文正公集·别集》卷四《窦谏议录》，《四部丛刊》本。文字内容与本书所录大同小异。

（12）伯：通"百"。《汉书·食货志上》："亡农夫之苦，有仟伯之得。"

（13）银：原本作"金"。据《螽斯》及下文改。

（14）大辟：古代五刑之一，即死刑。

（15）伏腊：指古代两种祭祀的名称，"伏"在夏季伏日，"腊"在农历十月。或泛指节日。

（16）天曹：指道家所称天上的官署。《南齐书·顾欢》："今道家称长生不死，名补天曹，大乖老庄立言本理。"

（17）算：意为寿命。南朝宋·颜延之《赭白马赋》："齿算延长，声价隆振。"

（18）冢子：即嫡长子。冢，大。《左传·闵公二年》："太子奉冢祀、社稷之粢盛，以朝夕视君膳者也，故曰冢子。"

（19）左补阙：官名，唐武则天垂拱元年（685）置，秩从七品上，职责为对皇帝进行规谏及举荐人才，与拾遗同掌供奉讽谏。分左右补阙，左补阙属门下省，右补阙属中书省。北宋时改为左右司谏。

（20）偁（chēng）：即窦偁，字日章，蓟州渔阳（今属天津）人。后汉乾祐进士，仕后周与宋。太平兴国六年（981），迁左谏议大夫。七年，拜参知政事。同年卒，享年五十八岁，赠工部尚书。

（21）左谏议大夫：官名，为郎中令属官，掌议论规谏，秦代始置。唐宋时，分置左、右，左隶门下省，右隶中书省。

（22）起居郎：官名，隋炀帝时始置，称起居舍人，属内史省。唐贞观初，于门下省置起居郎，废舍人，掌记录皇帝日常行动与国家大事。宋代负责记录皇帝言行。

【按语】

本书将"积阴德"置于篇首，不厌其烦地引经据典，认为人欲子孙满堂，多多积德行善是最重要的前提。此节看似与广嗣无关，实际上体现了儒家思想对婚育生子的渗透，而且历代广嗣的中医古籍中，皆蕴含着这种"积德行善才能多子多福"的思想。当然，西医学已证明人的生育能力主要取决于生理条件，将不孕不育简单归因于道德缺陷不符合科学事实。

豫[1]调摄

吾人一身，攻之者众。内而喜怒哀乐，外而暑湿风寒，皆戕身之斧斤也。平日不忍此身为多欲戕害，善自调摄以养之。身既充盈，血气强壮，精神完固，何患乎不生子？

调摄之要功在心肾上。盖人之受治也，初生肾，天一生水也。次生心，地二生火也。肾主藏精，心主藏神，仙家配以坎离二卦。善摄生者，行止坐卧，念念不放，固守丹田，养其精神，远女色，节饮食，慎起居，息思虑，少嗔怒，去烦恼，戒燥暴[2]，则肾水上升，心火下降，坎离自然交媾。在吾身之男女既合，而在外之男女自成矣。

诗曰：何用烧丹学驻颜，闹非城市静非山。时人若觅长生药，对景无心是大还。又云：却老扶衰别有方，不须身外觅阴阳。玉关谨守常渊默，气足神全身更康。诚于二诗得其旨焉，固元气，豫调摄，一以贯之矣。

【注释】

（1）豫：预备，与"预"义同。

（2）燥暴：《螽斯》作"暴躁"。

【按语】

本节再次强调了调摄养生对求嗣的重要性，认为内伤七情、外感六淫都会对人的健康产生影响，所以我们应该善于自我调摄，身体强壮自然能生子。而调摄的要点是心肾，心主神，属火，为离卦；肾主精，属水，为坎卦。心肾者，一身之阴阳也，若心肾相感，水火相济，坎离交媾，则一身阴阳自然平和畅达，形神统一。因此，善于养生之人，应该时时懂得守意丹田，调养精神，培养良好的生活习惯，节制饮食，注意起居，避免不良情绪的影响，按此法调养自然能身体强壮，孕育子嗣。

薄滋味

夫人之积阴德、固元气而豫调摄者，必能薄滋味。盖人得元气以生，谷气以养，肉气以辅。肉气胜则滞谷气，谷气胜则滞元气。医家称五味之于五脏，各有所宜。若味有不节，则不知调摄，而所以辅养吾之元气者，非徒无益，为[1]害滋甚矣。且天之生人，皆有分限，不可过求，亦不得过用，暴殄天物，得罪于天。故能甘淡薄，亦积德以惜福也。五脏调和，气爽神清，精固身强，而出乎五味之上矣。

每日晨起食粥，推陈致新，利肠养胃，津液自生，四时不可一日缺。男女素有病者，食鸡鸭子、白犬肉，致伤精气，发诸病。且猪肉虽人常食，不可过，伤亦能令人无子。

夏月伏阴在内，调理尤难。心旺肾衰，肾化为水，至秋始凝而冬乃坚。故夏月不问老少，食味温暖为宜，腹中常暖，气壮精固。若肾水既衰，而五脏失调，以烧炙油腻之物滑之，必致溏泄，而经络亦被壅滞。

瓜桃生冷，极伤脾胃。葱、薤、大蒜、小蒜[2]，五辛不节，引动虚阳，则气耗精竭。莼菜、蕨粉俱冷精，最不宜食。

酒虽陶情性，畅血脉，不知损肺败肾，烂肠腐胁，皆酒之为患也。有因酒后渴甚，饮水与茶，被酒引入肾脏，为停蓄之水，损精损气。

茶之为物，食饱后饮无妨，盖能消食也。最忌以盐点茶，名曰引贼入寨，又曰招虎入宅。何也？盐能下坠，引茶入于膀胱，下焦虚冷。金丹轻粉，误服必不能生子。

【注释】

（1）为：《螽斯》此前有"且"字。

（2）小蒜：《螽斯》无。

【按语】

作者认为五味对应五脏各有所宜，食之要有所节制，"甘淡薄"可使五脏调和，是最佳的饮食原则；提倡晨起食粥，认为此可以促进新陈代谢，利肠胃，生津液；强调饮酒要有节制，更忌饮酒后喝水与茶，认为这样会导致水液停聚，损伤精气。

择鼎器

妇人之贤，亦必生于积德之家。其宜子者，心地平坦，骨格端正，情性温良，精神含蓄，肌肤细腻，语言清亮，皮肉坚厚，饮食淡薄。此为贤妇，自然生子，岂必其姿色之妍丽哉。其或心高气傲，不敬翁姑，悖逆夫子，怯弱痿黄，娇嫩光亮，淫纵残忍，及颧高目弹，鼻大声雄，泪堂深，人中陷，万一有子，必落下愚。

妇人他症皆可疗，惟素病怯弱、崩损诸病，终难育，尤宜调摄。

名医罗天益云：某年春，桃李始花。适遇雪厚数寸，有一园叟令举家击树堕雪，焚草于树下。是年本园大熟，而他处萧然。观此，则天地之气尚可以力转移之，况于人身乎？在善调摄而已。

凡男命或不宜子，则取女命之宜子者配之，庶几生育之功可成，亦移花接木之义。要之，积阴德，其根柢也。

【按语】

本节着重强调了应挑选温良健康的女子作为配偶，而不必在意姿色美丑，并再次重申积阴德是婚育生子的根柢。

《幼幼集成》

《幼幼集成》为清代陈复正编撰的中医儿科专著，成书于清乾隆十五年（1750）。全书共六卷，医论简明，方治详备，广泛收集了前代儿科文献、民间医疗经验，并结合陈氏多年临证实践，"存其精要，辨其是非"。卷一论述儿科中关于指纹、脉法、保产、调护、变蒸等内容，对后世影响较大。所选原文见《幼幼集成》（清代陈复正编撰，杨金萍等整理，人民卫生出版社 2006 年版）第 1~3 页。

赋　禀

　　夫人之生也，秉两大以成形，藉阴阳而赋命，是故头圆象天，足方象地，五行运于内，二曜[(1)]明于外。乃至精神魂魄，知觉灵明，何者非阴阳之造就，与气化相盛衰。然天地之气化有古今，斯赋禀由之分浓薄。上古元气浑庞[(2)]，太和洋溢，八风正而寒暑调，六气匀而雨旸[(3)]若，人情敦茂，物类昌明，当是之时，有情无情，悉归于浓，非物之浓，由气浓也；及开辟既久，人物繁植，发泄过伤，攘窃天元，雕残太朴，世风渐下，人性浇漓[(4)]，故水旱有不时之扰，流灾有比户之侵；生物不蕃，民用日促。值此之际，有知无知咸归于薄，非物之薄，由气薄也。然则今之受气于父母者，其不能不薄也可知矣。况有膏藜异养，贵贱殊形，医术称仁，顾可视为不经之务。夫膏粱者，形乐气散，心荡神浮，口厌甘肥，身安华屋，颐养过厚，体质娇柔，而且珠翠盈前，娇妍列侍，纵熊罴之叶梦[(5)]，难桂柏以参天。复有痴由贪起，利令智昏者；有雪案萤窗，刿心喷血者；有粟陈贯朽，握算持筹，不觉形衰气瘵者；有志高命蹇，妄念钻营，以致心倦神疲者。凡此耗本伤元，胚胎之植，安保其深根固蒂也！乃若藜藿[(6)]之家，形劳志一，愿足心安，守盎[(7)]廪瓶仓，对荆钗裙布，乃其神志无伤，反得胎婴自固，以此较彼，得失判然矣。若夫怒伤元气，劳役形骸，迅雷烈风，严寒酷暑，日月薄蚀，病体初安，醉饱伤神，落红未净，胎孕之由斯愈薄，实又成于人所不觉者，故今之禀受，十有九虚，究其所因，多半率由于是。

　　业斯道者，当知气化浓薄，人事浇醇[(8)]，因以察其胎元之受于父母者之盛衰坚脆，庶几近焉。若但以上古成方，而治今时薄弱，胶柱鼓瑟，究归无当，泥而不通，未可以言达于理也。

【注释】

（1）二曜（yào）：指日月。

（2）浑庞：浑然而又盛大的样子。

（3）旸（yáng）：指晴天。

（4）浇漓（jiāo lí）：指浮薄不厚。多用于指社会风气浮薄。

（5）熊罴之叶梦：指生男之兆。熊和罴，皆为猛兽。《诗经·小雅·斯干》曰："维熊维罴，男子之祥。"

（6）藜藿（lí huò）：泛指粗劣的饭菜。

（7）盎（àng）：古代一种腹大口小的器皿。

（8）浇醇：浇，浮薄；醇，淳朴。

【按语】

本节论述了上古之人，秉性淳朴、人情敦茂，故德厚气浓，而当前世风渐下，人性浇漓，故德浅气薄，作者着重强调了当前生子不蕃的原因在于世俗之人德浅气薄，而不在于物质生活的匮乏。放浪形骸、颐养过度之人，或劳形伤神、妄念钻营、苦心攀高之人由于耗本伤元，以致生子不蕃，胚胎不固；反而生活俭朴、形劳志坚、容易满足者，胚婴稳固，生子常健。此段讲父母的习性对胎婴的影响，即父母赋予胎婴的先天影响，并强调节欲的重要性。同时又佐证了《内经》中"法于阴阳，和于术数，食饮有节，起居有常……恬淡虚无，真气从之，精神内守"等养生理念对护肾保精和小儿胎前保健有着重要指导意义。末段叮嘱医者要注意审查小儿禀受父母先天之精的情况，即体质的强弱，临证不可固守古方。

护 胎

《易》曰：天地氤氲，万物化醇；男女媾精，万物化生。盖天地生生之道，终古为然矣……《蓄德录》曰：世人无不急于生子，要知生子之道，精气交媾，溶液成胎。故少欲之人恒多子，且易育，气固而精凝也；多欲之人常艰子，且易夭，气泄而精薄也。譬之酿酒然，斗米下斗水，则浓酽[1]且耐久，其质全也；斗米倍下水，则淡；三倍四倍则酒非酒，水非水矣，其真元少也。今人夜夜淫纵，精气妄泄，邪火上升，真阳愈惫，安能成胎？即侥幸生子，又安能必其有成！所以年少生子者，或多赢弱，欲勤而精薄也；老年生子者，反见强盛，欲少而精全也。且凡嗜于饮者，酒乱其性，精半非真，无非湿热。勤于欲者，孕后不节，盗泄母阴，耗其胎气，所谓恣纵败坏者，殆以是欤！

【注释】

（1）酽（yàn）：指（汁液）浓，味厚。

【按语】

此段主要讲述了多欲之人，房事无度，夜夜淫纵，易致神气劳伤，精气妄泄，胎怯子弱。作者把培育精气的过程，形象地比喻为酿酒，质量好的酒酝酿时间长，水少质浓，而劣质的酒酝酿时间短，且水多质淡；继而提出节制房事以护肾保精。接着说饮酒、劳逸、饮食起居等皆与此相关。因此父母若欲胚胎稳固、儿强体壮，应学会培肾养精，以节饮食，适寒暑，戒嗔恚，寡嗜欲为善。

《仁寿镜》

《仁寿镜》成书于清光绪十八年（1892），为清代医家孟葑所著，全书分为宁闺集、宜男集、宜母集、保赤集。共四卷。是一本专论生育（包括月经病、种子求嗣、妊娠病和产后病）及婴儿护理的著作。原文源自《仁寿镜》（清代孟葑著，林明和校注，中国中医药出版社2015年版）第1~31页。

弁　言⁽¹⁾

天地一生生不已之机也。凡跂行喙息⁽²⁾、蠕飞蠕动⁽³⁾之类，同秉此生质，即同具此生机，此其中盖有真宰⁽⁴⁾存焉，初不关乎矫揉造作⁽⁵⁾也。顾⁽⁶⁾跂行喙息、蠕飞蠕动之类，皆能无思无虑，并生并育于两大之间。人为万物之灵，或反不能自畅其生机，此何故哉？盖后起之嗜欲日纷，则先天之真元日削。譬诸树木，本实先拨⁽⁷⁾，安望枝叶茂盛乎？是故善治田畴者，必先滋培于播种之先，而后能收获于秋成之后。善绵嗣续者，必先自葆其冲和之性，而后能默畅其生育之机。其事虽殊，其理则一。世之艰于子嗣者，不知涵养心田、栽培善果，信巫媪方士之说，以旁门左道为事，舍本而逐末，何怪其徒劳无功也。是编采辑先哲名言，折衷至当，计分四类，曰宁闺[8]，曰宜男，曰益母，曰保赤，而总名之曰《仁寿镜》。劝人行善，所以培其本也；教人节欲，所以裕其源也。胪列方药，使人一览了然，所以补其偏而救其弊也。实足泄造化之秘、济人力之穷。诚能随时省览，择善而从，将见阳和[9]广被，黍谷生春，天地生生不已之机至是而益畅，岂不美哉！

光壬展秋日兰月楼主书于海上

【注释】

（1）弁（biàn）言：前言，引言。

（2）跂（qí）行喙息：跂行，有足而行者也；喙息，有口能息者也。泛指人和一切动物。

（3）蠉（xuān）飞蠕动：蠉，虫动貌。指昆虫的飞翔、爬行。

（4）真宰：指自然之性。

（5）矫揉造作：矫，使弯的变成直的；揉，使直的变成弯的。指故意做作，不自然。

（6）顾：但，不过。

（7）拨：断绝，折。

（8）闺（kǔn）：指闺门，妇女所居处，引申指妇女。

（9）阳和：春天的暖气，借指春天。

【按语】

此节为本书的前言，作者认为养嗣之道在于人心，若能保持恬淡冲和之性，以仁善为本，广培善果，涵养心田，则自然生机畅达，根本常裕。

种子·总论

天地氤氲[1]，万物化醇；男女媾精[2]，万物化生。此造物自然之理，亦无思无为之道也。故有人道即有夫妇，有夫妇即有父子。人无不生育，犹山之无不草木，地之无不黍稷[3]。然其要在得其养耳。得其养，则硗[4]者以肥，瘠者以沃，草木、黍稷何虑不蕃不秀乎？夫人虽有形质强壮而嗜欲不节，久之不免虚衰，岂能宜子？亦有禀赋虽薄弱而摄养有方，终焉亦能充实，何患难胎？以是知滋培保护之间，固可以挽秋冬之凋残而复春夏之花果也。忆昔名医罗天益云：戊午春，桃李始花，雨雪厚寸，一园叟令举家击拊⁽⁵⁾堕雪，焚草于下，是年他园果皆零落，独此园丰熟。然则天地之气倘可以人力转移，岂于人之身反不能用其术哉？

【注释】

（1）氤氲：天地间阴阳二气交互作用的状态。

（2）媾精：两性交合。

（3）黍稷：泛指五谷。

（4）硗（qiāo）：土地坚硬不肥沃。

（5）拊：拍。

【按语】

受孕之理在于"必合阴阳之气，媾父母之精，两精相搏，形神乃成"，父母之精是决定受孕的根本，如调摄有道，自然生子常蕃。

种子宜男妇平居各自修德

《孕元立本章》云：天地之大德曰生，人者，天地之心也。具此生理，生生无穷。宜其各具生机，乃有无子者，曷故？观夫层冰积雪，天行肃杀之令，地合闭蛰之德，斯时生物盖亦鲜矣。若人之气禀无偏而生机偶歇者，非其心之所趋，秋冬阴惨之气多，春夏阳和之气少乎？故《不可录》曰：残恶之人多无子，阴险之人多无子，好杀之人多无子，淫乱之人多无子，财紧之人多无子，清刻⁽¹⁾之人多无子，狷隘⁽²⁾之人多无子，好洁之人多无子，是岂天定之哉？亦由人心自致耳。然人心至灵，如舟之有舵，一捩⁽³⁾即转。其捩转之术如何？曰：存仁而已矣。仁者，生之德。是以草木蔬谷百果之核，名之曰仁。有此仁则生，坏此仁则无生矣。人能在在存仁，随地随时，不放过去。如有言责者用其言如林给事机减赈米，妻梦神责，二子皆死，门户遂绝。则奏疏活人者，后嗣蕃昌必矣。有官职者尽其职如虞允文禁民溺女，本无子而有子之类。将兵者不嗜杀如曹彬、徐达子孙贵盛之类。掌刑者不妄刑如马默除岛囚投海之例，本无嗣而有嗣之类。富者不私其富一切众生以财为命，冻者得之暖，饥者得之饱，离者得之合，死者得之生。财聚于我，宽一分，则人受一分之福，其仁岂不溥⁽⁴⁾哉！多男之庆有必然者。贫贱者能尽其诚如任奔走，效口舌以解人厄，悯人之难，隐人之过，成人之善，步步是仁，所谓不费钱功德也，是即求嗣之捷径。凡此皆不过自尽其心而已，然已默契。夫天地，生物之心矣。夫种豆者其苗必豆，种瓜者其苗必瓜。有断然者，而所谓转换者云何？即改过之谓也。人非圣贤，孰能无过？过而能改，即求仁得仁，是故存仁之道。以改过为先，欲求有子而且贤者，可不以夫男积德为要务哉？虽然，不可徒责之夫男也。盍观之《易》乎！夫子赞乾元资始曰大⁽⁵⁾，赞坤元资生曰至⁽⁶⁾。坤者顺承乎天，以成其生物之功。故曰妻者，齐也。夫子嗣之有无，虽重在男子，而尤重在妇人。妇人虽不与户外事，倘其悖谬乖戾之性成，而门内先受其祸。既失坤顺之德，何能著生物之功无惑乎？孕而不育、育而不寿者多矣，育而忤逆悖戾者有矣。妇人之心，求子甚切，祷祀求神，神勿福也。曷若近而求之门内耶？果能孝翁姑，敬夫主，和妯娌，爱子侄，睦邻族，恤奴婢，宽庶事，如是则戾气消，和气溢，作善降祥⁽⁷⁾，瓜瓞⁽⁸⁾之庆，神必福之矣。又有妇人焉，性非凶暴，貌似柔和，亦艰于子嗣者，其故何哉？盖妇人秉质于阴，易流为毒，其家庭日用之常，处心积虑之地，煞有关系。常见有能干之妇，其营家也勤而俭，其持己也谨而严，锱铢⁽⁹⁾之数无差，恩怨之分至晰，揆⁽¹⁰⁾其大较，不过自私自利之心多，恕人宽人之地少，似乎无大失德，然而家业暗替、子孙杳然者，诚以妇德不能宽厚，即流于刻薄，剥削元气于冥冥之中，是为隐慝⁽¹¹⁾。故不特悖谬乖戾为无嗣之显端，而事事义胜于恩己，非坤厚生物之体矣。妇人无子，即干七出之条⁽¹²⁾，可不痛自猛省！替夫为善，大积阴功，以期螽斯麟趾⁽¹³⁾之庆也哉！

种子当知可以回天

生育子嗣，虽云大数。然而人能行善，天竟可回。如果推广良心，事事造福，不知不觉自能食天之报，又何子嗣之不可求耶？忆昔窦禹钧⁽¹⁴⁾夜梦故父，谓曰：汝不但无子，更且不寿，速行善事，可期挽回天意。钧自是佩服⁽¹⁵⁾，力行种种善事。复梦父谓曰：上天鉴知，延寿三纪⁽¹⁶⁾，锡⁽¹⁷⁾五子荣

显。其后果应。晋国公裴度[18]，相主饿死，因香山还带，出将入相，子孙蕃
衍。马商还妾，果生冯京[19]，状元及第。古来造福多子者不可胜数，今略指
三公以为求嗣式，凡无子改为有子。细读袁了凡"立命说[20]"，可以想见一
斑矣。

【注释】

（1）清刻：清严苛刻。

（2）狷隘：胸襟狭窄，性情急躁。

（3）捩（liè）：扭转。

（4）溥（pǔ）：广大。

（5）乾元资始曰大：出自《周易·彖》，曰："大哉乾元，万物资始，乃
统天。"

（6）坤元资生曰至：出自《周易·彖》，曰："至哉坤元，万物资生，乃
顺承天。"

（7）作善降祥：平日行善，可获吉祥。

（8）瓜瓞（dié）：瓞，小瓜。比喻子孙繁衍，相继不绝。

（9）锱铢：古代重量单位，六铢等于一锱，四锱等于一两。比喻轻微、
细小。

（10）揆：揣度，估量。

（11）慝（tè）：奸邪、罪恶之意。

（12）七出之条：在中国古代的法律、礼制和习俗中，规定夫妻离婚时所
要具备的七种条件，当妻子符合其中一种条件时，丈夫及其家族便可以要求
休妻。"妇人无子"便是其中一条。

（13）螽（lì）斯麟趾：比喻子孙众多。螽斯是一种昆虫，出自《诗
经·国风·周南》"螽斯"篇，本谓后妃子孙众多，后比喻子孙之众。麟趾，
原作"麒麟之趾"，出自《诗经·国风·周南》"麟之趾"篇，言文王子孙皆
化于善，无犯非礼，后以麟趾为颂扬宗室子弟之词。

（14）窦禹钧：五代时后周太常少卿、右谏议大夫，其生五子俱进士及
第。《三字经》曰："窦燕山，有义方，教五子，名俱扬。"指他教子有方，义

风家法，为一时典范，传颂至今。

（15）佩服：铭记，牢记。

（16）纪：古代纪年的单位，十二年为一纪。

（17）锡：通"赐"，赏赐。《左传·隐公元年》曰："孝子不匮，永锡尔类。"

（18）裴度：（765—839），字中立，唐代后期杰出的政治家，被封为晋国公。

（19）冯京：（1021—1094），字当世，北宋大臣，官至枢密使，宋朝最后一位三元及第的状元。

（20）立命说：出自《了凡四训》，由"立命之学""改过之法""积善之方"和"谦德之效"四个部分组成。作者袁了凡，即袁黄（1533—1606），明代著名思想家。

【按语】

本节以天地之德曰生的大道，讲到种豆得豆、种瓜得瓜的道理，强调了繁衍之道在于心存仁德，预养种子之根本在于男女平居各自修德行善。

种子宜先寡欲

生子重在男精。大约男病有五：一精寒薄；二精无力；三精顽缩；四精易泄；五精痿弱。凡此皆淫欲无度，或醉饱行房，或热药助长，或思虑忧愁，或惊恐郁结，或持强久战，以致真阳耗散，肾虚精少，不能融结而成胎也。夫肾为藏精之府，人当未交感时，精皆涵于元气之中，未成形质。迨男女交媾(1)，欲火炽盛，然后此气化而为精。上自泥丸(2)顺脊而下，充溢于两肾，由尾闾(3)至膀胱、外肾(4)而施泄。是以周身血脉通泰，气畅情欢，此在强壮之年则然也。及至中年交感，本已清涸髓枯，虽泄不畅，亦不甚乐。此等情状，人人可以自验者。如欲种子请先寡欲，积精养气，以冀孕育宁馨。愚者之言，或有一得。

【注释】

（1）交媾：雌雄交配。

（2）泥丸：道家以人体为小天地，各部分皆赋以神名，脑神称"精根"，字泥丸。后称人头为泥丸宫。

（3）尾闾：位于尾骨端与肛门之间。

（4）外肾：睾丸。

【按语】

本节阐述了阳精对于种子的重要性，强调了淫欲无度，乱服热药，以及情志郁结等，皆可致真阳耗散，肾虚精少。因此，男子欲想种子，需先清心寡欲，调畅情志，如此才能积精养气，养精蓄锐，生子常壮。

种子宜知时得诀

世人种子有讲究者，往往拘定妇女经至"前三后三"之说。以"三日时辰两日半，二十八九君须算，落红将近是佳期，经水过时空霍乱"。谓此四句，是的确无疑之常情，岂知亦有不尽然者。缘妇人禀赋有厚薄不同，经水有多寡各异。或一日二日止者，或七八日止者，或血多者，或血少者，非可一概视之，亦须相机而行。其法不拘经净之日，或净后一日、二日、三日，只要体旺无疾，于子丑寅、平旦、清明、光风霁月[1]之时导其欢兴，自能一种即成。似此下种，得天地之清气，生人必秀而寿。若施之于戌亥之间，其子必浊。倘值良时，亦能富厚，此即真先天也。但天地生物必有氤氲之气，万物化生亦有发育之候，此其中又有秘窍存焉。观彼猫犬畜类将受胎时，雌者必号呼叫奔跳，或必随雄眠走，是其氤氲乐育之气融融有不能自止耳，此乃天然之节候、生化之真机也。《丹经》云：妇女每月行经之后，一日必有一时氤氲的候，或气蒸而热，或神昏而闷，有欲交接不可忍之状，此的候也。第[2]妇人含羞，不肯自言。男子须预密告之，若有此候，便须直说。妇人于浴澡下体时，自以手探子宫门，有如莲蕊挺开，即是真确。此晚交合，一举即成。果能适遇良时，生子必非凡品。前人讲究种子者多有试验，是用秘传于世。如谓假言，誓断吾舌。惟是成清成浊，关于此时。虽曰莫之为而为，恐实有氤氲使者主宰于其间矣。若是日，适犯诸项禁戒之期，务请坚忍止遏，另择吉日良时，必当稍安毋躁。愿世之修德行仁者共记之。

种子宜知避忌

父精母血，结而成胎。母呼亦呼，母吸亦吸，是母子内外相应。如受孕时惊骇，子多惊病；受孕时抱郁，子必病成结核、流注；受孕时恐惧，子必癫痫；受孕时起贪妄之心，子必贪吝；受孕时挟忿恨之心，子必暴狠；受孕时萌淫欲之念，子必奸淫；受孕时造绮语诡行[3]，子必诈伪。可见，有诸外必感诸内。是以受孕之后不但不可纵欲，且当异床异室，检束身心，毋贪一时之欢以贻胎息之患。更如大醉构精，生皆不育；大怒构精，生多乖戾；大劳构精，生多孱弱。此实一定之理。至于每当上天变异动怒之时，尤应避忌。如日月薄蚀、风雨雷电，此时构精，感触异气、震气，子必盲瞽[4]，或肢体不全，或成怪类。此非余敢妄言，《霏雪录》多载之。由是而推，凡三元、五腊、四始、二分、二至、朔望、弦晦，以及伏、社、甲子、庚申、丙丁、本命，并神佛诞期、祖先父母诞讳日与己身并兄弟姊妹诞日，均能确遵禁戒，则生育自是不凡。将上可期于圣贤豪杰，岂第富贵寿考已哉？宗祧[5]嗣续重务，子息贤愚攸关。愿世之为贤父母者，必兢兢于是焉。谨将应戒日期列后。

种子当知择时

种子交会，古人原有选择吉日良时、天德月德及四时旺相，避忌丙丁、甲子、庚申、本命、神佛祖先诞讳。此惟先辈道学诸儒能行，俗流每言迂远也。然果能照依避忌，已是圣贤豪杰胎教作用。常人原不易行，但天日晴明、光风霁月、时和气爽之际，不难拣择彼时。果能自己情思清宁、精神闲裕，即非有心拣择日时而已，得天时之正矣。于此下种，不特生子少疾，必且聪慧贤明，胎元禀赋，实始基焉，安可忽诸？

【注释】

（1）光风霁月：光风指雨后初晴时的风；霁指雨雪停止。形容雨过天晴时的明净景象。

（2）第：但，且。

（3）绮（qǐ）语诡行：华美的语句，诡诈的行为。

（4）瞽（gǔ）：盲人。

（5）宗祧（tiāo）：指家族世系。

【按语】

本节主要阐述了媾精的时机和禁忌，强调了媾精需秉承天地之感化，于妇人氤氲情动、情志调畅及天气清明之时媾精，禀受天道则自得天助，生子不凡。

种子当预养血并节劳息怒

葆精寡欲，前说言之详矣。又思袁了凡有云：人之一身精成于血，不特房室之处，损吾之精。凡日用损血之事，皆当深戒。如目劳于视则血以视耗，耳劳于听则血以听耗，心劳于思则血以思耗。吾能随事而节，则血得其养而与日俱积矣。主闭藏者，肾也；司疏泄者，肝也。二脏均有相火，而其系上属于心。心，君火也。怒则伤肝而相火动，动则疏泄者，用事而闭藏不得其职，虽不交合亦暗流而潜耗矣。此二说也，人能知之，非特种子之良方，亦可为摄生之真诀矣。

【按语】

明代医家吴崑云："人之身，气血而已。气者百骸之父，血者百骸之母，不可使其失养者也。"如日常忧愁思虑，暴怒无常，妄动心神，或者过用视听，不能随事而节，则致气血暗耗，此为种子之大忌。因此，作者主张种子必先调摄养生，节劳息怒以预养气血，使气血调和充裕，种子自然禀赋充足。

种子药方宜慎

天地之道，只贵和平。太热则阳亢，太寒则阴凝。阴凝肃杀，人多知之。阳亢消烁，人皆不察。常见世之艰于子嗣者，构觅传方，幸图种子。偶见一人用之而中，竟不顾己之宜否而偏于听信，视若神奇，竞相制服。意谓宜于彼者，必将宜于此矣。岂知编传种子之方，虽间有和平者，而兴阳壮热、煅炼金石之品大抵十居其九。况近有奸医，矜奇炫异，仿照古方，更换毒秽悍劣诸物入内，以伪乱真，作为丸散，招贴货卖，多方欺人，计图重利，而丧心药肆，因此效尤。其实不过仅助房中之乐，何曾全为种子之计。彼望子甚殷者，何知宜否，买而吞服。在体寒者，服之尚无大害。若体热者骤服，岂非火上添油，命且莫保，遑言种子乎。夫种子之方，古来不无定轨，因人而药，各有其宜。凡寒者温之，热者凉之，皆种子也。滑者涩之，虚者补之，去其所偏，使阴阳和平而生化，是皆真种子之方也。岂近日奸医奸肆所卖，张冠李戴，与夫丧身亡命、秽毒之物哉？

【按语】

本节阐述种子宜审慎用药，不可盲目跟风、滥服补益药物，否则阳亢则消烁，阴寒则凝滞，致阴阳失调。故选方用药应辨体、辨证施药，以使阴阳平和而生化。

种子当知戒谨饮食

饮食之类，虽各人脏腑均有所宜，似不必过于拘执，但除生冷、煎熬、炙煿外，惟酒为最不宜多饮。盖胎元先天之气，极宜清楚，极宜充实。而酒性淫热，非惟乱性，亦且乱精。精为酒乱，则湿热已居半，真精只居半矣。精不充实，则胎元不固。精多湿热，则他日胎毒、疮疡、痘疹、惊风、脾败之类率已造端于混沌之初矣。故凡种子者，必宜先有所慎，与其多饮，不如少饮，与其少饮，不如不饮。内远七情，外薄五味。诸凡大冷、大热、辛辣、腻滞、有毒等物，一一戒谨，概不入口。岂非预培胎元先天之一机乎？吾知种德君子，必不以斯言为迂也。

【按语】

本节强调种子需"内远七情，外薄五味"。除生冷、辛辣、黏腻、炙煿之品须当禁忌，酒亦不可多饮，否则精为酒乱，蕴生湿热，致湿热之气传于胎儿，他日出现胎毒、疮疡、痘疹、惊风、脾败等证。

小　结

《内经》认为小儿的先天真气来源于父母，父母肾精的充盛与否与小儿的先天禀赋和健康状况密切相关，这为小儿胎前保健提供了理论基础和指导方向。

　　孕前保健，又称为预养，主要指父母的培精固本之道，分为婚育年龄、饮食起居、药石之力、房事之道和精神调摄五方面。历代医家认为培精固本不仅有利于养生长寿，而且可以生子强壮、儿女蕃庑。婚育应在年轻力壮、血气丰满之时，故男子"三十而娶"、女子"二十而嫁"更为合适。饮食起居不可过于富足优渥，以免贪欲竞起，耗本伤元，故食饮有节、起居有常、清心寡欲才是护肾保精之道。俗医喜用药石偏执之剂培精促孕，实则热性偏执之品反致津液消耗，经脉壅滞，故以六味地黄丸平补平泻、培育精气最有益处。房事之道讲求天时地利人和，主要包含择时择地和择人，时间应在天朗气清之时，地点应在舒适安宁之地，还要求妇人应秉性纯良、贤良淑德，并谨守人事，勿要纵情多欲，以致精气妄泄、神气劳伤，生子屡弱。精神调摄主要指两方面，一是保持心地清净，少生欲念，包括戒嗔恚、寡嗜欲等；二是男女交合之时应思绪安宁，心意交融，两情相悦，如此胚胎坚固，生子常旺。

　　总而言之，无论何种方法，医家认为育子之道应遵循天地相应、天人合一的基本原则，坚持顺应自然、协调阴阳的基本要求，德高则气浓，气浓则精足，精足则禀赋充，故培元养精、全真固本应预先学会养德修身，以尽人事。此所谓"时也，命也。慎始，善终。尽人事，听天命"（《中庸》）；"慎始而敬终，终以不困"（《左传》）。胎儿期为人生之始，父母房事交合之时机更为小儿人生之初始，万事开头难，谨慎把握起始是成事、善终的基础。可以说，预养理念进一步凸显了中国传统文化的"慎始"的理念。

第三章
胎　养

　　我国是最早提出并实行胎教的国家。早在中医学未形成系统理论之前，古人就已经观察到了孕母的身心状况对胎儿的影响，在养胎方面积累了丰富经验，从而形成了较为系统的养胎学说，为历代孕妇和胎儿在养生保健方面指明了方向。养胎思想最早可追溯到夏商周时代，但胎教思想的雏形始于西汉，贾谊在《新书·胎教》中说："谨为子孙婚妻嫁女，必择孝详世世有行义者。如是，则其子孙慈孝，不敢淫暴，党无不善，三族辅之。故凤凰生而有仁义之意，虎狼生而有贪戾之心，两者不等，各以其母。呜呼，戒之哉！无养乳虎，将伤天下。"同时代的刘向对胎教的阐述更为广泛，如《列女传》有云："太妊者……乃见有娠，目不视恶色，耳不听淫声，口不出傲言。"后代北齐医家徐之才创立了逐月养胎法，南宋陈自明又于《妇人大全良方》中专立"胎教门"，以及后代医家的不断充实和发挥，逐渐形成了中医学独具特色的胎教思维体系。

第一节　胚胎发育

胚胎发育是由受精怀孕开始，至小儿出生后结束。中医学一般认为"十月怀胎"。西医学认为怀孕时间从末次月经的第一天算起，共 40 周，280天，两者时间基本一致。古代医家对受精怀孕和胚胎发育的过程认识较为模糊，但仍有其独到之处。如胚胎发育时期小儿体质禀赋的形成与父母的身体状况均有关；孕期母亲饮食情志对胎儿生长发育影响至关重要；孕期预先调养可预防胎毒所致疾病的发生……均对中国医学胎儿养护有着积极的指导意义。

《淮南子》

《淮南子》相传是由西汉皇族淮南王刘安主持撰写，故而得名。现通行本有内篇二十一卷，中篇及外篇全部佚失。该书在继承先秦道家思想的基础上，吸收诸子百家学说，融会贯通，是战国至汉初黄老之学的集大成者，对后世研究秦汉时期文化起到了不可替代的作用。本摘录源自《淮南子》(陈广忠译注，中华书局 2012 年版) 第 339~400 页。

精神训

夫精神者，所受于天也；而形体者，所禀[1]于地也。故曰：一生二，二生三，三生万物[2]。万物背阴而抱阳，冲气以为和[3]。故曰：一月而膏[4]，二月而胅[5]，三月而胎[6]，四月而肌，五月而筋，六月而骨，七月而成，八月而动，九月而躁，十月而生[7]。形体以成，五脏乃形。

【注释】

（1）禀：施予。

（2）一生二,二生三,三生万物：高诱注：一谓道也，二曰神明也，三曰和气也。或说一者元气也；生二者，乾坤也；二生三,三生万物。天地设位，阴阳通流，万物乃生。按，引文见《老子》第四十二章。本文无"道生一"句。

（3）万物背阴而抱阳，冲气以为和：高诱注：万物以背为阴，以腹为阳，身中空虚，和气所行。冲气，此指冲虚之气。按，冲，通"盅"，空虚。和，指阴阳结合而产生的和气。

（4）膏：黏稠状的物质。

（5）胅（dié）：肿大。

（6）胎：指妇女怀孕三个月。

（7）生：北宋本原作"坐"。《道藏》本作"生"。《文子·九守》同。据正。

【按语】

本节是最早论述胚胎生长发育的逐月变化。首先交代了胚胎是由天地之精气所化生，精神禀受于天，形体禀受于地，天地阴阳二气交合而孕育成胎。对胎儿形态逐月成长的描述基本符合西医学对胚胎生长发育的认识。特别是"三月而胎""七月而成"，基本反映了胎儿成长的两个关键阶段。

《颅囟经》

本选编原文源自《中医儿科名著集成·颅囟经》（郭君双主编，华夏出版社1997年版，第4页。）

原 叙

夫颅囟者，谓天地阴阳化感颅囟，故受名也。尝览黄帝内传，王母金文，始演四叙二仪阴阳之术，三才一元之道。探御灵机，黄帝得之升天，秘藏金匮，密固《内经》，百姓莫可见之。后穆王贤士师巫于崆峒洞[1]，得而释叙天地大德，阴阳化功，父母交和，中成胎质。爰自精凝血室，儿感阳兴，血入精宫，女随阴住。故以清气降而肠谷生，浊气升而阴井盛。此二者，二仪互换，五气相参。自睹玄机，非贤莫趋，谓真阴错杂，使精血叙而成殃。

阳发异端，感荣卫，合而有疾，遂使婴儿缠养，惊候多生。庸愚不测始末，乱施攻疗，便致枉损婴儿。吁哉，吁哉，遂究古言，寻察端由，叙成疾目，曰《颅囟经》焉。真凭辨证，乃定生死，后学之流，审依济疾。

【注释】

（1）崆峒洞：相传为黄帝问道于广成子之处。见《庄子·在宥》。

【按语】

中医学自古讲求"外感内化"，不仅体现在胎教上，还体现在胎儿的化生和孕育的全过程中，而作者把这种感化的根源归之于"天地阴阳"，而内化的过程又遵循二仪阴阳变化之术，若愚昧之辈不明其理，乱施攻疗，则易致精血成殃，枉损婴儿。

论初受气

天和太清，降乘赤海，则谓真一，元气乘之，则母情先摇，荡漾炽然，是阳盛发阴，当妊其男也，六脉诸经皆举其阳证。所谓妊衰不胜脏气，则触忤而便伤。妊胜而气劣，则母疾三五月而发，皆随五脏。心脏干，而口苦舌干；肺脏渴，而多涕发寒；肝脏邪，而肵酸多睡；脾脏发，而呕逆恶食；肾脏困，而软弱无力。脏妊气平，则和而无苦，胎若劣而强得脏养，至生亦乃多疾。

二仪纯阴之证，升杂真一者，谓阴发阳，则父情博[1]，妊当成女也，六脉诸经皆发阴证。若血盛气衰，则肥而劣气。若气盛血衰，则瘦而壮气。余脏妊之气皆同男说。

孩子处母腹之内，时受化和之正气，分阴阳之纪纲，天地降灵，日月而化万物以生成，随其时变，大理清纯至一，化成祥瑞之基，全真道一，故生成焉。一月为胚，精血凝也。二月为胎，形兆分也。三月阳神为三魂，动以生也。四月阴灵为七魄，净镇形也。五月五行分，脏安神也。六月六律定，脐[2]滋灵也，七月精开窍，通光明也，八月元神俱，降真灵也，九月宫室罗布，以生人也，十月气足，万象成也。

【注释】

（1）情博：应为"精薄"。

（2）脐：字义应为"腑"字。

【按语】

此节引述自《太上老君内观经》，进一步佐证了《颅囟经》是以道家思想为基础的儿科著作。道家学说主张"道法自然"，于人来说，神是人体一切生命活动的主宰，心藏神，脑为元神之府，头为精明之府，故头部又称为泥丸，对道家医学来说具有重要意义，胎儿先成形后成神，形与神是同步协同发展的，五月五脏成以安神明，六月六腑定以滋养神灵，七月精开窍通，八月元神降而精神具，十月气足胎成。

《外台秘要》

《外台秘要》又名《外台秘要方》。全书共四十卷，由唐代王焘撰。此书是继《备急千金要方》之后的又一部大型综合性医学方书，是唐以前经验方书之总汇，也是医家临证遣方用药的重要参考资料，为研究中国医疗技术史及发掘中医宝库提供了极为宝贵的资料和考察依据，在中医学史上占有极其重要的分量和地位。原文摘录及部分注释来自《外台秘要方校注·下册》（唐代王焘著，高文柱校注，学苑出版社2010年版）第1275页。

小儿初受气论

崔氏论曰：凡小儿初受气，在娠一月结胚，二月作胎，三月有血脉，四月形体成，五月能动，六月筋骨立[1]，七月毛发生，八月脏腑具，九月谷气入胃，十月百神能备，而生矣。生后六十日，目瞳子成，咳笑[2]应和人；百五十日任脉生[3]，能[4]反覆；百八十日尻骨[5]成，能独坐；二百一十日掌骨成，能匍匐[6]；三百日髌骨成，能独倚[7]；三百六十日为一期，膝骨成，乃能行，此其定法。若有不依期者，必有不平之处。

【注释】

（1）筋骨立：《千金翼方》卷十一第一作"诸骨具"。

（2）咍（hāi）笑：嗤笑。程本作"始笑"。《千金翼方》作"能咳笑"。

（3）生：《千金方》作"成"。

（4）能：《千金翼方》"能"下有"自"字。

（5）尻骨：尾骶骨。《千金翼方》作"髋骨"。

（6）匍匐：《千金翼方》作"扶伏"，义同，指爬行。

（7）倚：站立。《广雅·释诂四》曰："倚，立也。"

【按语】

　　本节以时间为轴，论述了胎儿发育顺序与周岁以内小婴儿形体发育的情况。所述胎儿的发育情况与北齐医家徐之才的胎儿逐月发育过程相同，我国古代对于胎儿生长发育的时间周期有详细描述，与西医学的认识十分契合。如古代医家认为：儿在母腹中，受其精气，一月为胚，二月为胎，三月有血脉，四月形体成，五月能动，六月筋骨立，七月毛发生，八月脏腑具，九月谷神入胃，十月百神备而生。西医学认为，受孕后早期（第1个三月期）称为胚胎期，胎儿从第4周开始有心跳，受精卵经过细胞分裂，第4至8周分化成初具规模的人体，第8至12周整个循环系统方发育完成，第4个月从外形上能区分男女性别。在神经系统方面，自第8周开始刺激肌肉时出现收缩，第16至18周孕妇开始感觉到胎动，第25周可以引出拥抱反射。满20孕周后，胎儿已长出头发、眉毛、睫毛，骨骼已经长得很结实但还没有皮下脂肪，所以很精瘦。胎儿期各器官功能逐渐建立。胎儿从第12周即有吞咽动作，第28至29周出现吸吮动作。从受孕到分娩共280天，约40周。可见古人对胎儿生长发育的认识与西医学大体相似。婴儿的生长发育情况主要以骨骼的发育情况来体现，这也从侧面反映小儿的生长发育是肾精不断充盛的过程。《千金要方》《圣济总录》《全幼心鉴》《幼科类粹》等中医儿科经典古籍中均有相似载录。

《圣济经》

原文及校注摘自《圣济经》（宋·赵佶著，吴禔注，人民卫生出版社 1990年版）第40~41页。

藏真赋序章

析而推之，一月血凝，二月胚兆，三月阳神为魂，四月阴灵为魄，五月五行分五脏，六月六律定六腑，以及七情开窍，八景神具，宫室罗布，气足象成，靡不有自然之序。观妙之士，两之以九窍之变，参之以九藏之动，了然胸次，无或逆施者，盖得其始生之序如此。

《太上内观经》曰：一月为胞，精血凝也。二月成胎，形兆胚也。三月阳神为三魂，动而生也。四月阴灵为七魄，静镇形也。五月五行分五脏，以安神也。六月六律定六腑，用滋灵也。七月七情开七窍，通光明也。八月八景神具，清真灵也。九月宫室罗布，以定精也。十月气足，万象成也。此之谓自然之序。周官疾医，两只以九窍之变，参之以九藏之动，盖阳窍七，阴窍二，九窍也。形藏四，神藏五，九藏也。两者以阴阳上下，参之者以阴阳冲气。观妙之士，达生化之理，又参两九窍九藏之变动，了然如龟卜筮算，秋澄莹鉴于胸中，无或逆施而倒置，其得始生之序可谓至矣。

【按语】

以上内容主要罗列了九窍、九脏的生成变化。依据天地阴阳及五行学说来推论胚胎精神、形体生长发育的主次和先后。古代医家因为技术条件的限制，会通过胎动判断胎儿神气的发育情况。古人认为三月已能感知到胎动，三月魂生，四月魄生，此来源于道家的"三魂七魄"之说。道家认为魂是阳气，构成人的思维才智，魄是沉滞重浊的阴气，构成人的感觉形体，先成神后逐渐成形体五脏，符合中医学中的"天一生水，地六成之"的说法。现代医学认为3月以内是胎儿各系统器官分化形成的关键阶段，神经组织和各脏器（肾脏、肝脏等）等均在此时开始发育，在第六周时胎儿心脏已有跳动（约100~300次/分钟），古人谓之阳魂生（阳主动，阴主静也），说明胎儿发育良好。胎儿的生长发育要符合自然之时数规律，达阴阳冲和生化之妙，方可平顺安康。古人也正是依据时数从而做到对胎儿生长发育顺序了然于胸。

《小儿卫生总微论方》

本摘录皆参考于《小儿卫生总微论方》（不详撰者，吴康健点校，人民卫生出版社 1990 年版）第 2 页。

禀受论

人禀父母精血化生，故《内经》有曰：阳施阴化，谓之有子。《圣济经》言：方其受授之初，一月血凝，二月胚胎兆，三月阳神为魂，四月阴灵为魄，五月五行分五脏，六月六律定六腑，七月七精开窍，八月八景具全，九月气足象成，十月百神集备，至日满而生也。又云一月如珠露，二月若桃花，三月形象成，四月男女分，五月腑脏具，六月筋骨全，七月魂生而动左，八月魄长而动右，九月三转身，十月足而生，未知其所出。其始有谓之妊者，以其阳始而阴任之也；有谓之胚者，以其未成为器而犹坯[1]也；有谓之胞者，以其已为正阳而阴包之也；有谓之胎者，以食于母而为口颐[2]也；有谓之娠者，以其有时而动也；有谓之怀者，以其有身而依也。原夫此象者，皆阳始阴任在有形之先，次由五行而后化成也，故曰阴阳具而五行立矣。且阴之所任者，壬也，一阳壬兆，则人乃肇生。命门主生气之原，精所藏焉。壬，阳水也，合丁之阴火而生丙[3]，故有命门。然后生心，心主血，神所藏焉。丙之阳火，合辛之阴金而生庚，故有心。然后有肺，肺主皮毛，魄所藏焉。庚，阳金也，合乙之阴木而生甲，故有肺，然后生肝，肝主筋，魂所藏焉。甲为阳木，合己之阴土而生戊，故有肝，然后生脾，脾主肉，意所藏焉。戊为阳土，合癸之阴水而生壬，故有脾，然后生肾，肾主骨，志所藏焉。故肾与命门一也。此阴阳五行，夫妇生化，自然之理也。人之赋禀，自受气至胎化，自成形至生养，亦皆由焉。

【注释】

（1）坯（pī）：尚未完成的半成品。

（2）颐：文言助词，无义。

（3）壬，阳水也，合丁之阴火而生丙：十天干之一。十天干：甲、乙、丙、丁、戊、己、庚、辛、壬、癸。天干配脏腑，阳干配腑，阴干配脏。甲为胆；乙为肝；丙为小肠；丁为心；戊为胃；己为脾；庚为大肠；辛为肺；壬为膀胱；癸为肾。《素问·脏气法时论》云："肝主春，足厥阴，少阳主治，其曰甲乙"；"心主夏，手少阴，太阳主治，其曰丙丁"；"脾主长夏，足太阴、阳明主治，其曰戊己"；"肾主冬，足少阴，太阳主治，其曰壬癸"；"肺主秋，手太阴、阴阳主治，其曰庚辛。"五行配五脏：肝木，心火，脾土，肺金，肾水。脏腑相为表里，胆属木；小肠属火；胃属土；大肠属金；膀胱属水。脏属阴，腑属阳，故肝为阴木，胆为阳木，诸如此类，以此类推。壬为膀胱，属阳水，丁为心，阴火为心，二者同义，水火上下相济，而成丙小肠（阳火）。"太阳以寒水主令，足太阳膀胱，水也，手太阳小肠，火也，火水异气而以寒水统之，缘水位于下而生于上。离中之阴，水之根也，离阴降而下交坎位而化水，水降于火，是以丙火化气于壬水。"（《四圣心源·太阳寒水》）

【按语】

本节以"阴阳具而五行立"的观点，分别用阴阳学说、五行学说阐述胎儿从受孕到成形的过程。受孕以阴阳学说来解释，从《内经》"阳施阴化"认识到胎儿是由天地阴阳、父母精血氤氲运化而生。成形以五行生化理论来解释，成形的过程主要引述《圣济经》的阐述，特别解释了命门、心、肺、肝、脾、肾及精、神、魄、魂、意、志形成的顺序和关系。作者以"妊"之意联系到"壬"，以壬为阳水，命门所在，为生气之原，然后依次生心、肺、肝、脾、肾等，脏腑具则精神全，形神俱全而后生，此为自然之理。五六月之时五脏六腑基本形成，精神魂魄也已具备，西医学也认为此时已有胎动，而且胎儿能够听到父母交谈的声音，故此时是胎教的关键时期。

《三元参赞延寿书》

《三元参赞延寿书》，养生学著作。共五卷。宋末元初人李鹏飞撰集于1291 年。作者自谓：宋咸淳四年（1268）在杭州受官道人之教，始知人的年寿应有天元、地元、人元。三元共 180 岁。在此启发之下乃撰集此书。原文摘自《三元参赞延寿书》（李鹏飞撰，中国书店出版社 1987 年版）第 1 页。

人　说

天地之间人为贵，然囿于形而莫知其所以贵也。头圆象天，足方象地，目象日月，毛发肉骨象山林土石，呼为风，呵为露，喜而景星庆云，怒而震霆迅雷，血液流润而江河淮海。至于四肢之四时，五脏之五行，六腑之六律，若是者，吾身天地同流也。岂不贵乎？按：藏教父母及子相感，业神入胎，地水火风，众缘和合，渐得长生。一七日如藕根；二七日如稠酪；三七日如鞋袜；四七日如温石；五七日有风触胎，名摄提，头及两臂胫，五种相现；六七日有风，名旋转，两手足四相现；七七及八七日，手足十指二十四相现；九七日眼、耳、鼻、口及下二穴、大小便处九种相现；十七日有风，名普门吹，令坚实及生五脏；十一七日上下气通；十二七日大小肠生；十三七日渐知饥渴，饮食滋味，皆从脐入；十四七日身前身后，左右二边各生五十条脉；十五七日又生二十条脉，一身之中共有八百吸气之脉，至是皆具；十六七日有风，名甘露，安置两眼，通诸出入息气，十七七日有风，名毛拂，能令眼、耳、鼻、口、咽喉、胸臆一切合入之处，皆得通滑；十八七日有风，名无垢，能令六根清净；十九七日眼耳鼻舌四根成就得种报，曰身命意；二十七日有风，名坚固，二脚二手二十指节至，一身二百大骨及诸小骨，一切皆生；二十一七日有风，名生起，能令生肉；二十二七日有风，名浮流，能令生血；二十三七日生皮；二十四七日皮肤光悦；二十五七日血肉滋润；二十六七日发毛爪甲皆与脉通；二十七七日发毛爪甲悉皆生就；二十八七日生屋宇园池河等八想；二十九七日各随自业，或蠚或白；三十七日蠚白想现；三十一七日至三十四七日渐得增长；三十五七日肢体具足；三十六七日不乐住腹；

三十七七日不净臭秽，黑暗三想；三十八七日有风，名蓝花，能令长伸两臂，转身向下，次有趋下风，能令足上首下，以向生门。是时也，万神必唱，恭而生男，万神必唱，奉而生女。至于五脏六腑，筋骨髓脑，皮肤血脉，精脏水脏，二万八千形影，一万二千精光，三万六千出入，八万四千毛窍，莫不各有其神以主之。然则人身，岂易得哉？鞠育之恩，又岂浅浅哉？夫以天地父母之恩生，此不易得之。身至可贵，至可宝者五福，一曰寿而已。既得其寿，则富贵利达，致君泽民，光前振后，凡所以掀揭宇宙者皆可为也。盖身者，亲之身。轻其身是轻其亲矣，安可不知所守以全天与之寿而有以尽事亲之大乎？或曰：婴孺之流，天真未剖，禁忌饮食又无所犯，有至夭枉者，何欤？曰：此父母之过也。为父母者，或阳盛阴虚；或阴盛阳虚；或七情郁于内；或八邪袭于外；或母因胎寒而饵暖药；或父以阴萎而饵丹药；或胎元既充，淫欲未已，如花伤培，结子不实。既产之后，禀赋怯弱，调养又失其宜，骄惜太过。睡思既浓，尚令咀嚼；火阁⁽¹⁾既暖，犹令饮酌；厚衾重覆，且令衣着；抚背拍衣，风从内作。指物为虫，惊因戏谑；危坐放手，我笑渠恶；欲令喜笑，肋胁指掜。雷鸣击鼓，且与掩耳；眠卧过时，不令早起；饮食饱饫，不与戒止。睡卧当风，恐吓鬼神。如此等事，不一而已。斯言也，演山省翁之至言也。父母者因是而鉴之，则后嗣流芳，同此一寿，岂不伟欤。

【注释】

（1）阁（gé）：通"阁"。内室，卧室。

【按语】

本篇"头圆象天……岂不贵乎"的论述源自《内经》。《灵枢·邪客》曰："天圆地方，人头圆足方以应之；天有日月，人有两目；地有九州，人有九窍；天有风雨，人有喜怒。"古人在长期生产生活实践中，发现了人的生存与自然界阴阳寒暑、四时变化有着密切联系，产生了人体与自然环境是一个统一整体的认识，即"天人合一"的观点。这一伟大发现给中医学奠定了思想基础，指导中医学数千年的医疗活动。以七为周期的胚胎发育相关内容主要来源于佛教思想。

《活幼口议》

原文摘自《活幼口议》（曾世荣著，陈玉鹏校注，中国中医药出版社 2015 年版）第 16 页。

议禀赋

议曰：夫人皆知胞胎成形，产育其相，约以十个月满足而生，究竟至理，即有二百七十日为定论，亘古自今，岂相间说。然而就中虚计一月，应数大抵九九为上，八八次之，七七又次之。人生，禀赋天地二仪之气，会合三才之道，各得其九，三九二十七，即二百七十日为正。血气充实，精神固平，为人具足，相貌智性俱通。八八者，三才各得其八，三八二十四即二百四十日生，血气荫之不及，精神有亏，为人拙谬鄙钝，智意忘遗。七七者，三才各得其七，三七二十一即二百一十日，所受胎气不足，为人狂愚无志，乖劣狠戾故也。其间或有大过不及之者，皆失其正数，大过即气血荫之有余，不足则气血养之无逮，夫人得中之道，以为纯粹，阴阳得所，刚柔兼济，气血相和，百脉相顺，所以生人心智益通，精神俱备，腑脏充实，形体固壮。医者一观婴孩颅囟，斯可知之。未周之儿，颅囟固合，睛圆一作黑神清，口方背厚，骨粗臀满，脐深肚软，茎小卵大，齿细发润，声洪睡稳，此乃受气充足，禀赋得中而益之。一周三岁之间，其囟尚大，其颅虚旷，额前作坑，口阔神露，胸高骨细，臀削脐突，发黄齿疏，卵小茎大，气促声靸⁽¹⁾，皆由受气不足，怯弱得之，惊悸易得，智性难通。父母爱惜，良工必忧，不以贫富贵贱之所生，但贤者当以告之，若也愚鲁之人，宁不投药，稍或药力不及，反言医杀之。

【注释】

（1）靸（sǎ）：通"急"。《说文》曰："靸，小儿履也。从革，及声。"

【按语】

本节论述了小儿先天禀赋的差异与孕期天数密切相关。作者认为正常孕期一般为 270 天，与西医学认为的孕期为 280 天有 10 天之差，这可能与中医学推崇以九作为周期推算孕期有关。而西医学主要以周（7 天）来推算孕期，但仍与现代提出的（280±14）天相近。作者认为只有满足 270 天，小儿才能血气充实，精神固平。若孕期不及，受气不足，易致肾精不充、形弱神萎，导致出现颅囟迟闭、胸高骨细、发黄齿疏等骨骼发育迟缓之症，或者智力低下、精神迟钝、易得惊悸等神经系统发育异常之症。

《全幼心鉴》

原文及注释摘自《全幼心鉴》（寇平撰，王尊旺校注，中国中医药出版社 2015 年版）第 16 页。

联珠论

天地肇分，阴阳始成，人禀五行而成体，合四时以成形。父母之精血，父之精则白而轻清，母之血则黑而重浊，阳胎气轻清九分，阴胎气重浊十分。妊娠过月者贵，不足者贱。小儿在母腹中，受交感之精血，父先乐则精裹血而生儿，母先乐则血裹精而生女。儿在母腹中，十月各有主。一月如珠露；二月似绽桃花；三月男女分，男子先生左臂、左眼；四月形体全；五月筋骨成；六月毛发生；七月游其魂，能动左手；八月游其魄，能动右手；九月三转动；十月满足生。小儿才生下，有身破裂者必死，阴囊白者必死，阴不起者必死，无粪门者必死，忽作鸦声者必死。透鼻缺者，阴满受胎。得社公日[1] 儿，胎气不就。盲聋喑哑，是天聋地哑日受胎。实[2] 女人怀胎时曾食金石药，不能行。母因怀胎，时好食蕨、黄精、粟米。五岁以前有五不成，不可医：一，枕骨不成而不能言；二，掌骨不成而不能匍匐；三，膝骨不成而不能行坐；四，尻骨不成而不能行立；五，膝骨不成而不能移步。上件五疾，是父母已遇之疾也。

【注释】

（1）社公日：中国传统节日，每年阴历二月二。社公，俗称土地爷。

（2）实：诸本同，疑衍。

【按语】

《易传》有云："天地感而万物化生。"《内经》有云："积阳为天，积阴为地。"阴阳交感而万物化生，故《素问·上古天真论》说："阴阳和，故能有子"，可见阴阳二气在运动中交感合和是万物化生的根本条件。同理，胚胎也是父母精血相互交感而成。后段作者阐述小儿胚胎生长发育的过程与前代医家描述差别较大，值得进一步探讨。对文中所描述的五必死和五不成多责之于父母先天禀赋不足。

《幼科发挥》

《幼科发挥》为明代万全所撰，约刊于嘉靖二十八年（1549）。万全，号密斋，三世家传小儿科，临床经验颇为丰富，对儿科疾病见解独到。本书即发挥其个人对儿科疾病见解之意。原文摘自《幼科发挥》（万全著，傅沛藩校注，中国中医药出版社 2007 年版）第 1~5 页。

胎　疾

气，阳也；血，阴也。人之有生，受气于父，阳之变也，成形于母，阴之合也，阴阳变合而成其身。身之中，形脏四：头面一也，耳、目、口、鼻二也，手足三也，皮肉筋骨四也。神脏五：心藏神，肝藏魂，脾藏意，肺藏魄，肾藏志是也。凡九脏者，皆父母一体而分者也。形拘于一偏，而不能相通者，阴之静也；神随感而动者，阳之动也。儿之初生，只是一块血肉耳，虽有形而无所用，虽有五脏而无其神，犹空脏也。至于变蒸之后，皮肉筋骨以渐而坚，声色臭味以渐而加，志意智慧以渐而发，知觉运动而始成童。此天地生物之心，至诚不息。

……

有三因所生之者：衣太厚则热，太薄则冷，冷热之伤，此外因也；乳多则饱，乳少则饥，饥饱之伤，此内因也；客忤中恶，坠仆折伤，此不内不外因也。顺乎天时，适其寒温，则不伤冷伤热矣；慎择乳母，节其饮食，则不伤饥饱；调护之谨，爱惜之深，必无纵弛之失矣。慎勿使庸医妄用汤丸，误儿性命。

【按语】

作者主要把人身分成形和神，形脏四，神脏五，四形脏分别为"头面，耳目口鼻，手足和皮肉筋骨"，五神脏分别为"心神，肝魂，脾意，肺魄和肾志"，身体内头面手足、五脏六腑、五体（筋、脉、肉、皮、骨合称为五体）七窍虽然生长分化，各有所处，但相互沟通交流却受神所统摄，只有形体而无神则犹如空脏，随着变蒸后，蒸其血脉发其聪明，则形愈全，神愈聪。这是天地万物演化不息的至诚之理。尾段则在张仲景《金匮要略》的"三因学说"的基础上总结导致小儿患病的三种病因，寒温为外因，饥饱为内因，其余则为不内外因。故适寒温、节饮食是小儿养护之关键。

《婴童类萃》

《婴童类萃》是明代王大纶所著的一部中医儿科著作。共分为上、中、下三卷。原文摘自《婴童类萃》（王大纶著，人民卫生出版社 1983 年版）第 4 页。

小儿初受气论

圣济总录：小儿在母腹中，受其精气而成形。一月血凝，二月成胚胎，三月如桃花，阳神[1]为魂，四月分四肢，阴灵为魄，五月五行分五脏，六月六律定六腑。七月七精开窍，八月八景俱全，九月气象成，十月百神集备而生也。生后六十日瞳子成，笑语识人；百日任脉生能反覆；一百八十日尻骨成能独坐；二百一十日掌骨成能匍匐；三百日胫骨成能独倚；三百六十日为一期，骨节成乃能移步而行。夫医之道至难也，治小儿则尤难。盖周岁之间，精神未备，骨骼未坚，形声未正，脉息未全。语不能问其得病之由，脉不能诊其必然之理。故云：冠壮易明，幼童难治。苟不潜心玩味，何乃寄幼儿之司命也。

【注释】

（1）阳神：泛指生魂，灵魂。

【按语】

本段主要论述小儿出生前后的生长发育特点。胎儿的生长发育引用了《颅囟经》的论述，婴儿形体和精神的发育顺序与历代医家认识基本相似。胎婴的成长发育可视为连续不断、形神统一的过程，但各方面发育均未完善，容易感受邪气，所以在治疗小儿疾病时也当及时正确审慎，随证先证而治，这样容易恢复机体的稳态。

受胎论

人皆谓婴儿满十月而生，余究内经理，二百七十日实为定论。盖就中虚计一月，以应十个月之数也。经云：九九为上，八八次之，七七又次之。凡人之生，禀二仪之气会合，三才之道各得其九，三九二十七，则二百七十日而生。八八者，三才各得其八，三八二十四则二百四十日而生。七七者，三才各得其七，三七二十一则二百一十日而生。

其逾十月而生者为大过，其七八月而生者为不及。大过者气血阴之有余；不及者，血气养之不足也。大抵人得中道而生，阴阳剂合，刚柔兼济；气血相和，百脉相调；心智明通，精神全备；脏腑充实，形体壮健。观其颅囟便可知矣。未周之儿，颅囟坚合，晴黑神清，口方背厚，骨粗臀满，脐深肚软，茎小卵大，齿细发润，声洪睡稳，此乃受气得全者。如二三岁，其囟尚大解开，齿发未生，手脚挛缩[1]，膝如鹤节[2]；或五六岁，尚不能行，身体手足瘦瘠者，此皆受气不足故也。

【注释】

（1）手脚挛缩：手脚蜷曲不能伸开。

（2）膝如鹤节：患者膝关节肿大，像仙鹤的膝部。以膝关节肿大疼痛，而股胫的肌肉消瘦为特征，形如鹤膝，即现代所指鹤膝风。病由肾阴亏损，寒湿侵于下肢、流注关节所致。

【按语】

本段根据胎儿在母腹中发育生长时间来介绍早产和过期产的危害。作者认为胎儿在母腹中发育时间，即胎龄，为 270 天，这与西医学提出的妊娠时间为 280±14 天相近。作者认为胎儿足月而产，新生儿脏腑组织、生理功能各方面均发育成熟，则能够健康存活和生长；若早产则会导致血气不足、禀赋不充而出现发育不全或先天发育畸形等症，如原文中所说"其囟尚大解开，齿发未生，手脚挛缩，膝如鹤节；或五六岁，尚不能行，身体手足瘦瘠"，这与西医学的佝偻病或婴儿手足搐搦症的表现相似；若过期产会出现气血有余，胎儿成长太过不易生产的情况。古人认为小儿二百七十天出生，此为定数，妊娠时间不能不及也不能太过，这也是中医学中和思想的体现，即如文中所言"人得中道而生，阴阳剂合，刚柔兼济；气血相和，百脉相调；心智明通，精神全备；脏腑充实，形体壮健"。

《幼科释谜》

《幼科释谜》是清代医家沈金鳌所著。全书共六卷，刊于 1774 年。先叙述儿科诊断大法，列述了儿科 24 种病症及其原由，后论述证治、脏腑，确定大法，并附韵语。全书不仅简明扼要，且容易诵读，每证附历代医论、医案，前后参看，可以相互引申、说明，深入浅出，具有很高的参考价值。本原文摘录自《幼科释谜》（清沈金鳌原著，杜慧芳等校补，余瀛鳌等为顾问，人民军医出版社 2012 年版）第 2~3 页。

总 论

运合阴阳，胚胎在腹，五行相参，乃成孕育。逐月成形，男女攸属，九窍即分，肢体随蓄，脏区以五，腑部以六，内生筋骨，外弸⁽¹⁾肌肉。至于经脉，无不联属，至于毛发，无不攒簇⁽²⁾。气通于母，呼吸盈缩，母息是同，如璞孕玉。

母热热侵，母寒寒促，母怒脉兴，母惊阴触，母思气拘，母忧神局。凡此诸因，皆能停毒，而毒之停，更甚淫欲。毒停先天，后天斯酷。古人胎教，所由谆勖[3]。

十月涵濡，胎元具足，一旦临盆，蒂脱瓜熟，此后哺乳，更需周笃，易虚易实，疢[4]病惟速，疾痛莫知，疴痒谁告，如哑不言，如谜难卜。

【注释】

（1）弸（péng）：《说文解字》谓："弓疆貌。"《广雅》谓："弸，满也。"意思是充满、强劲有力。

（2）攒簇：集在一处，簇拥，簇聚。

（3）谆勖：谆，《说文解字》谓："告晓之熟也。"《诗·大雅·抑》谓："诲尔谆谆。"《史记·司马相如传》谓："不必谆谆。"意为叮嘱、恳切教诲。勖，勉励之意。如《诗·邶风》说："以勖寡人。"毛传："勖，勉也。"

（4）疢（chèn）：热病，亦泛指病。

【按语】

总论阐述了胎儿在母腹中的孕育是一个阴阳氤氲化淳的过程，包括了性别、九窍、肢体、脏腑和肌肉等形态的逐月而化，以及经脉、毛发的连属聚集生长，还强调母亲的情志变化对胎儿的影响，强调胎教及调护的重要性。

《儿科萃精》

此书以普及儿科医学常识为职志。其中详细讲解儿科病症三十六门，总论护胎及脏腑生成诸说，颇有见地。

脏腑生成说

一月之孕如白露，二月如桃花，三月先生右肾则为男，阴包阳也，先生左肾则为女，阳包阴也。

其次肾生脾，脾生肝，肝生肺，肺生心，肾属水，故五脏为阴。其次心生小肠，小肠生大肠，大肠生胆，胆生胃，胃生膀胱，膀胱生三焦，小肠属火，故六腑为阳。

其次三焦生八脉，八脉生十二经，十二经生十二络，十二络生一百八十丝络，丝络生一百八十缠络，缠络生三万四千孙络，孙络[1]生三百六十五骨节，骨节生三百六十五大穴。穴生八万四千毛窍，由是五官八骸之身，可称完备。

【注释】

（1）孙络：人体中络脉的分支，即络脉中的细小部分。络脉：指经脉分出网络全身的支脉。与经脉相对。络，即网络。《灵枢·脉度》曰："经脉为里，支而横者为络。"十五络脉、孙络、血络、浮络及后世增补的丝络、缠络等，均属络脉范畴。

【按语】

《脏腑生成说》一篇讲脏腑生成的先后顺序。肾为先天之本，故先生肾脏，其次是脾、肝、肺、心，以五行相生之序长成，其次生成六腑、经络、骨节、毛窍等，这与西医学认识的组织器官发育顺序差异较大，但先脏器而后组织的发育次序则基本相似，了解这一规律，可以指导胎儿期的保健调摄。

小 结

纵观历代医家对胎儿生长发育的认识，从西汉的刘安至民国的陈守真，无不蕴含着道家"道生一，一生二……三生万物"的哲学思维色彩。胚胎是由天地灵气、父母精血所凝聚，而后逐渐发育成长，从小如露珠桃花到形神始分，脏腑经脉俱全，经过十月的孕育而胎元具足，蒂落瓜熟。

在历代医家论及胎儿的生长发育中，以西汉刘安的阐述最为精练，也为后世医家引用最多，对胎儿保健指导意义很大。很多中医经典著作如《千金翼方》《外台秘要》《圣济总录》对此均有引述和发挥。其对胎儿形态逐月变化的描述也与西医学认识吻合程度较高。特别是唐代医家王焘的论述基本阐述了胎儿及婴儿的生长发育情况，反映出胎儿的生长发育实际上是肾精不断充盛的过程。北齐医家徐之才的逐月养胎说也基于此。《颅囟经》的描述更侧重于胎儿魂魄精神的发育，对孕母精神调摄有指导意义。而《脏腑生成说》

有生套五行学说之嫌，对胎养的指导意义不大。

元代的曾世荣和明朝的王大纶均提出了胎儿在母亲体内孕育的时间为270天，这与西医学确立的孕期相近，也证实了古人关于胚胎成长发育的观察是细致科学的。而胎儿生长发育和出生皆要顺应阴阳时数之运化，过早过迟都会对小儿禀赋体质造成影响，从而导致疾病的发生。

古代医家从不同角度阐述自己对胎儿生长发育的认识，后世医家应该取长补短、灵活运用胚胎成长的客观规律，适时进行养胎、护胎和胎教，为胎儿出生后的健康成长打下良好的基础。

第二节　精神调养

精神调养是指通过调节人的精神、情绪及心理活动，而达到身心健康的养生方法。如《素问·上古天真论》开篇就着重强调"精神内守"对养生保健的重要意义。母亲怀孕时期重视精神的调养不仅有利于妊母的身心健康，而且对胎儿出生后的体质、智力、性格和品德的塑造都会产生重要影响。中医学认为胎婴在母腹中，母子同为一体，气血相通，子与母同呼吸，共安危，妊母任何精神状态变化都会通过气血的相通影响胎儿，故中医学极其重视孕妇的精神保健。朱丹溪在《格致余论·慈幼论》中说："儿之在胎，与母同体，得热则俱热，得寒则俱寒，病则俱病，安则俱安。"可见孕妇与胎儿的密切关系。国外的一项研究结果证实，恐惧和不安会使血液中的一些生化物质分泌量发生变化，通过胎盘作用于胎儿，从而影响其生长发育，甚至造成死胎。故精神的调摄在胎养中占有极其重要的地位，历代医家均重视孕母和胎儿精神情绪的调养，母子相互感应，胎儿情志的调节主要通过对母亲情操的调摄来完成，也称为胎教。

《黄帝内经素问》

原文摘自《内经》（王洪图主编，人民卫生出版社 2011 年版）第 602 页。

奇病论

人生而有病癫疾[1]者……病名为胎病，此得之在母腹中时，其母有所大惊，气上而不下，精气并居，故令子发为癫疾也[2]。

【注释】

（1）癫疾：癫痫。

（2）气上而不下，精气并居，故令子发为癫疾也：孕母受到惊吓刺激，母体气逆不复，精气逆乱及于胎儿，故令生而即发癫痫病。

【按语】

此段列举母亲在孕期受到惊恐、惊吓之后气机逆乱，影响到胎儿，导致小儿罹患以癫痫为代表的精神神志失常疾病的风险增加。关于妇女妊娠期间情绪波动对胎儿的影响，已有不少学者做过研究，表明当孕妇的情绪受到压抑时，胎儿的心跳频率和强度都会比常态下增加几倍。尽管孕妇的烦躁情绪只有短暂一会儿，但胎儿的这种超量活动却会持续几个小时。如果孕妇烦躁情绪持续几个星期，则胎儿的这种超量活动就能贯穿整个胎儿期，影响胎儿的发育。也有的学者认为某些先天性生理缺陷，也可能与妊娠期间孕妇的情绪有关。如果妊娠期孕妇受到惊恐刺激，而且达到一定阈值，并发生在胎儿发育的某一关键时期，也会对胎儿脑部某区的发育产生影响，待到出生后遇到时机就会诱发局部脑细胞异常放电，发为癫痫。可见孕母精神、情志、心理变化可对胎儿产生重要影响，强调孕妇精神调养的重要性。《内经》中关于小儿疾病的记载并不多，但对后世影响巨大。例如，此段论述在后世被诸多医家加以阐述，为临床辨证论治癫痫等精神神志疾病提供了许多思路。

《诸病源候论》

原文摘自《诸病源候论》（宋白杨校注，中国医药科技出版社 2011 年版）第 229~230 页。

妊娠候

怀娠一月，名曰始形，饮食精熟，酸美受御[1]，宜食大麦，无食腥辛之物，是谓才贞[2]，足厥阴养之。足厥阴者，肝之脉也。肝主血，一月之时，血流涩，始不出，故足厥阴养之。足厥阴穴，在足大指歧间白肉际是。

【注释】

（1）受御：受用的意思。

（2）才贞：形容胚胎开始形成，定居子宫。才，指草木初生；贞，即定的意思。

【按语】

妊娠一月，宜养足厥阴，勿劳力，饮食应丰富营养，忌食腥辛之物。

妊娠二月，名曰始膏[1]。无食腥辛之物，居必静处，男子勿劳[2]，百节皆痛，是谓始藏[3]也，足少阳养之。足少阳者，胆之脉也，主于精。二月之时，儿精成于胞里，故足少阳养之。足少阳穴，在足小指间，本节后，跗骨上一寸陷中者是。

【注释】

（1）始膏：谓胚胎开始凝聚。

（2）男子勿劳：勿劳房事。

（3）始藏：《千金方》卷二第三引徐之才逐月养胎方作"胎始结"。

【按语】

妊娠二月，宜养足少阳，勿行房事，居处必静，忌食腥辛之物。

妊娠三月，名始胎。当此之时，血不流，形象始化，未有定仪[1]。见物而变，欲令见贵盛公主，好人端正庄严，不欲令见伛偻侏儒，丑恶形人及猿猴之类。无食姜兔，无怀刀绳。欲得男者，操弓矢射雄鸡，乘肥马于田野，观虎豹及走犬。其欲得女者，则着簪珂环佩，弄珠玑。欲令子美好端正者，数视白璧美玉，看孔雀，食鲤鱼。欲令儿多智有力，则啖⁽²⁾牛心，食大麦。欲令子贤良盛德，则端心正坐，清虚和一，坐无邪席，立无偏倚，行无邪径，目无邪视，耳无邪听，口无邪言，心无邪念，无妄喜怒，无得思虑，食无邪脔⁽³⁾，无邪卧，无横足。思欲果瓜，啖味酸菹⁽⁴⁾，好芬芳，恶见秽臭，是谓外象而变者也。手心主养之。手心主者，脉中精神，内属于心，能混神，故手心主养之。手心主穴，在掌后横纹是。

【注释】

（1）未有定仪：谓胎儿尚未定型。"仪"指容貌。

（2）啖（dàn）：吃或给人吃，如啖饭，啖以肉食。

（3）食无邪脔（luán）：饮食勿要荤腥，脔即切成小块的肉。

（4）酸菹（zū）：酸咸菜菹。

【按语】

妊娠三月，宜养心经，勿妄喜怒，勿悲伤思虑，应养心调性，多视多听美好、令心情愉悦之事，以求心情舒畅，情绪和缓。

妊娠四月，始受水精，以成血脉。其食宜稻粳⁽¹⁾，其羹⁽²⁾宜鱼雁，是谓盛荣，以通耳目，而行经络。洗浴远避寒暑，是手少阳养之。手少阳者，三焦之脉也，内属于腑。四月之时，儿六腑顺成，故手少阳养之。手少阳穴，在手小指间，本节后二寸是也。

【注释】

（1）稻粳：谓粳米。

（2）羹：汤。

【按语】

妊娠四月，宜养手少阳，忌寒热温凉，应食稻粳鱼雁等鲜美之品。

妊娠五月，始受火精，以成其气，卧必晏起⁽¹⁾，洗浣衣服，深其屋室，厚其衣裳，朝吸天光，以避寒殃⁽²⁾。其食宜稻麦，其羹宜牛羊，和以茱萸，调以五味，是谓养气，以定五脏者也。一本云：宜食鱼鳖。足太阴养之。足太阴脾之脉，主四季。五月之时，儿四肢皆成，故足太阴养之。足太阴穴，在足内踝上三寸是也。

【注释】

（1）晏起：很晚才起床。

（2）寒殃：寒邪的侵害。"殃"，祸害。

【按语】

妊娠五月，宜养足太阴，食宜精美，调和五味，卧必晚起，居必安静舒心，谨避寒热。

妊娠六月，始受金精，以成其筋。身欲微劳，无得静处，出游于野，数观走犬，及视走马，宜食鸷鸟⁽¹⁾猛兽之肉，是谓变腠臂筋^{①(2)}，以养其爪^②，以牢其背膂，足阳明养之。足阳明者，胃之脉，主其口目。六月之时，儿口目皆成，故足阳明养之。足阳明穴，在太冲上二寸是也。

【校勘】

① 变腠臂筋：《千金方》卷二第三引徐之才逐月养胎方作"变腠理韧筋"。

② 爪：《千金方》卷二第三引徐之才逐月养胎方作"力"字。

【注释】

（1）鸷鸟：凶猛的鸟类。

（2）变腠臂筋：谓生养腠理，坚韧筋骨。

【按语】

妊娠六月，宜养足阳明，勿居静处，宜出外游玩，微作劳动，舒缓筋骨。

妊娠七月，始受木精，以成其骨。劳躬摇肢⁽¹⁾，无使定止⁽²⁾，动作屈伸，以运血气，居处必燥，饮食避寒，常宜食稻粳，以密腠理，是谓养骨牢齿者也。手太阴养之。手太阴者，肺脉，主皮毛。七月之时，儿皮毛已成，故手太阴养之。手太阴穴，在手大指本节后，白肉际陷中是。

【注释】

（1）劳躬摇肢：使肢体活动。"躬"，指躯体。

（2）无使定止：需要适当活动。

【按语】

妊娠七月，应养手太阴，应适当劳动，舒筋展骨，以使血气运行，谨避寒热，食必精美。

妊娠八月，始受土精，以成肤革[1]。和心静息，无使气极，是谓密腠理而光泽颜色。手阳明养之。手阳明者，大肠脉，大肠主九窍。八月之时，儿九窍皆成，故手阳明养之。手阳明穴，在大指本节后宛宛[2]中是。

【注释】

（1）肤革：皮肤。

（2）宛：通"腕"。

【按语】

妊娠八月，宜养手阳明，勿要动气，应静心养性，以使气血安和。

妊娠九月，始受石精，以成皮毛，六腑百节，莫不毕备。饮醴[1]食甘，缓带自持而待之，是谓养毛发，多才力。足少阴养之。足少阴者，肾之脉，肾主续缕[2]。九月之时，儿脉续缕皆成，故足少阴养之。足少阴穴，在足内踝后微近下前动脉是也。

【注释】

（1）醴（lǐ）：甘甜的泉水。

（2）续缕：胎儿连续的线状物。

【按语】

妊娠九月，宜养足少阴，饮食应甘甜精美，穿衣应宽缓舒适。

妊娠十月，五脏俱备，六腑齐通，纳天地气于丹田，故使关节人神咸备，然可预修[1]滑胎方法[2]也。

【注释】

（1）预修：做好准备工作。

（2）滑胎方法：使胎儿顺利分娩的方法。

【按语】

妊娠十月，胎儿形神俱成，需要做好生产的准备。

【按语】

逐月养胎之说，创自北宋著名医家徐之才（《千金方》卷二引），本节阐述了产前保健的基本内容，主要包括孕妇饮食起居和精神调摄的注意事项。怀孕早期需注意安静休息，中期和后期需适当活动。与西医学的认知相比，论述精当，贴合实际；文中还提到了孕妇应重视精神的调摄，要求做到勿妄动情绪，喜怒、悲恐、思虑等都应该节制，居处应安静舒适，避免外界环境的过度刺激，应保持心情舒畅、情绪安定，以使气血安和。逐月养胎法对孕妇的精神、文化修养的提倡，对提高孕妇孕育健康后代有重要的意义。有些内容，如胎儿的性别和形貌美丑等，可以"见物而变"，需要进一步探讨。此节在《备急千金要方》《外台秘要》等书都有记载。

妊娠禁忌候

妊娠男女未分之时，未有定仪，见物而化，故须端正庄严，清静和一，无倾视，无邪听。儿在胎，日月未满，阴阳未备，脏腑骨节，皆未成足，故自初讫[1]于将产，饮食居处，皆有禁忌。

【注释】

（1）讫：截止。

【按语】

古代医家认为胎儿是由阴阳二气相感、阳施阴化所成。《诸病源候论·妊娠转女为男候》曰："至于三月，名曰始胎，血脉不流，象形而变，未有定仪，见物而化，是时男女未分，故未满三月者，可服药方术转之，令生男也。"是说怀孕早期的三个月可以用药物改变胎儿的性别。而本节侧重强调"外感内化"，即孕早期三个月内母亲外在的视听言动、仪态心性等会影响腹内胎儿，若其举止端庄即对胎儿的早期教育，如果母亲品行恶劣，则胎儿受其不良影响。故孕母应端正心态，沉心静气，以静为源。巢氏还强调了胎儿从初始到将产，饮食居处皆有禁忌，要顺应时数，以守天和。

《备急千金要方》

原文摘录自《孙思邈医学全书》（胡国臣主编，中国中医药出版社2015年版，第36页）。

养　胎

论曰：旧说凡受胎三月，逐物变化，禀质未定。故妊娠三月，欲得观犀象猛兽，珠玉宝物，欲得见贤人君子盛德大师，观礼乐钟鼓俎豆[1]，军旅[2]陈设，焚烧名香，口诵诗书，古今箴诚[3]，居处简静，割不正不食，席不正不坐，弹琴瑟，调心神，和情性，节嗜欲。庶事清净，生子皆良，长寿忠孝，仁义聪慧，无疾，斯盖文王胎教[4]者也。

【注释】

（1）俎（zǔ）豆：古代宴会、朝聘、祭祀的礼器。俎，置肉的几；豆，盛干肉一类食物的器皿。

（2）军旅：军队，此处应指有关军队及作战的事。

（3）箴诚：箴言，规劝人遵守的准则。

（4）文王胎教：胎教首见《大戴礼记》和汉代刘向的《列女传》。古人认为胎儿在母体中能够受孕妇的言行感化。所以孕妇必须遵守礼仪，给胎儿以良好的影响，叫胎教。文王，即周文王。姓姬，名昌，周朝开国君主。所谓"文王胎教"之说，实系托名。

【按语】

本节首段着重论述了妊娠三月时胎教的重要性，侧重阐述孕妇的心性修养，包括清静养神、修性养德、情欲适度、顺应四时、养心调神等。通过丰富孕妇的兴趣爱好，接受礼仪、文学、艺术的熏陶，如弹琴瑟、咏诗书，可以提高孕妇的文化修养；适当参加社交活动，有助于孕妇舒畅情志，气血畅通。总之，孕妇保持良好的品质、平稳的心态、乐观的生活态度，对胎儿先天之精的充盈、秉性的培养和智力的发育有奠基作用。《叶氏女科证治》说："胎前静养，乃第一妙法，不较是非，则气不伤矣。不争得失，则神不劳矣。心不嫉妒，则血自充矣。情无淫荡，则精自足矣。安闲宁静，即是胎教。"《评注产科心法》说："总之孕妇宜清静，宜小劳，宜买物放生。不宜看戏，勿观异物，勿致动怒，勿戏谑，勿妄想……知字者，常观经书则生子自然聪明清秀而多寿。"可见古代医家在胎教方面，特别强调精神和心理状态的调摄，这与现代心理学家认为在不同的情绪影响下母体所产生的激素及细胞新陈代谢水平也相应不同的观点有相似之处。

《太平圣惠方》

《太平圣惠方》简称《圣惠方》，汉医方书著作，由北宋王怀隐、王祐等编撰于淳化三年（992），属于中国宋代官修方书，全书共100卷，分为1670门，方16834首。包括脉法、处方用药、五脏病证、内、外、骨伤、金创、胎产、妇、儿、丹药、食治、补益、针灸等，每一病证，冠以隋代巢元方《诸病源候论》的有关论述。该书所搜集的医方，颇具代表性地反映北宋前期的医学水平，其中有关外科五善七恶之说，小儿急、慢惊风的分辨，眼科开内障眼论所载白内障针拨手术之详细过程，均为中国现存最早记录。本书具有一定的临床研究价值。原文摘自《太平圣惠方》（王怀隐编，郑金生、汪惟刚、董志珍点校，人民卫生出版社2016年版）第1652页。

胎教论

论曰：夫至精才构，一气方凝，始受胞胎，渐成形质，子在胎内，随母听闻，所以圣贤传达乎人，讲读诗，福寿敦母。

【按语】

本段在《诸病源候论》《备急千金要方》及《外台秘要》所论逐月养胎的基础上，更精练地阐述了胎教的重要性。怀孕期间，胎儿的生存完全依赖于母亲，在子宫内受母亲各种因素的影响下"有感而变"。如《产孕集》说"孕藉母气以生，呼息相通，喜怒相应，一有偏倚，即致子疾""子居母腹，以母气为气，以母血为血，母呼亦呼，母吸亦吸，善心生则气血清和而子性醇，恶心生则气血浑浊而子性劣"。宋代陈自明在《妇人大全良方·娠子论第二》中言"子在腹中，随母听闻……多听美言，令人讲读诗书，陈礼说乐，耳不闻非言"。清代周赞鸿还提出"欲和其心志，绝其嗜欲，使心静于内、虑谧于中，清气充满，浊气自消，即胎教之道也"。若不遵循上述规律，使孕母受病，胎儿的发育就会受到影响，甚至会出现先天性疾病。如早在《素问·奇病论》记载"人生而病癫疾者，病名曰何……病名为胎病……"，再如《万氏妇人科》胎前章中提到"古有胎教，凡视听言动，莫敢不正，喜怒哀乐，莫敢不慎，故其子女多贤，此非贤母不能也……母气既伤，子气应之，未有不伤者也。其母伤则胎易堕，其子伤则脏气不完，病斯多矣，盲聋、喑哑、痴呆癫疾皆禀受不正之故也。"由此可知，孕母气血上的任何变化，都会波及胎儿，严重者可引起堕胎，或者胎儿出生后有生理缺陷。故孕期调养应以静为源，修身养性，谨守中和。

《幼幼新书》

原文摘录自《幼幼新书》（刘昉著，白极校注，中国医药科技出版社 2011 年版）第 13~28 页。

论初受气

张涣论小儿初受气。经曰：阴搏阳别，谓之有子。父母气血和调，阳施阴化而成妊娠。全在其母忌慎调养，则令儿生下少疾易养。若初不忌慎，则儿无由得安。且婴儿在腹亦可辨男女，诊其母脉，左手沉实为男，右手浮大为女。又母若面南行还复呼之，左回首是男，右回首是女。且妊娠一月、两月血脉行涩，其母勿食腥辛之物，居必静处。三四月内形象渐成，无食姜、兔等物。五六月内，勿食诸辛物等。七八月内，勿食瓜果酸物之类。九十月内忌食生冷一切动风痰物等。常须端心清虚，坐无斜席，立无偏倚，行无邪径，目无邪视，耳无邪听，口无邪言，心无邪念，无妄喜怒思虑，每见伛偻丑恶形容之人则避之，及不得往田野之间睹一切禽兽之类。盖母有所动，胎必感之。动、静、听、闻莫不随母。若不依此法，则男女无由智慧聪明，自多疾病难养，徒施汤药。又妊娠常须调适寒温，一切忌慎。才有小不调，便须服药去其疾病，益其气血，扶养胎气，则生儿强盛。切宜慎之。

【按语】

本节论述了胎儿从初受孕到孕育期间的调摄忌慎，全程皆在阐述外感内化、移精化气之理。初受孕在于天地之阳施阴化，父母之气血调和，孕育期间强调精神调摄和饮食禁忌。妊娠一二月血脉行涩，要以静为源，沉心静气。三四月勿食姜兔之物，五六月及七八月分别勿食辛物和瓜果酸物，九十月忌食生冷及一切动风痰之品。从作者论述的胎养之法可以看出，在妊娠的全过程主要关注饮食宜忌和精神调摄。饮食要谨忌生冷咸酸、辛辣刺激及一切性味过偏之品。在精神调摄方面，妊娠初期特别强调居必静处，中期和后期要保持平心静气、气机调畅和情志的调和，如此则血脉平和，生儿强健。此节在《诸病源候论·卷四十一·妊娠候》中已有论述。

胎中受病

《圣济经·原化篇·气质生成章》曰：具天地之性，集万物之灵，水火平均，气形圆备，咸其自尔。然而奇耦异数，有衍[1]有耗，刚柔异用，或强或羸，血荣气卫，不能逃乎消息[2]。盈虚之理则禀贷[3]之初，讵[4]可一概论是？以附赘、垂疣，骈拇、枝指，侏儒、跛躄，形气所赋有如此者，疮疡、痈肿、聋盲、喑哑、瘦瘠、疲癃[5]，气形之病有如此者。然则胚胎造化之始，精移气变之后，保卫辅翼[6]，固有道矣。天有五气，各有所凑[7]；地有五味，各有所入。所凑有节适，所入有度量。凡所畏忌，悉知戒慎。资物为养者，理宜然也。寝兴以时，出处以节，可以高明，可以周密，使雾露风邪不得投间而入，因时为养者，理宜然也。以至调喜怒，寡嗜欲，作劳不忘，而气血从之。皆所以保摄妊娠，使诸邪不得干焉。苟为不然，方授受之时一失调养，则内不足以为中之守，外不足以为身之强，气形弗充而疾疢[8]因之。若食兔唇缺，食犬无声，食杂鱼而疮癣之属，皆以食物不戒之过也。心气大惊而痫疾，肾气不足而解颅，脾胃不和而羸瘦，心气虚乏而神不足之属，皆以气血不调之过也。诚能于食饮知所戒，推而达之，五味无所伤；诚能于气血知所调，推而达之，邪气无所乘，兹乃生育相待而成者也。故曰：天不人不因[9]。

【注释】

（1）衍：有盛、过多、多余之意。

（2）消息：消长，盛衰。

（3）禀贷：官家以粮食借给他人。《后汉书·仲长统传》曰："天灾流行，开仓库以禀贷，不亦仁乎！"《后汉书·文苑传上·黄香》曰："于是丰富之家，各出义谷，助官禀贷，荒民获全。"

（4）讵（jù）：岂，难道，表示反问。

（5）疲瘵（pí zhài）：患病、疾病或凋敝或困乏疲弱之人。

（6）辅翼：辅佐，辅助。《礼记·文王世子》曰："保也者，慎其身以辅翼之，而归诸道者也。"孔颖达疏："辅，相也；翼，助也。谓护慎世子之身，辅相翼助，使世子而归于道。"

（7）凑：聚集，《淮南子·原道》曰："趋舍相凑。"注："所合也。"

（8）疢：热病，也泛指疾病。

（9）天不人不因：出自《扬子法言·重黎第十》"天不人不因，人不天不成"，即天命不能不依靠人事来实现，人事不合乎天命（自然规律）就不能成功。

【按语】

作者认为人之禀赋、形神有强弱盛衰，这是自然之理，然而从胚胎开始，精移气变之后，可以通过摄养之道来养护胎儿，着重强调乳母饮食起居有常、喜怒嗜欲有节及雾露风邪避之有时，胎儿才能气血调和、五脏安顺。阐述了后天积极养护的重要性，表达了可通过人事改变天命的思想。

《活幼口议》

本摘录源自《活幼口议》（曾世荣著，陈玉鹏校注，中国中医药出版社2015年版）第1~16页。

撮　要

儿在胞胎，必须饮食有常，起居自若，使神全气和，胎气总常安，生子必伟。

怀娠之后，最忌食热毒等物，庶孩儿降生，免有脐突、疮、痫等患。

【按语】

怀孕时应饮食有节、起居自若、神全气和。

议原本

气胎涵养，宜在冲和。冲和者，同其天地之宽量，应乎四时之运行。妊娠之间，怀育之次，但常令孕妇乐以忘忧，不作畏怖，亦无恐惧，饮食有常，起居自若，此乃以顺其中而全其神，以和其气而益其脉，是与调而助之，扶而补之，何患胎气不安，生子不伟？所谓妇人之性，自来鄙窄，因由暴触，以动其气，气动则伤血，血伤则损脉，脉损则胎气不固，胎气不固，其子何宜？爱子者宜顺保其胎气，调妇者宜匀和其血脉，然后乃日得其所哉。况夫人生清净，与天地以同源，性禀真常，合阴阳而假质，母怀精血成形，父抱气神为子，何由聪慧？盖为母性弥宽，所以智能乃值[1]，父精广爱，亦有乡相[2]，起自犁锄[3]，乃是室家相从，意同道合，至诚礼貌，怡然一妇一夫，淳谨殷勤，岂在多淫多欲。虽由拙见，亦有至理存乎中矣。

【注释】

（1）值：日抄本同。明抄本作"随"，义长。

（2）乡相：指同乡中官居相位的人。

（3）犁锄：农具，此借指耕作。

【按语】

本节阐述了胎儿涵养重在冲和的原则，冲和主要指性情宽和、顺应四时、淡泊和谐的状态。妊娠期间着重调养精神、饮食有常、起居自若，如此自然神气调和、血脉和顺。若妇人性格粗鄙，心胸狭隘，易动气伤脉，致使胎气不固，生长发育迟缓或畸形，故妇人的性格对胎儿的健康成长有着决定性的影响。因此作者强调择妇、调妇养胎的重要性，择妇应贤良淑德，调妇养胎应顺气和脉，还对丈夫提出了要求，父亲应广博爱人，最重要的是夫妻二人应志同道合、情投意切、节制房事，如此胎儿必聪慧强壮。

议禀赋

大凡初生孩子，少具精神者，良由夫妇之情未谐适，心未绸缪，且喜且惊，神不和悦，将来得其所宜，乐则情浓，动则情兴，欢则情思，交则情极，深契其意[1]，重美其心，生男必温[2]，生女必淑[3]，斯可知淳和[4]之至如此。是故医家不可一概用药，宜斟酌轻重，比附推详，度究可否，不至恣妄，反为虚设，以成重害，参审得失之说，尽善尽美，应机而已。

【注释】

（1）契其意：犹合意，惬意。

（2）温：性情柔和宽厚。

（3）淑：性情温柔文静。

（4）淳和：质朴温和。

【按语】

作者把小儿少具精神的原因归结于父母的恣情纵欲、毫无节制、备孕工作不足等。若父母情志将养得宜，则生男必柔和宽厚，生女必然娴静温柔。说明父母交合之时的情绪兴致对子女的性情有着重要的影响，医家在用药物干预的同时，要考虑父母性情对胎儿的影响。

《泰定养生论》

原文摘自《泰定养生论》新注（王珪著，沈澍农、李珊丽校注，人民卫生出版社 2017 年版）第 7~9 页。

论孕育

观夫古人制字[1]，良有以也。以妇人有身为有孕，孕之为字，谓乃子也。

子既形于内，而父可得而淫之乎，此亦礼也。又曰：妊娠，夫妊者任也，娠者辰也，女当之则宜禁任保护，而毋致凶星恶日以犯之。精血既凝之时，月经不至之后，子宫已闭，血已荣胎，则当异寝，始终无犯，则胎壮母安。起居运动，不失其常，则易产而少病。所以世无全人者，因不知禁而反风，马牛之不若也。马牛除乘饥饮泉，吃打奔走，跪踢损堕外，且无再感之伤。人而无厌，以害及遗体。况孕妇嫉妒叫号，过喜过怒，久行久立久劳，则有胎漏下血上冲等证。轻则病苦之忧，重则性命之祸。若久坐久卧，及矮女怀妊，胎不能转侧，临蓐难产，甚至子死腹中，或胎衣不下。

《胎禁》云：食鸡鸭子多，则令子失音。食蟹多，则令子横生。食兔[2]多，则令子倒生。其余所食不便，更不抄入。但食煎煿[3]烧炙辛酸厚味酸醪过多，则令子胎毒恶疾，风热擒搦，疮痏焮肿，丹瘭[4]瘰疬等病。临月交合，则令子头戴白被而出，则有奶痈肥疮白秃，异证恶疾。大概无犯，则胎气真纯，忽有灵光入梦，或有瑞气相凭，而生圣贤君子。是以古今史传分明，且以近代言之，则五祖山诚禅师[5]慕苏老泉[6]，而为东坡学士[7]，武夷丹士投真漆匠之家而产西山先生[8]，嵩道者受史卫王[9]之供而出嵩之丞相。

凡投胎夺舍之灵，常有神童茂异之士。故文王设胎教之法，使孕妇常观良金美玉，瑚琏[10]簠簋[11]之器，山川名画之祥，而游目适怀。又听讲通经史传集，而使秀气入胎，欲其生而知之，是乃仁术也。若无真静，志思相弃，则徒为矫揉，不若朴素真常，毋[12]闻恶声，毋见恶事，如持满执盈，以吉合吉为善。佛氏有《胎骨经》，道教有三浩九气、司命监生等文，郑重尊贵，不可胜言。及医书种种禁忌，爱护之严，唯有力之家，可以奉行，故不抄人。

大抵少艾[13]初生临月，切勿令奸薄侍女、市嫂尼师，告之以利害，恐之以异端，使其致[14]期畏恐搐缩，开阖参差，而气血乖张，家人无措。常以老成长上主管之，仍使温厚老妪三二人，与之剧谈，绐[15]之以容易，则使其妥帖无忧。侯子胞下垂，玉户流津，痛阵再四，方至草上[16]，则如瓜熟蒂落而脱然分解[17]矣。既产毕，不可即使仰卧，且半靠高枕，使其气顺血尽，方可翻复偃卧，频进疏通温平活血之药，荡涤清利为妙。庶无败物停留，日后为患。所以世俗不谙斯义，于是妇人血病十常八九。不为[18]苦病，而且浊败子宫至绝孕。故产后一十八证，未有不因停滞而然也。方类于后。

【注释】

（1）制字：造字。

（2）凫：水鸟，俗称"野鸭"。

（3）煿：烘烤或干煎。

（4）瘭：瘭疽。中医学称"蛇头疔"。是手指腹急性发炎化脓的病症，严重者可引起末节指骨坏死。

（5）五祖山诫禅师：相传苏轼的前身为五祖山诫禅师。

（6）苏老泉：苏洵（1009—1060），字明允，号老泉，北宋文学家，与其子轼、辙，合称"三苏"。

（7）东坡学士：苏轼（1037—1101），字子瞻，号东坡居士，北宋文学家，"唐宋八大家"之一。

（8）西山先生：真德秀（1178—1235），字景元、景希、希元，号西山。福建浦城（今浦城县晋阳镇）人，本姓慎，因避孝宗讳改姓真。南宋著名的朱子学家、政治家、理学家，被称为"小朱子"。

（9）史卫王：史弥远，史浩之子。南宋权臣。字同叔，明州鄞县（今属浙江）人，死后追封卫王，谥忠献。

（10）瑚琏：古代宗庙里盛黍稷的祭器。

（11）簠簋：盛黍稷稻麦器。古代食器，《周礼纂训》注：方曰簠，圆曰簋。

（12）毋：原作"母"，据文义改。

（13）少艾：年轻的女子。

（14）致：似当作"至"。

（15）绐（dài）：古同"诒"，欺诈，哄骗。

（16）至草上：指进入待产。

（17）分解：指分娩。

（18）为：通"惟"。只。

【按语】

本节阐述了怀妊之后，即须谨守禁忌，避房事，节喜怒，慎劳逸，怡性情，以利于胎儿健康成长。还应仿效周文王设"胎教"之法，使孕妇经常观看镀金美玉，盛粮食的容器，山川名画，听诵经史传集，使这些灵秀之气入胎儿之体内，有利于胎儿智力发育。

《万氏家藏育婴秘诀》

本文原文及部分注释选自《万氏家藏育婴秘诀》（万全著，湖北科学技术出版社 1986 年版）第 4~5 页。

胎养以保其真

《娠子论》云：夫至精才化，一气方凝，始受胞胎，渐成形质，子在腹中，随母听闻。自妊娠之后，则须行坐端严，性情和悦，常处静室，多听美言，令人讲读诗书，陈说礼乐，耳不闻非言，目不观恶事，如此则生男女福寿敦厚，忠孝贤明。不然则生男女多鄙贱不寿而愚顽，此所谓因外象而内感也。昔太妊怀文王，耳不听恶声，目不视恶色，口不出恶言，世传胎教之道，此之谓也。

【按语】

中医学的胎教极其重视外象内感，认为孕母的所听、所视、所感都会对胎儿产生直接影响，故妊娠之后，培养孕妇的兴趣爱好、陶冶孕妇的情操、提高孕妇的文化修养是胎教的重要内容。

妊娠三月，名胎始，当此之时，血不流行，形象始化，未有定仪，见物而变。须知端正严庄，当令母见贵人，不可见状貌丑恶人也。欲生男，宜操弓矢，乘牡马；欲生女，宜着珥珰，施环佩；欲子美好，宜玩白璧，视孔雀；欲子贤能，宜看诗书，务和雅。吾见鄙俗妇人怀胎时，看搬傀儡，装神像，舞猴戏者，后来生子，貌多肖之。

【按语】

作者认为妊娠三月是胚胎造化之始,血脉尚未形成,胎儿形态尚未确定,故可见物而变。此时操弓矢,乘牡马则生男;着珥珰,施环佩则生女。欲使小儿美好贤能,应提高孕妇的文化修养,陶冶妊母的情操。对于生男生女见物而变,现代医家已证实此说法毫无科学依据,因为胎儿的性别在卵子受精的那一刻就已经决定,后期的情志、饮食或者药物并不能改变胎儿的性别。《备急千金要方·卷之四十一·转女为男候》记载"阴阳和调,二气相感,阳施阴化,是以有娠。而三阴所会,则多生女。但妊娠二月,名曰始藏,精气成于胞里。至于三月,名曰始胎,血脉不流,象形而变,未有定仪,见物而化,是时男女未分,故未满三月者,可服药方术转之,令生男也"。认为孕早期的三个月内胎儿性别尚未确定,此时可通过药物的作用改变胎儿的性别,这在现代生物学看来是错误的认识。

全尝由此推广之。儿在母腹中,藉母五脏之气以为养也。苟一脏受伤,则一脏之气失养而不足矣……怒则伤肝,喜则伤心,思则伤脾,忧则伤肺,恐则伤肾,此人之七情所伤也……七情之感则绝之,皆胎养之道也。若夫勿登高,勿临险,勿独处暗室,勿入庙社,所以调护辅翼者,各有道也。

【按语】

本节从肝心脾肺肾分别对应怒喜思忧恐的"五脏主五志"理论出发,说明孕妇的五志七情变化会伤及胎儿的五脏之气。由此提出,父母应该保持心情舒畅,谨避高危、阴暗及令人惊恐之地。

《医旨绪余》

护胎说

凡妇人孕后,当戒之在色,不知自慎,则欲动而子宫复开,岂惟多致半产漏下,即生子亦多疮毒夭伤。何也?由淫火烁胎也。彼马牛之类受胎后,牡逼身辄蹄之，使不得近，谓之护胎，何致有半产之事？人惟多欲，故往往不知护也。《产宝论》及妇人科，俱缺此一款，余故采《菽园杂记》所载者，润色之如此。

【按语】

本节说明了妇人孕后若受情欲所动，会致子宫复开，不仅易发生半产漏下之变，而且可致胎儿受淫火所烁，强调了怀孕期间自慎戒色、禁行房事对养胎护胎的重要性。

《慈幼新书》

此书又名《慈幼筏》，成书于1704年。全书对小儿的生理禀赋、脏腑特点及各种病证证治的论述甚为详备。其中，名证还附有医案。原文摘录自《慈幼新书》（清·程云鹏著，刘寨华等校注，人民军医出版社2012年版）第2页。

保 产

生产一道，天地自然妙理，不假修为。然世人以"不坼⁽¹⁾不副⁽²⁾，无灾无害美后稷⁽³⁾"，则自后稷以外，固实有坼副灾害其母者，保产之术，可不讲乎？世风不古，胎教久废，为母者既不能保于平时，身安逸则气血凝滞，奉养厚则脂膜肥满，嗜欲多则胎衣浓而难破。不幸值此，急以回生丹治之。

郑兰皋曰：嗜欲一端为害最重。三月前犯，能动胎小产，三月后犯，使子不寿，慎之慎之。

【注释】

（1）坼：裂开。坼副，亦作坼剖。割裂，谓经剖割而分娩。

（2）副（pì）：剖开，裂开。

（3）后稷（jì）：周之先祖。相传姜嫄践天帝足迹，怀孕生子，因曾弃而不养，故名之为"弃"。虞舜命为农官，教民耕稼，称为"后稷"。

【按语】

前半篇论述了保产胎教之重要，孕母身安逸、奉养厚、嗜欲多则对胎产不利。作者认为嗜欲为胎产的第一要害，孕前三月易致小产，这与西医学认为妊娠早期行房容易导致流产的认识不谋而合；而孕三月后行房对小儿的生长发育的影响有待探究。

《幼幼集成》

原文摘录自《幼幼集成》(陈复正编撰，杨金萍等整理，人民卫生出版社2006年版）第15页。

难产七因

一因安逸。盖妇人怀胎，血以养之，气以护之，宜常时微劳，令气血周流，胞胎活动。如久坐久卧，以致气不运行，血不流顺，胎亦沉滞不活动，故令难产。常见田野劳苦之妇，忽然途中腹痛，立便生产可知。

二因奉养。盖胎之肥瘦，气通于母，母之所嗜，胎之所养。如恣食厚味，不知减节，故致胎肥而难产。常见藜藿之家[1]，容易生产可知。

三因淫欲。古者妇人怀孕，即居侧室，与夫异寝，以淫欲最所当禁。盖胎在胞中，全赖气血育养，静则神藏，若情欲一动，火扰于中，血气沸腾。三月已前犯之，则易动胎小产；三月已后犯之，一则胞衣太浓而难产，一则胎元漏泄，子多肥白而不寿。且不观诸物乎？人与物均禀血气以生，然人之生子，不能胎胎顺，个个存；而牛马犬豕，胎胎俱易，个个无损。何也？盖牛马犬豕一受胎后，则牝牡绝不相交，而人受孕不能禁绝，矧有纵而无度者乎！

四因忧疑。今人求子之心虽切，保胎之计甚疏，或问卜祷神，或闻适有产变者，常怀忧惧，心悬意怯，因之产亦艰难。

五因软怯。如少妇初产，神气怯弱，子户[2]未舒，更腰曲不伸，辗转倾侧，儿不得出；又中年妇人，生育既多，气虚血少，产亦艰难。

六因仓皇。有等愚蠢稳婆，不审正产、弄产，但见腹痛，遽令努力。产妇无主，只得听从，以致横生倒生，子母不保。

七因虚乏。孕妇当产时，儿未欲生，用力太早；及儿欲出，母力已乏，令儿停住。因而产户干涩，产亦艰难，惟大补气血助之可也。

【注释】

（1）藜藿之家：藜藿，两种可食用的菜叶，藜藿之羹形容饭菜朴素，粗茶淡饭。藜藿之家指普通百姓人家。

（2）子户：指女性外阴。又名阴户。

【按语】

本篇从"安逸""奉养""淫欲""忧疑""软怯""仓皇""虚乏"七个方面分析难产的原因，本节主要摘取与精神因素相关的几个方面。精神情志不仅影响妊娠期胎儿的生长发育，同时影响胎儿的生产过程。做好孕妇妊娠期的精神调养对胎儿和孕妇都有益处。

《巫斋急应奇方》

《巫斋急应奇方》撰于清康熙五十六年丁酉（1717），其著作均署巫斋居士。本书是一部以应对急症为主，兼论各科杂病的方书。全书共分为24门，总计收录700余首方，后附备急方。每病之下详论其证而慎于选方，每证只取二屡验奇效之方，所用药物亦多为家常易得之品。原文及注释摘自《呕斋急应奇方》（叶风辑，郑红校注，中国中医药出版社2015年版）第49页。

保胎说

胎系于腰，腰属于肾，肾气足则不但胎气安宁，分娩容易，产后无病，且生子宜康强而少病，虚则反是。盖其根不固，枝叶未有能茂者也。欲椒聊[1]之蕃衍，曷先培其根本；欲培其根，舍补肾其奚适哉？除妇人面色萎黄，精神倦怠，饮食减少，时常作泄者（此是脾虚，当用补脾之药，脾健经正亦能受孕而宜子）。此外，则惟补肾为良法。然补肾非杜仲、续断所能办，天一生水，地黄丸，真神药也。地黄丸，性缓而功大，补益之力，令人不知，但要于常时日日服之，久而不辍，及至有孕，自然安稳无虞。倘必待腰痛胎动而后求安胎之药，则已晚矣。余家数世皆服六味地黄丸，并无胎产之患，且儿生后亦无脐风、惊风、疳积诸症，麻豆稀少，疮疖俱无，若能夫妻俱服，其功尤倍。

小产三月而堕，甚且习以为常，三五胎不已者。古谓三月少阳养胎之期，而少阳为相火之所寄，相火旺，故数动胎而堕。夫相火之炎，不由真水之不足乎？少阳为胆之经，多气而少血，血虚则无以制火，火势燎原，所以数动胎而堕。少阳甲木滋生于水，水足则能生木而安火，何数堕之足虞？故数堕胎产者，必久服六味地黄丸以滋肾水，此生生之本也。

小产一症，往往在富贵之家，其农妇下人则罕见，而渔船又往往多子。人谓农妇下人，赋质坚厚，而渔家终日啖鱼，鱼性热，故宜子，皆非也。质禀自天，固不能强，若富贵之家，何难终朝食鲙[2]乎？盖农家下人皆操力作，而渔家妇终日摇船撒网，绝少闲时，且饱历风霜，雨濡日晒，故其气血运动，筋骨强健，脏腑充实。未受妊之先，此劳碌也；既受妊之后，亦此劳碌。即升高履险，跌撞闪挫，而子在胎中，凝然不动，经惯故耳，非赋质皆厚也。养生家言流水不腐，户枢不蠹，以其运动，故能不坏。欲求子者，尚其悟诸，无徒求备于药。

【注释】

（1）椒聊：椒，花椒，古人用椒比喻妇人多子女。聊，助词。一说"聚"。出自《诗经·唐风·椒聊》，曰："椒聊之实，蕃衍盈升。彼其之子，硕大无朋。椒聊且，远条且。椒聊之实，蕃衍盈掬。"《毛传》曰："椒聊，椒也。"

（2）鲙：同"脍"，细切肉。

【按语】

亟斋居士著述颇丰，现存世有《达生篇》《集验新方》《胎产良方》等，以《达生篇》流传最广。据考证，亟斋居士名叶风，字维风，系从母姓张，但又不便在著作中书其姓氏故而皆署"亟斋"。

本节主要介绍了养胎之法。作者认为椒聊的枝繁叶茂,果实繁多硕大,在于"椒聊"的根深蒂固。通过采用取物比类法,把妇人生产与之相联系,认为妇人若想子多胎固,需要禀质充足、胎元稳固。而肾为生命之根,先天之本,故作者主张若要子蕃胎固,需要补肾培元,力主地黄丸为补肾之神药,可时时服之,自然安稳无虞。尾段论述劳作运动对妇人体质的培育具有重要作用,强调了"流水不腐,户枢不蠹"的养生理念。

《达生篇》

《达生篇》又名《达生编》,由亟斋居士所撰,是清代早期问世的一部价值颇高的产科专书,刊行于康熙五十四年(1715)。本书问世以后的百余年间曾多次重刊,足见医界对此书的注重程度。

保　胎

保胎以绝欲为第一义,其次亦宜节欲。盖欲寡则心清,胎气宁谧,不特胎安,且易生易育,少病而多寿。

【按语】

此篇依然在讲节欲之于保胎的重要性。前面诸多摘录对此均有论述。

《仁寿镜》

原文源自《仁寿镜》(清·孟蔀著,林明和校注,中国中医药出版社 2015年版)第 43~51 页。

胎前·总论

妇人胎产,造化自然之理,时至则生,原不必惊疑,乃人人不免惊疑者,以未明乎自然之理也。吕祖云:天生天养,不必着忙。造化原不令人小产,人多不守禁忌,因而小产。造化原不令人难产,人多不善调摄,因而难产。造化原不令人逆生，人多仓皇无主，因而逆生。然则或小产或难或逆，多由自致，性命攸关，可不慎欤！至于守生婆临产时不可不用，亦不可轻易听从。盖此辈无书传授，偏执己见，胡行乱为，往往被其误事。故必预先设一万全无弊之策，临时庶有主张。妇人如有识字者，览书一目了然。倘不识字，为之夫者，宜于平日将胎前保孕之法常相讲解，使妇熟闻，怀孕便知调摄，临产须有把握，并诫守生婆安静以待，自无难逆之患。惟是妇人于未孕之时，刻望受孕，及至既已受孕，未免忧前虑后。必须使之无忧无虑，运动气血，安养胎元。嗜欲一端，先当绝去。节调饮食，亦是要事。内远七情，外避六淫。心宜静而不宜躁，体宜动而不宜逸，味宜平而不宜热，食宜暖而不宜寒。毋久立，毋久坐，毋久卧，又宜却去一切肥甘、煎炙、油腻、辛辣、咸酸、瓜果、鱼龟、狐兔、鸽雀、螺蚌之类，即无胎漏、胎动、下血、子肿、子痫等证及横产、逆产、胎死腹中之患。降生之后，又无胎热、胎寒、胎肥、胎怯、胎惊、胎黄诸般胎毒。此言保产、保胎、无病之法也。至于存心孝敬、和睦慈爱、积阴功阴德、行方便好事、听讲善书、时发善念，不特吉神拥护，使无产病，且所生之子，定超凡俗。此又胎教之法也。古来圣贤豪杰始基多立于此，愿世之欲为第一等人者反复思之。

【按语】

本节为《仁寿镜》养胎的总论，阐述了受孕之后的养胎之法，主要包括饮食起居、精神调摄及胎教等方面的内容。调饮食重在"味宜平而不宜热，食宜暖而不宜寒"，胎教必使孕母心存慈爱孝敬之心，养形必使身动而不宜逸。形为神主，养神为诸法第一要务，故胎养必使孕妇无忧无虑，运动气血，安养胎元。

保胎务当节欲

妇人受孕之后，即戒交媾，必须分房而睡。古人讲究保胎者，往往一知妇孕即居另室。其所以不与共寝者，恐动欲念也。大抵受孕一、二、三、五日及十日、半月犯之，此时子宫不闭，若一交合即成暗产，人孰知之？其一月以后或两月、三月犯之，则欲起时子宫闭而复开，多有漏下、胎动、小产诸患。如三月以后犯之，则胞衣厚而难产。要知欲火烁胎，必致污浊凝积，且儿身自滞，痘毒疮疾，医治难瘥。此等病端，俱因父母不知节欲而然。试以物论，其理易明。牛马犬豕，一受胎后，绝不交合。彼知护胎，故无产厄。若人亦知护胎，安有堕胎、难产之患哉？吾为世之妇人知之，与其日后小产、难产、子疾、子夭，何知预先节欲，免一家内外惊忧，添祖先多少欢喜。第恐妇人难解，愿明白夫君详细面说，俾如五更钟响，尘梦或能醒悟也。

【按语】

本节通过"牛马犬豕，一受胎后，绝不交合"的自然之道，强调节欲对于养胎的重要性。节欲不仅可以规避堕胎、难产之患，还可使胎儿生后免受病患之苦，可谓一举多得。

保胎六说

一除恼怒。妇人一经受胎，切不可打骂人。盖气调则胎安，气逆则胎病。若恼怒则痞塞不顺，肝气上冲，必致呕吐衄血，脾肺受伤，肝气下注，必致血崩、带下、滑胎、小产。欲生好子者，必须先养其气，气得其养，则生子性情和顺，有孝友之心，无乖戾之习。所谓和气致祥、一门有庆，无不由胎教得之。

二禁房劳。保胎以绝欲为第一要事。试观畜类至微，尚知有孕不复交合，何况人为万物之灵，岂反不如畜耶？所以妇人于经过一二日，交感之后，只宜分床独宿，清心静养，则临盆易生易育，得子少病多寿。倘或房劳不节，必致阴虚火旺，半产滑胎，可不慎欤！

三戒生冷。胎前喜食生冷者，只因怀孕以后多恼多气，不慎房劳，以致火旺口渴。岂知生冷各物安能退血分之热？徒使脾胃受伤，从此疟、痢、呕吐、泄泻诸病皆因之而起。病则消耗精液，口渴愈甚。惟戒恼怒，慎房劳，服健脾补血之药，调理本原，可保平复。否则临产虚脱，产后绝证，断难免也。

四慎寒温。胎前感冒外邪或染伤寒时症，郁热不解，往往小产、堕胎，关乎性命。要知起居服食最宜调和，夏莫登楼，宜着地气；夜不露坐，宜

暖背腹。古人有言：不受寒，自不发热；不伤风，自不咳嗽。此为胎前紧要
关头。

五服药饵。胎前产后，药能起死回生。世人视庸医误治之害，遂言胎产
不必服药，摇惑人意，以致失于调补，株守含忍，勉强临盆，诸症蜂起。若
知保养有方，随时调治，则药饵之功安全母子者，正复不少也。

六宜静养。胎前静养，乃第一妙事。不校是非，则气不伤矣；不争得失，
则神不劳矣；心无嫉妒，则血自充矣；情无淫荡，则精自足矣。安闲宁静，
即是胎教。绍宗祧之重，承舅姑之欢，叶琴瑟之和，衍螽斯之庆，悉在于此。
所以古人必先静养，凡世之无子者遵之，即能怀孕；怀孕者遵之，即为易育。
静养所关，岂不大哉？

【按语】

保胎六说基本涵盖了胎养的要点，养神为第一要务，神为气主，气为血
帅，神安则气调，气调则血和，故妇人烦怒消除，气血平和则生子性情和顺。
其次为禁房劳以清心静养，戒生冷以顾护脾胃，慎寒温以避免损胎，调药饵
以稳固胎元，宜静养以调和心神。凡此种种皆为养胎之要领。

保胎宜知胎肖

《月令》言：先雷三日，奋木铎以令兆民曰：雷将发声，有不戒其容
止者，生子不备，必有凶灾。可知民生垂疣枝指[1]，蒙茸[2]喑哑，侏儒跛
蹩[3]，形体不全者，其来有故矣。圣人早戒于生身受气之初，后人征验于凝
质象形之际。所云胎肖[4]，岂河汉[5]哉？稽之《霏雪录》[6]：繁昌高八舍家，
轩墀畜龟百余，其家产子四五人，皆龟胸伛偻。至正末，越有夫妇二人于大
善寺金刚神侧缚苇而居，妇产一子，首生两肉角，鼻孔昂缩，形类夜叉。陈
白云家，篱落间植决明，家人摘以下茶，生三子皆矮而跛。又王氏女甥亦然。
予皆识之。会稽民朱氏亦种决明子亦矮而跛，乃悉拔去，后随生育无异形。
《胎养保真论》云：吾见鄙俗妇人，怀胎时看扮傀儡、装神像、舞猴戏者，后
产子貌肖之。《便产须知》云：孕妇应避宰杀凶残之事，不可见残废秽毒之
人。种种琐言，其旨衷于圣训，可忽乎哉？盖胎元化始，未有定仪，如鉴纳

形，有感随象，自然之理也。奉劝怀孕哲妇，切忌看戏及鬼怪形象与夫宰杀猪羊、残疾废人，并猫犬交构、蛇鼠盘走之类，即有戏语谑言、淫词厉声，闻之塞耳。识字者，于中馈⁽⁷⁾纺织之外，看忠孝善书，阅古今果报，不识字者，听人讲诵，他日生子必聪俊灵秀、富贵寿考，是亦外象内应、辅翼胎教之一端也。子故纂辑《女孝经》《女诫》《女小学》《女史》诸书，为贤淑媛读之，使共肖于彼云。

【注释】

（1）枝指：歧生的指头。

（2）蒙聋：失明和耳聋。

（3）躄（bì）：跛脚。

（4）肖：像，相似。

（5）河汉：比喻浮夸而不可信的空话。

（6）《霏雪录》：作者为明代镏绩。收录于《钦定四库全书·子部十》，分上下两卷。本书主要记录先世传闻、梦幻诙谐之事，以及对旧诗词进行辨核疑义等。

（7）中馈：馈，食、吃。古时指妇女在家中主持饮食等事。

【按语】

在胎儿尚处于凝质成形之时，会受外界物象气息感化，此过程称为胎肖。其依据的仍是外感内化之理。

《彤园妇人科》

《彤园妇人科》，妇产科著作，共6卷，约成书于乾隆六十年（1795），系《郑氏彤园医书四种》之一。作者清代郑玉坛，湖南长沙人，字彤园。本书乃参照《医宗金鉴》的编述体例，旁采诸家医论、医方补订而成。本摘录源自《彤园妇人科》（清·郑玉坛撰，江凌圳校注，中国中医药出版社2015年版）第76页。

受孕分房静养

受孕之后，分房静养，恐动相火，致生胎毒……勿暴怒悲呼，则母无痛，胎自安矣。

凡受孕在一二三个月内，有胎暗堕而人不自觉者。如肆行交接，扰乱子宫，勤洗下体，启开阴窍，及暴怒伤肝，思虑伤脾，生冷伤胃，努力伤气，皆能令胎暗堕而不自知，故静养为急务也。

【按语】

作者认为受孕之后行房，易生胎毒，特别在受孕前三个月，肆行交接，有胎暗堕而不自知，故主张分房静养最好。

《儿科要略》

原文摘自《近代中医珍本集》（儿科分册），（陆拯等主编，浙江科学技术出版社 1994 年版）第 465~468 页。《儿科要略》为民国医家吴克潜所著，成书于民国三年（1914），吴克潜幼承家学，博览群书，其在此儿科著作中，整理辑录了儿科学的一些主要内容，总结了前人对小儿生理病理特点的论述，对儿科常见病的证治进行了系统的归纳。

胎中之教养

婴孩生活之起点，非起于出生之后，乃起于成胎之时也，当其胚胞始萌，即为灵气已种，逐日长大，无时不受母气之感应，感应良好者，其胎必良，感应恶劣者，其胎必劣。当其种胎之时，父母体气之是否适合，父母身体之有无缺陷，亦均传之于胎儿，甚而至于声音笑貌之微，亦莫不寄焉。凡兹影响所及，感之深者或为一成而不变，感之浅者或可潜移而默化。由此观之，生后之性情，生后之健康以及生后之模型，殆莫不出于胎中之时期，苗壮坚强，亦非仅生后尽力所能致也。故欲求保婴之法，追本寻源，必以胚胞之期为始，则治儿科医学人，固当进一步为起点也。

【按语】

本篇开头即提到婴孩的起点在胚芽种植之时。孕妇与胎儿气血相通，心灵相应，同气相感，且胚芽稚嫩易感。因此早期胎养对小儿的身心影响极大，故小儿的教养应当开始于胎胞始萌。胎教早在《列女传》中就有记载"太任者，文王之母也，乃其有娠，目不视恶色，耳不听淫声，口不出傲言"。后世医家也不断地强调备孕和胎教的重要性。

戒淫欲

天地之大德曰生，生生不息，以成斯世界，故春情之萌动，男女之好逑，根于天赋，本诸有生也，是谓之生殖性，亦属之性欲。惟此种性欲，既为蕃衍计而不可无，然亦不可不节，不节则非但足以戕自己之生，抑且足以害儿女之生，天既赋人以性欲而不能预为之限，是故圣人体天之心，制成礼教，谆谆言夫妇之别，男女之防，固不仅为风俗计，亦所以为生殖计也。查妇人受胎以后，最好与夫分寝，独眠寡欲，则所生子女，必聪慧易育。至于不戒淫欲之害，举其荦荦大者，约有数端：一曰易于流产，孕妇身体有强有弱，胎元有固有不固，若恣情放纵，则初成之胎，弱者恒因受冲刺而流产，强者或亦有孕后漏红之患，胎元一经受伤，即能生子，亦非十全十美矣。二曰易于多病，孕妇多欲，非但有害于己身，抑且使子女多生胎毒，多生疮疖，而痧痘等症，亦易较寻常为甚。三曰害其性情，孕妇若能寡欲，胎儿禀赋既良，将来性情必能温和，否则性情恒易流于暴躁，欲念恒易炽于常人。至于戒淫欲一端，就表面观之，似仅对淫欲之事实言，然意淫之害，虽无事实，亦正相同。盖子母之间，感应之力最大，母有妄念，儿即感之，是以妇女孕期，须重胎教，节欲之法，首当正其理念，毋使心有妄动，是为最善也。

【按语】

多数儿科医家都把"戒淫欲"放在妊娠保健的第一位。吴克潜前辈在本篇中将嗜淫欲对小儿的危害归纳总结为"易于流产""易于多病""害其性情""意淫之害"四个方面，明确说明淫欲同时戕害母子两人的健康，并在最后点出意淫也通过孕母与胎儿之间的"感化"从而影响到胎儿。而多欲使子女多生胎毒的论述为胎毒产生的原因提供了思路。

养性情

阳刚阴柔，妇女之性情，贵乎温和柔婉，矧当受胎之时，其性情之感应于胎儿者尤大，可不慎哉！然考妇女受胎以后，常因胎气之影响，较平时易于动怒，或任情已惯者，以为身怀六甲，乃妇女大事，公婆丈夫，皆应以另眼相看，因之每每使性多怒者亦有之。不知怒易伤肝，直接有害于己身，间接有害于胎儿。故因胎气易怒者，虽不克涵养，亦宜强自抑制，必要时更宜延医服药，至于使性则万万不可。须知妇女生产，乃妇女之义务，亦世间之常事也。妇女固莫不望其所生子女，个个良好，则怡养性情，乃可操券，否则得有恶劣之遗传性，将来改变为难矣。是以妇女孕期，须重胎教，不但动怒宜戒，他如哀乐之发，亦不可失之过度。总之，七情虽有不能免，然必求其中乎节，则子女将来，当能性情温良，聪慧易育也。

【按语】

本节讲发怒为生活中不可避免的事，但不可失之过度。孕妇更是受胎气影响而易于动怒。孕妇性情贵乎温和柔婉，谨戒动怒，否则怒气既伤肝，又影响胎儿。因此也更应下意识去克制与调节，或可药物干预。作者同时提出亲属应该宽慰孕妇，照顾其情绪，以使孕妇怡养性情，心情舒畅，所生子女亦必当温良柔和，聪慧易育。

新胎教

妇女怀孕之后，不可过于安逸，宜为轻便之习劳，常常散步，常常操作，即可养成子女将来耐劳之天性。于春秋佳日，可旅行山水优秀之地，以开拓其胸襟而涤除其俗意，则子女将来多可秀外慧中。此外，交结益友，多看有益书籍，谈正当之事业，生高超之思想，则子女将来自当恶居下流而时时习上。闺房之中，最好有美术之布置，室中悬挂历代英雄肖像，或美女图画，使孕妇眼光所触无非英雄美人，心中所念亦无非英雄美人，则子女将来自可头角峥嵘，别具英爽之风。而此期夫妇，更宜融融和好而不流于淫，能如是者，将来子女天性之纯洁，容貌之清秀，必有胜人一筹者可以预期也。

【按语】

本节主要论述了胎教的两个重要方面，一方面是孕妇应适当活动，另一方面应该培养孕妇情怀操守，提高孕妇的艺术修养，以开阔其胸襟，提高其思想境界。

小　结

上述摘要主要阐述了精神调摄在胎养中的地位和意义。中医基础理论认为神是人体生命活动和心理活动的主宰，人体精、气、血、津液的代谢和有序运行，脏腑功能的发挥和协调，情志活动的产生和调畅，心理活动的舒畅宁静及祛病延年的养生之道，都离不开神的统帅和调节。《灵枢·天年》论人胚胎发生后，胎儿发育过程是"血气以和，营卫以通，五脏已成，神气舍心，魂魄毕具，乃成为人"，始终是在母体气血养育之下，因此孕妇的情况对胎儿发育影响很大。

中医学是时空统一的整体医学。以孕妇胎儿为主体，周围环境、人物为附属，这是空间上的整体性；小儿的生长发育是一个连续、形神统一的过程，孕妇精神调摄的时间应以胎芽种植的那一刻算起，这是时间上的整体性。不管空间上还是时间上，孕妇胎儿作为自然界的一部分，必定会受到自然界各种因素直接或间接的影响；相对于外界环境的影响，母亲与胎儿之间的内部联系更为紧密，也更为直接。虽然胎儿在母腹中受母亲子宫和羊水的保护，但相对于婴幼儿来说胎儿更为稚嫩柔弱，故孕妇身心状态的任何细微变化都会或多或少对胎儿造成影响。胎养的精神调摄牵涉到孕妇生活中的各个方面，如性格秉性、周围环境、饮食起居、兴趣爱好、文化素养、艺术熏陶、亲戚朋友、丈夫家人都会对胎儿产生直接或者间接的影响。

纵观历代医家对胎养精神调摄的论述，无不体现了古人对精神调摄的重视和胎教"精神内守"的重要性。本节精神调摄主要包括调情养性、节制淫欲、培养情操、避免刺激和顺应自然等方面。《素问·奇病论》首先提出了"其母有所大惊"与"生而病癫疾"密切联系。隋朝巢元方记载的北齐徐之才的逐月养胎之说，较为详细地观察到了精神调摄应该按孕月来执行，妊娠前期应以静养为主，勿妄动喜怒，勿悲伤思虑；后期应以适当活动为主，但无论处于妊娠的任何时期，都须做到心情舒畅、情绪安定。唐代孙思邈主张应该通过听音乐、读诗书、观美景以调心神，和性情。南宋刘昉认为可以通过饮食起居、情志调养和谨避六邪的方法保养胎儿，传递出人事改变天命的思想。元代曾世荣强调择妇应贤良淑德，调妇养胎应顺气和脉，还对丈夫提出了要求，父亲应广博爱人，最重要的是夫妻二人应志同道合、情投意切、节制房事，如此胎儿必聪慧强壮。明代万全更进一步说明了培养孕妇的兴趣爱好，陶冶孕妇的情操，提高孕妇的文化修养对胎养的重要性。清代医家程云鹏、亟斋居士及民国医家吴克潜除强调性情调养重要性，还主张节制淫欲为养胎的第一要义。

综上所述，父母的爱是小儿祛病防疾的最好良药。胎养的精神调摄仍是建立在中医学整体观念之上的，孕妇应学会调情怡性，舒畅气机，控制心神等，以求精神内守，胎安易育。

第三节　饮食起居

饮食起居摄养在中医学养生保健中占有极其重要的地位。《黄帝内经素问》开篇即阐明饮食起居的养生之道，"食饮有节，起居有常，不妄作劳"。可见《内经》既开创了中医养生的理论体系，又是中医养生保健之集大成者，是中医养生不可逾越的高峰。《内经》的基本养生原则主要包括协调阴阳、调理气机、养精固精、畅通经络、养神调性、饮食有节、劳逸适度、起居有常及体质养生九个方面，无论是祛病延年的老人，乳哺养护的小儿，还是养经调血的妇人，都须遵守《内经》中养生保健的基本原则。同理，孕妇的养胎保胎亦以此为根，也为后代医家对胎养的发挥提供了理论参考。如北齐医家徐之才创立逐月养胎之说，为孕妇调理和胎教开创先河，也更进一步地阐释了孕妇在饮食、起居、精神、针灸、用药等方面的保胎原则。

中医学认为"安身之本，必资于食"。清代医家黄元御在《胎妊解》中提到"胎妊者，土气所长养也……故养胎之要，首在培土"。胎儿在母体中的生长发育全赖孕母气血的濡养，而妊母的气血充盈程度与其摄入的饮食和脾胃功能密切相关。起居主要指日常生活作息，日常行为举止是人体气血运行发挥功能的外化；同理，孕妇的日常活动也会对气血的运行产生重要影响。因此，合理的饮食、适度的劳动是保证胎儿全面营养和身心健康关键。

《诸病源候论》

原文源自《诸病源候论》（宋白杨校注，中国医药科技出版社 2011 年版）第 249 页。

养小儿候

小儿所以少病痫者，其母怀娠，时时劳役，运动骨血，则气强，胎养盛故也。若侍御[1]多，血气微，胎养弱，则儿软脆易伤，故多病痫。

【注释】

（1）侍御：被服侍、侍候。

【按语】

本节讲述了孕期时时运动劳役，则气强血盛，而对于少动懒惰之人则气微血弱。故妊娠之人，应适当运动，才能胎元稳固。

《备急千金要方》

原文摘录自《孙思邈医学全书》（胡国臣主编，中国中医药出版社 2015

年版）第36~40页。

养 胎

论曰：儿在胎，日月未满，阴阳未备，腑脏骨节皆未成足，故自初讫[1]于将产，饮食居处皆有禁忌。妊娠食羊肝，令子多厄。妊娠食山羊肉，令子多病。妊娠食驴马肉，延月。妊娠食骡肉，难产。妊娠食兔肉、犬肉，令子无音声并缺唇。妊娠食鸡子及干鲤鱼，令子多疮。妊娠食鸡肉、糯米，令子多寸白虫。妊娠食椹并鸭子，令子倒出，心寒。妊娠食雀肉并豆酱，令子满面多䵟黯[2]黑子。妊娠食雀肉饮酒，令子心淫情乱，不畏羞耻。妊娠食鳖，令子项短。妊娠食冰浆，绝胎。妊娠勿向非常地大小便，必半产杀人。

【注释】

（1）讫：通"迄"。到，至。

（2）䵟黯：脸上的黑斑。

【按语】

本节主要论及孕妇的饮食调理禁忌，总结出许多不宜食用的食物，如辣椒、驴、犬、马、猪血、羊肝、山羊肉、蟹、甲鱼、蛤蟆等。中医产前保健提倡孕妇饮食要营养丰富，忌食肥甘厚味或者辛辣刺激，因此类食物多食会助湿生热，不但容易导致胎热、胎动、胎肥、难产等症，还会使婴儿出生后，多发疮疡疹毒，目赤目烂等疾。故孕妇要做到饮食有节，饥饱适宜，宜清淡不宜肥浓，宜轻清不宜重浊，宜甘平不宜辛热，宜清蔬杂菜不宜炙煿醇醋。力避暴饮暴食、贪食偏食。但也有食兔肉缺唇、螺肉难产等论述有生搬硬套之嫌。

徐之才[1]逐月养胎方

妊娠一月，名始胚，饮食精熟，酸美受御，宜食大麦，无食腥辛，是谓才正。

妊娠一月，足厥阴脉养，不可针灸其经。足厥阴内属于肝，肝主筋及血。一月之时，血行痞涩，不为力事，寝必安静，无令恐畏。

妊娠二月名始膏，无食辛燥，居必静处，男子勿劳，百节皆痛，是为胎始结。

妊娠二月，足少阳脉养，不可针灸其经。足少阳内属于胆，主精。二月之时，儿精成于胞里，当谨护惊动也。

妊娠三月，名始胎，当此之时，未有定仪，见物而化。欲生男者，操弓矢；欲生女者，弄珠玑；欲子美好，数视璧玉；欲子贤良，端坐清虚，是谓外象而内感者也。

妊娠三月，手心主脉养，不可针灸其经。手心主内，属于心，无悲哀思虑惊动。

妊娠四月，始受水精，以成血脉，食宜稻粳，羹宜鱼雁，是谓盛血气，以通耳目，而行经络。

妊娠四月，手少阳脉养，不可针灸其经。手少阳内输三焦。四月之时，儿六腑顺成，当静形体，和心志，节饮食。

妊娠五月，始受火精，以成其气。卧必晏起，沐浴浣衣，深其居处，厚其衣裳，朝吸天光，以避寒殃。其食稻麦，其羹牛羊，和以茱萸，调以五味，是谓养气，以定五脏。

妊娠五月，足太阴脉养，不可针灸其经。足太阴内输于脾。五月之时，儿四肢皆成，无大饥，无甚饱，无食干燥，无自下灸热，无劳倦。

妊娠六月，始受金精，以成其筋。身欲微劳，无得静处，出游于野，数观走犬及视走马。食宜鸷鸟猛兽之肉，是谓变腠理、纫筋，以养其力，以坚背膂。

妊娠六月，足阳明脉养，不可针灸其经。足阳明内属于胃，主其口目。六月之时，儿口目皆成。调五味，食甘美，无大饱。

妊娠七月，始受木精，以成其骨。劳身摇肢，无使定止，动作屈伸，以运血气。居处必燥，饮食避寒，常食稻粳，以密腠理，是谓养骨而坚齿。

妊娠七月，手太阴脉养，不可针灸其经。手太阴内属于肺，主皮毛。七月之时，儿皮毛已成。无大言，无号哭，无薄衣，无洗浴，无寒饮。

妊娠八月，始受土精，以成肤革。和心静气，无使气极，是谓密腠理，而光泽颜色。

妊娠八月，手阳明脉养，不可针灸其经。手阳明内属于大肠，主九窍。八月之时，儿九窍皆成。无食燥物，无辄失食，无忍大起。

妊娠九月，始受石精，以成皮毛，六腑百节莫不毕备。饮醴食甘，缓带自持而待之，是谓养毛发、致才力。

妊娠九月，足少阴脉养，不可针灸其经。足少阴内属于肾，肾主续缕。九月之时，儿脉续缕皆成。无处湿冷，无著炙衣。

妊娠十月，五脏俱备，六腑齐通，纳天地气于丹田，故使关节、人神皆备，但俟时而生。

妊娠一月始胚，二月始膏，三月始胞，四月形体成，五月能动，六月筋骨立，七月毛发生，八月脏腑具，九月谷气入胃，十月诸神备，日满即产矣。宜服滑胎药，入月即服。

【注释】

（1）徐之才：南北朝时期北齐医家（493—572），字士茂，丹阳人（今江苏镇江），精研医术，尤擅药剂、妇婴之学，撰有《药对》《家传秘方》《徐王八世家传效验方》《小儿方》等，均佚。

【按语】

徐之才根据孕妇不同月份予以相应的饮食，如一月要求"饮食精熟，酸美受御，宜食大麦，无食腥辛之物"；四月要求"食宜稻粳，羹宜鱼雁"；五月要求"其食稻麦，其羹牛羊"；七月要求"食稻粳"；九月要求"饮醴食甘"。揭示了孕妇食材应多以五谷杂粮和蔬菜为主，但也要做到品种多样、营养丰富，食物烹饪应精细、熟软、易消化。同时在逐月养胎方中也要求五月"无大饥，无甚饱"；六月"调五味，食甘美，无大饱"；七月"无薄衣，无洗浴，无寒饮"。孕妇由于营养需求较高，可以甘美丰富，但不要过饱，而且勿食生冷之品。在起居方面，徐之才主张"居必静处，男子勿劳"，三月"当静形体"，五月"卧必晏起，沐浴浣衣，深其居处，厚其衣裳，朝吸天光，以避寒殃"，六月"身欲微劳，无得静处，出游于野"，七月"劳身摇肢，无使定止，动作屈伸以运血气，居处必燥，饮食避寒"。可见在孕妇前五个月主张静养为主，至六月之时就可以稍作微劳，到后期可做更大幅度的活动，提倡劳身摇肢，无使定止，以运行血气。《养胎方》对孕妇妊娠期的日常调摄有着重要的指导意义，如妊娠之初当避劳静养，节制房事，中期平和心绪，避寒并伴有适当运动，晚期避风寒，调节情绪为生产做好准备等，皆为后世养胎之启蒙。

《小儿病源方论》

《小儿病源方论》共4卷，为宋代医家陈文中编撰，刊于1254年。卷一养子真诀及小儿变蒸，重点叙述小儿护理；卷二指纹三关及面部形色，记述儿科病的望诊；卷三至卷四为惊风及痘疮的证治。内容简要，并附望诊图。原文摘自《陈氏小儿病源方论》（陈文中著，林慧光校注，中国中医药出版社2015年版）第1页。

小儿胎禀

豪贵之家居于奥室[1]，怀孕妇人饥则辛、酸、咸、辣无所不食，饱则恣意坐卧，不劳力，不运动，所以腹中之日胎受软弱。儿生之后，洗浴棚包，藏于帏帐之内，不见风日，譬如阴地中草木，少有坚实者也。

【注释】

（1）奥室：内室，深宅。

【按语】

本节阐述了孕妇饮食要有所禁忌，不可因过饱而不运动，否则可致胎禀软弱。小儿初生要数见风日，不可长久藏于帏帐之中，以免筋骨柔弱、气血脆薄。

《幼幼新书》

原文摘自《幼幼新书》（刘昉著，白极校注，中国医药科技出版社2011

年版)第27~28页。

胎中滋养

《圣济经·原化篇·和调滋育章》曰：食气于母，所以养其形；食味于母，所以养其精。形精滋育，气味为本，岂无时数之宜哉！原四时之化，始于木也；十二经之养，始于肝也。肝之经，足厥阴之脉也。自厥阴次之至于太阳，自一月积至于十月，五行相生之气，天地相合之数，举在于是。然手少阴太阳之经，无所专养者，以君主之官无为而已，是皆母之真气，子之所赖以养形者也。若夫胚膏之始，食必甘美，欲扶其柔脆，味必忌辛惧散。其凝聚既胎之后，食粳、稻、鱼、雁于四月，以通水精之成血；食稻、麦、牛、羊于五月，以助火精之成气，食猛鸷于六月，以强精之成筋；食秫、稻于七月，以坚木精之成骨；八月九月受土石之精，以成肤革皮毛，则形已备矣。饮醴、食甘辅其中和而已，是皆天地动植之产子之所赖以养精者也。

【按语】

对于逐月饮食养胎，作者认为胚芽初种之时，稚嫩柔脆，需以甘美之品抚育，禁忌辛散之品。而四、五、六、七月分别对应五行的水、火、金、木，八、九月对应五行中的"土"，故各月饮食物应与之相符，最后又强调饮醴食甘以养胃气的重要性。

之　殊

杨大邺[1]《童子秘诀》小儿十月养胎，触忌克罚。

第一月妊娠，胎月本于肝脏，主养魂魄，故此月宜多吃酸物，以助目也，自然一脏强盛也。物味辛辣，缘肺纳辛，主于金克木，恐伤于肝。

第二个月亦然，何也？缘少阳脉养胆也，肝合故也。

第三个月，肺脏主养心之脉，主神，此月宜加辛酸之物，食焦苦也。缘肺主于金，其脏纳辛，以助于金气也。食之苦物，缘心纳苦，主火，火克金故也。

第四个月，心脏主于养肾，此月宜加增于焦，以助火也。缘心主于火，其脏纳焦苦，勿食酸，缘肾脏纳咸，主于水故也。

第五个月，肾脏主养于脾，此月宜增于咸，少吃甘甜之物。缘脾主于土，土缘克于水故也。

第六个月，脾脏主养气，此月加于甜物以助土。土缘主于脾也。

第七个月，筋骨养形而能动转，少食咸物。惟五味相滋，甜淡得所，为此月胎已通，九窍上下相应也。

第八个月，形神俱足成，味俱宜减省，勿食热毒及鸡、兔、狗、猪、牛、马、鸟雀等物肉，并是伤胎之物，亦作赤瘤，切宜戒之。但只听经，近善，居处静室，所生儿女寿永多贵。切忌嗔怒，频须动作，然用力行住，坐卧不得久也。须要慎之。

第九个月，慎忌吃诸炙煿、腥臭、鳞蛊之物及壅毒肥滑黏腻之物，直至月初忌之，恐伤孩儿头脑，乃生下多生恶疮壅毒。

第十个月婴儿已生血脉，上下循环，化为乳汁，遍信之道，但依月次调护，自然男女无克罚，筋骨圆满，聪惠寿长，为人易养，无夭亡矣。

汉东王先生《家宝》小儿受六气说云：大凡小儿受其六气。六气者，筋、骨、血、肉、精、气也。

筋实则力多。骨实则早行立。血实则形瘦多发。肉实则少病，其母乳多汁则粗紫色。精实则灵利，多语笑，不怕寒暑。气实则少发而体肥。

【注释】

（1）杨大邺：疑为宋代医家。履贯及生卒年不详，著述较多，计有《婴儿论》《五脏论》《三十六种风论》《产后十九论》《小儿方术论》等，惜均未见行世。但《幼幼新书》及《证治准绳·幼科》对其书籍均有所引述。

【按语】

本节运用五行相生相克之法指导每月的饮食宜忌。第一月宜多食酸忌食辛辣，第二月亦然，第三月多食辛酸忌食焦苦，第四月宜食焦苦忌食酸，第五月应多食咸，忌食甘甜，第六月多食甜，第七月胎已通，少食咸物，第八月形神俱足成，宜减省，勿食热毒及鸡、兔、狗、猪、牛、马、鸟、雀等物之肉，第九月慎忌吃诸炙爆、腥臭、鳞蛊之物及壅毒肥滑黏腻之物，第十月已成血脉，上下循环，化为乳汁。文中根据五行相生相克之法来指导逐月的饮食养护，略显生硬，而且有不符合五行相克规律之处，如第四月应该是忌食咸，而文中为勿食酸，有待进一步考证研究。值得注意的是，这与《圣济经》的逐月饮食论述差别较大，如《圣济经》胚膏初始宜食甘美之品，而杨大邺却认为一月宜多食酸物，可见《圣济经》更贴近实际，也更有实践指导意义。

《全幼心鉴》

原文及注释摘自《全幼心鉴》（寇平撰，王尊旺校注，中国中医药出版社2015年版）第21页。

小儿胎禀说

豪贵之家，居于奥室，怀孕妇人，饥则辛酸咸辣无所不食，饱则恣意坐卧，不劳力不运动，所以腹中之子胎受软弱。儿生之后，洗浴绷包，藏于帷帐之内，不见风日，譬如阴地之中草木少有坚实者也。

小儿因胎秉怯弱，外肥里虚，面㿠白色，腹中气响，呕吐乳奶，或便青粪，或头大囟开。若失治者，后必为慢惊风[1]，生而难愈。

【注释】

（1）慢惊风：为小儿惊风的另一种类型，来势缓慢，以反复抽搐、昏迷或瘫痪为主症。多系脾胃受伤，土虚木旺化风；或热病阴血受伤，风邪入络；或先天不足，肾虚肝旺。

【按语】

作者根据生活经验观察发现富贵之家，饮食无忧、安逸享受的孕妇所生胎儿体质柔弱，这可能与怀孕妇人恣意饮食、享受及运动过少有关。因此养胎之道应与小儿养护相似，孕妇宜数见风日，节制饮食，适当活动，如此胎儿才能坚实强壮。

《广嗣要语》

原文摘自《广嗣要语》（俞桥撰，肖林榕校注，中国中医药出版社 2015年版）第 35 页。

妊妇五忌

昆山顾状元刊施二法。

一勿睡热炕。南方火柜亦同。

一勿饮烧酒。黄酒有药者，亦不宜饮。

一勿食煎、炒、炙煿之物。

一勿食葱、韭、蒜、薤、胡椒、茱萸。

一勿于星月下仰卧，及当风洗浴坐卧。

【按语】

前四者皆为辛热之物，易引起血气妄动，而致流产，故宜禁忌。第五项，孕母处于阴寒之地，易致血气凝滞，而胎儿为孕母血气之所化，胎儿感寒气则易受损害。

《万氏家藏育婴秘诀》

原文摘及部分注释选自《万氏家藏育婴秘诀》（万全著，湖北科学技术出版社 1986 年版）第 2~5 页。

胎养以保其真

胎养之法，有所谓转女成男者，亦皆理之自然也。如食雄鸡，取阳精之全于天产者；带雄黄，取阳物之见于人事者。气类潜通，造化秘密，必于三月兆形之先，仪象未具，阳可以胜用[1]，变女为男，理固然也。

【注释】

（1）阳可以胜用：一本为"阳可以胜阴"。

【按语】

本节论述用气浓味厚、性质属阳之品可以改变胎儿的性别，西医学已证实胎儿的性别在卵子受精的那一刻已经决定，故此等说法尚无科学依据。

全尝由此推广之。儿在母腹中，借母五脏之气以为养也。苟一脏受伤，则一脏之气失养而不足矣。如风则伤肝，热则伤心与肺，湿则伤脾，寒则伤肾，此天之四气所伤也。酸多则伤肝，苦多则伤心，甘多则伤脾，辛多则伤肺，咸多则伤肾，此地之五味所伤也……是以风寒暑湿则避之，五味之食则节之……勿恣肥甘之味，勿啖瓜果之物，勿犯禁忌之方，所以调护辅翼者，各有道也。

【按语】

本节讲孕妇要谨避风寒暑热之外邪和五味过度之内伤。

《慈幼新书》

原文摘自《慈幼新书》（程云鹏原著，杜惠芳等校补，人民军医出版社2012 年版）第 2~21 页。

保 产

又曰：饮食最忌炙煿椒辣及驴马犬兔，蟹鳖鲊[(1)]鱼，河豚菌子，野雀薏苡茨[(2)]菰[(3)]之类。昔人有食兔缺唇、食鳖短项、食鳖横生、食鱼生疮等论，验之良然。

【注释】

（1）鲊（zhǎ）：海蜇，水母的一种。

（2）茨（cí）：蒺藜。

（3）菰（gū）：一种多年水生高杆的禾草类植物，茎中因寄生菌的作用而形成笋状结构，称茭白笋，可供食用。或同"菇"。

【按语】

本节论述了孕妇的饮食禁忌。作者认为辛辣刺激、食物偏性较强或者有毒之品应避免食用；对于食兔缺唇、食鳖短项等之说，恐是依据"取类比象"的思想一味生搬硬套而来。

胎 病

小儿胎病凡二端，在胎时母失爱护，或劳动气血相干，或坐卧饥饱相役，饮酒食肉，冷热相制，恐怖惊悸，血脉相乱，蕴毒于内，损伤胎气，此胎热[1]胎寒[2]，胎肥[3]胎怯[4]，胎惊[5]胎黄[6]诸症，所由作也。又有落地时，浴体拭口，断脐灸囟之不得法，绷袍惊恐，寒温乳哺之乖其宜，此噤口[7]、脐风[8]、锁肚[9]、不乳[10]等症所由生也。黄帝云：吾不能察其幼小，亦唯小儿脏腑娇嫩，血气懦弱，肌体不密，精神未充，而用药消息之难耳。

【注释】

（1）胎热：病名。指因孕母恣食辛热炙煿之物，或患热病失于清解，以致胞宫积热，影响胎儿。表现为目赤面赤，眼胞浮肿，遍体壮热，口气热，时哭叫，大便赤黄粪稠。

（2）胎寒：病名。①指孕妇因受寒而产生的一些证候。《叶氏女科证治·卷二》曰："妊娠不守禁忌，纵恣口腹，过食生冷瓜果，及当风取凉，以致胎冷不安，胸腹胀痛，肠中虚鸣，四肢拘急，泄泻欲绝，名曰胎寒。宜安胎和气饮（诃子、白术、陈皮、良姜、木香、白芍、炙草、陈米、姜）。"②指小儿在母胎内感寒所致的症候。《诸病源候论·卷四十七》曰："小儿在胎时，其母将养取冷过度，冷气入胞，伤儿肠胃，故儿生之后，冷气犹在胃肠之间。其状儿肠胃冷不能消乳哺，或腹胀，或时谷利，令儿颜色素皅，时啼者，是胎寒故也。"

（3）胎肥：指初生儿肌肉肥厚，是由于胎中感受产母胃热所致。

（4）胎怯：是指初生儿体重低下，身材矮小，脏腑形气均未充实的一种病证。本病按其主要证候表现，与西医学低体重儿相近，包括早产儿与小于胎龄儿。

（5）胎惊：新生儿非因脐风而出现惊风证候叫"胎惊"。前人认为由于孕妇饮食调养失常或精神因素，影响胎儿所致。主要表现有惊厥、知觉全失、手足抽动、面部和肌肉痉挛。呈阵发性发作，不发时无异常征象。

（6）胎黄：中医病名。胎黄病以婴儿出生后面目皮肤出现黄染为特征，因与胎禀因素有关，故称"胎黄"或"胎疸"。西医学称胎黄为新生儿黄疸，包括了新生儿生理性黄疸和胆红素代谢异常引起血中胆红素水平增高的一系列疾病，如溶血性黄疸、胆道畸形、胆汁瘀阻、肝细胞性黄疸等。

（7）噤口：指口唇收缩撮起，不能吮乳。多出现于初生小儿所患的脐风、惊风等病。

（8）脐风：病名。即新生儿破伤风。

（9）锁肚：指小儿初生后二三日内不大便。

（10）不乳：新生儿不吮奶或吮奶无力。常因元气虚弱、脾胃虚寒、气机不畅所致，需及时治疗。

【按语】

《胎病》一篇把胎病（初生儿所患疾病）的病因总结为"在胎时母失爱护"与落地时护理不得法两个方面。作者从病因学的角度分析，把胎热、胎寒、胎肥、胎怯、胎惊、胎黄六种疾病归到胎中失护之下，把噤口、脐风、锁肚、不乳归到初生调护不当之下。高明的医家会根据体质偏性来指导妊娠期的调养和新生儿调护，从而达到未病先防的目的。

《达生篇》

保 胎

保胎又宜小劳为妙。试看乡间农妇，仆婢下人，堕胎甚少，以劳故也。盖劳则气血流通，筋骨坚固，胎在腹中，习以为常，以后虽有些微闪挫，不至坏事。倘安逸不动，则筋骨柔脆，气血不行，略有闪挫，随至堕落。然非胎后方劳，正谓平日不宜安逸耳。若平日安逸，及孕后方劳，适足损胎，何筋骨坚强之有哉。夫敬姜百乘之家也，老而犹绩，寻常富贵，年少力强，正宜勤事，岂可暇逸以自病乎。孕已知觉，即宜用布一幅，六七寸阔，长视人肥瘦，约缠两道，横束腰间，直至临盆之时才解去。若是试痛，仍不宜解，此有二妙，胎未长成，得此则腰脊有力，些须闪挫，不致动胎。其一常令腹中窄狭，及到解开，则腹中乍宽，转身容易。此法吾乡颇有知者，特为广之，倘有子肿⁽¹⁾病者，又宜渐次放松，否则伤儿。

有孕后，睡时须要两边换睡，不可尽在一边，要使小儿左右便利，手足惯熟，则产时中道而出不难矣。

【注释】

（1）子肿：病名。指妊娠中晚期，孕妇出现不同程度的肢体面目肿胀。亦称为"妊娠肿胀"。根据肿胀发生的部位程度不同，又有子肿、子气、皱脚和脆脚等名称。

【按语】

此篇讲保胎要适当活动，与前文论述相似，又介绍了一种民间做法——缠腹。缠腹的做法在某些地区还常有人用，有一定的作用。此种做法在中医学妇产古籍中广泛载录，如"受胎三五月后，常要紧束其身，勿令胎放"（《妇科玉尺》）。"甫交三月，即当用布满裹腰腹，胎气渐长，仅可微松其束，切勿因其气急满闷而顿放之"（《济生集》）。"孕已知觉，用布一幅，阔六七寸，长可横缠腰间两道者，常束腰间，直至临盆方解。盖胎当未长成，得此腰脊有力，偶或跌仆不致损胎，及临产解开，腹中乍宽，胎儿转身亦易，诚护胎之妙诀也"（《叶氏女科证治》）。可见古代妇产医籍中已对此载述相当详细和规范。古人认为，在怀孕三到五月，即胎儿已明显生长的时候，以布缠腰腹，一方面可以增强腰臀部的力量，防止在跌仆闪挫中损伤胎儿；另一方面，在临盆前将缠布解开，此时腹部变大，胎儿得此空间便于转身，从而使得生产更加顺利。现代孕期保健中提倡孕妇穿着宽松，这虽然能给胎儿足够的空间发育，但由于现代生活饮食质量的提高，往往会导致胎儿过大，增加产妇负担，也增加了生产的风险。因此古人所提倡的孕期束腹保胎值得我们借鉴和运用。此种方法似在仿照奇经八脉之一"带脉""约束诸经"的功用。

《彤园妇人科》

原文摘自《彤园妇人科》（郑玉坛撰，江凌圳校注，中国中医药出版社 2015 年版）第 76~85 页。

受孕分房静养

受孕之后，分房静养，恐动相火，致生胎毒。谨戒饮食厚味、煎炙生冷，使其脾胃调和，故青蔬白饭最能养生。母之气血易盈，子之形成必育，且内调七情，外避风湿寒冷燥热，起居安顺，不持重努伤，勿贪眠过逸，毋登高涉险，勿暴怒悲呼，则母无痛，胎自安矣。

【按语】

作者主张受孕后饮食宜清淡，使脾胃调和；内调七情、外避六淫、起居安顺可使孕妇气血调畅，胎儿安康易育。

慎起居

孕妇睡觉，须要端正，不可纵恣；或左或右，轮睡有时，不可尽在一边，又不可时刻翻转，转身从容不迫，俾胎安腹中，左右便利，手足活动，则临产顺溜，自然从中道而出矣。

《诀》曰：短睡以安神。谓日间操作之时，觉精神疲倦，不妨短睡一觉。醒来时，当起身穿衣，缓缓行动，则精神自旺。切忌整日贪眠，损伤血脉也。至若夜间向晦⁽¹⁾入息之候也，不可坐到更深，不可时睡时起，睡要穿衣，不宜裸体。寒月勿卧炕床，勿烘被褥，免热毒蕴胎也；夏月勿当风贪凉，勿卧地上及藤铺竹床，免湿冷浸胞也。若带儿女同睡，谨防梦中乱踢。床上用扇，扇毕当插放枕前。睡宜周正，不可盘曲跷架。凡此皆当慎之。

【注释】

（1）向晦：天将黑。

【按语】

本节详细论述了孕妇保胎"慎起居"的方法措施。主要强调孕妇睡觉姿态应端正，转身应从容不迫，睡眠时间不可过长。若自觉精神疲倦，可在日间短睡，睡醒起床应舒慢缓和，睡时应穿衣保暖，以免风寒湿冷侵袭，儿女同睡之时应防止儿女梦中乱踢，切忌入睡过晚或者整日贪睡，以免血气滞缓，临产艰难。

调饮食

保胎药饵，备载三四卷内，难以悉陈。兹将孕妇饮食，道分别宜忌，以备参考。大抵孕妇饮食宜淡泊，不宜肥浓；宜轻清，不宜重浊；宜甘平，不宜辛热。青蔬白饭最能养生，故贫贱之家，安淡泊而勤所事事，鲜有胎产患病者。但富贵之家平日厌惯肥甘，此时抑令崇俭，势所不堪，然亦当酌乎其中，于所宜者食之，所忌者勿食。保胎养生之道肾⁽¹⁾得矣。

孕妇宜食

猪肚、猪肺、臀精、板油、大肠、线鸡⁽²⁾、母鸡、鸡蛋、老鸭、鸽子、鸽蛋、鲫鱼、银鱼、桂鱼、金鱼、淡鲞、海参、燕窝、山药、白莲、熟藕、藕粉、豆腐、腐皮、黑豆、豆豉、豇⁽³⁾豆、冬瓜、白菜、萝卜、葱白、冬苋、齿菜、薤菜⁽⁴⁾、青菜、菠菜。

凡食鱼肉海味，只可煮取清汤，吹去油汁，随意饮食，不可贪多。切忌五味烹调，煎炒燔炙，恐内酿湿热也。

凡食蔬菜，亦宜清洁，或用麻油，或用猪油，少少调和，入盐尽煮，自有一受冲和之味。忌用香料诸物烹调。

按：五方之风土不齐、所有谷食，各随其乡土所常食以养生者，食之无害，若因受孕后，必变乱其常食，反拂人之常性矣。总以宜者食之，忌者勿食，各随其乡土，因时制宜而已。

凡孕至八九个月，常用麻油煮熟豆腐皮，每日服食最妙。盖麻油能解毒，腐油皮能清热滑胎，富贵皆宜。

孕妇忌食

胡椒、芥末、子姜、大蒜、煎炙、野味。猪血、心、肝、脾、肾。牛、犬、驴、马诸血、心、肝。脚鱼、螃蟹、蛤蟆、河豚、白鳝、菌茹、茼蒿、瓜果、生果、山禽、野兽、酢鱼、陈脯、糖食。

凡六畜疫死、禽兽自死者勿食，免中毒也。羊犬肉勿多食，免热毒蕴胎也。妊妇食兔肉，令子缺唇。多食鸭肉，令子无声音。食脚鱼，令子缩头短项。食螃蟹，令子横生。多食生姜，令子生枝指。鸡肉、糯米合食，令子生寸白虫。鸡蛋、鲤鱼合食，令子生疳疾。鲜鱼、田鸡合食，令子多喑哑。雀肉与酒同食，令子多淫乱。雀肉、豆酱合食，令子生黑痣。食山羊野兽肉，今子生恶疮。食牛马狗肉，满月难产。豆酱与藿香同食，令胎自堕。多食慈菇，能消胎气。食诸菌茹，生子多狂疾惊痫。食冰浆，令妇绝产。多食鳅鳝无鳞鱼，主多产厄。食瓜果生冷，寒胎。鲜鱼与鹅鸭同食，主动风火。猪油与梅子同食，相反。

【注释】

（1）胥（xū）：全，都。

（2）线鸡：指割过的鸡。

（3）豇（jiāng）豆：一年生草本植物。茎蔓生，豆荚长条形。嫩荚和种子可食。

（4）蕹（wèng）菜：俗称空心菜、藤菜。

【按语】

作者详细地介绍了孕妇的饮食宜忌。总体而言，孕妇不可随意饮食，宜淡泊、清轻、甘平，禁忌肥浓、重浊、辛热之品。而且食材选择应因地制宜，随地所产，不可突反其常。作者主张青菜白饭最能养胎，鱼肉海味，应煮取清汤，调和油可用少许麻油，有清热之效，但仍避免煎炸烹烤，忌用香料，影响食物的冲和之味。罗列的忌食之品与唐朝医家孙思邈和南宋医家刘昉的认识基本相似，而且后世很多医家均有载录。但"妊妇食兔肉，令子缺唇。多食鸭肉，令子无声音。食脚鱼，令子缩头短项。食螃蟹，令子横生。多食生姜，令子生枝指"等内容在今天看来颇有强行"以类比类"之意。

彤园附法

受孕妇人勿乱服药，勿过饮酒，勿妄针灸，勿向非常地便溺。勿举重、登高、涉险。心有惊触，犯之难产，子必癫痫，毋整日食眠，宜少劳动，使气血流通。又勿努力过劳，致伤脾胃，生子解颅。衣勿过温，亦勿太薄，食勿过饱，饱勿即睡。慎起居，调饮食，以和荣卫而调调胃，母子俱安矣。

至若自家及邻家修造动土，勿往观看，恐适与凶煞相值，致患胎气，令子破形，或生胎病。要当确守胎教，循规蹈矩，勤乃职事。凡凶恶宰杀、古井废沟、冷庙古冢、迎神赛会之类，俱忌游行观看，免中恶也。

【按语】

本节基本总结了作者的养胎之法，日常生活要谨守中庸之道，饮食不可丰美过饱，起居活动不可慵懒贪睡，亦不可过劳，穿衣勿过温过饱，以适度为宜；精神调摄上应当保持精神内守，以静为源，以求恬淡冲和。

《仁寿镜》

原文摘自《仁寿镜》（清·孟葑著，林明和校注，中国中医药出版社2015年版）第48~52页。

《护生篇》保胎须忌饮食

牛、犬、羊、驴、马、兔、鳝、鳖、蟹、鲤鱼、鯑鱼、鳗鱼、鲇鱼、黄颡鱼、鳅鱼、鸡肉、鸡子、鸭子、雀肉、水鸡、猪头、猪蹄、猪心、猪脑、肝、肠、血、葱、胡椒、子姜、茨蔬、香菌、苡仁、蒜、梅子、杏子、地栗、茄子、莴苣、水浆、浆水粥、豆酱不可与藿同食、生冷油面等物、煎炒物。

《达生编》保胎宜食诸物

莲子、松子仁、熟藕多用、橄榄仁孕妇食仁至一斤，生子必聪慧而少痘、茨实、鲫鱼、鸭、鲈鱼、鳗鲤、淡鲞、海参火腿、猪肚多用、肺、麻油多用,但不可熬熟、淡菜、笋少用、腐皮多用、苋菜。(兹更以《衍庆编》参之)

保胎须戒烈药厚味

受孕十日半月之间,即本妇亦不自知,倘遇身体稍有不快,医人切脉,难辨为孕,误投破胎烈药,伤胎甚多。余为力挽者数人,言之深为可惧。又饮食各物,母之所嗜即胎之所养,如辛辣酸咸、椒姜蒜韭、煎烧炙煿、火酒大料等厚味,不知减节,多致难产、儿毒诸患。故《达生编》云:饮食宜淡泊,不宜浓厚;宜清虚,不宜重浊;宜和平,不宜寒热。真至言也!愿富贵家依此服食,幸矣!

【按语】

此节的饮食禁忌与《备急千金要方》中"养胎"的禁忌种类中多有重叠之处。总的来说,孕妇宜食平和无毒之品,忌食偏颇厚重之味,中医学讲究药食同源,偏颇厚重之品久服会致阴阳失和,脏腑失调,胎儿受损。

保胎须忌洗浴

妇人凡觉受孕,不可洗头,不可洗足,不可浴身。若多洗下体,恐窍开胎堕。初受胎尤应禁戒,关系不小。

【按语】

初受胎时血气未固,胎元未稳,若过于洗浴,使腠理毛窍开启,会致气血妄动,损及胎气。因此,保胎须忌洗浴。

保胎宜调理脾胃

妇人受孕,调理脾胃最为要紧。盖缘胎元全赖气血滋养,气血又借脾胃饮食而生。设或饮食不节,脾胃必然受亏,更或七情内伤,气血因而渐耗,则痰火发炽,恶阻、痛病等症起矣。所以名医一见孕妇不知调理脾胃,虽有他症,以末治之,先将脾胃调理明白,再医他症。但怀孕至二三月或六七月多有呕吐,饮食不甚甘美者,不妨少进香美之味,以引其胃开,使扶助脾气。

凡有新米新面黏硬难于消化之物，极伤胎元，切宜禁戒。至于饮食务须调匀，万勿顿多顿少，失饥伤饱，能吃十分，只吃七八分，频频多顿。是即调理脾胃之要法也。至于药饵之重用参、芪、苓、术，更不待言矣。

【按语】

胎儿受孕母气血所养，而脾胃为气血生化之源，故调理脾胃为保胎之根本。怀孕之二三月或六七月时脾胃最易受损，此时，扶助脾胃、醒脾开胃及调匀饮食是调理脾胃、顾护胎元之要法。

保胎宜防蹉闪

《保生辑要》云：孕妇最防蹉跌[1]。怀孕之初，胎元未固，一遭蹉跌，多致损堕。至月分已多，如七八个月之间，腹儿神识初生，魂魄怯弱，母身倾跌，儿在母腹犹如山崩地陷，神惊气乱，无论堕胎，子母难保。即幸而生育，此子必有胎惊、夭折之虞。忆先在闽南曾经历过数人，有孕妇倾跌之后，腹内儿声呱呱者，亦有腹中如钟鸣者。盖呱呱之声，月分将足，钟鸣之声，甫[2]具口鼻，均令孕妇曲身而安。其有仍复啼者，急散百钱于地，令孕妇拾取，其效甚捷。道光乙未子月二十七日，粤东顺德友人麦平石之簉室[3]撩高取物，忽儿呱呱啼于腹中。询之孕已八月，乃急嘱撒钱于地，令妇取之，俄其声果息。或问所以儿啼之故，答以胎内有疙瘩，儿含口中，母手向高，儿口脱出其物，是以啼也。然虽速愈，胎究伤损。平石簉室月足产儿，未几而殇[4]。特志之，为怀孕者知所谨慎也。

【注释】

（1）蹉（cuō）跌：失足跌倒。

（2）甫：刚刚、开始。

（3）簉（zào）室：旧时称妾。簉，副的、附属的。

（4）殇（shāng）：未成年而死。

【按语】

胎儿在母腹内，怀孕之初，胎气未稳，蹉跌会致胎儿损堕。至七八月，胎儿神识未全，魂魄怯弱，最怕受惊，一旦蹉跌易致胎惊、夭折。当胎儿在腹中受惊哭闹时，可令孕妇屈身以示拥抱安抚胎儿状。

《儿科要略》

原文摘自《儿科要略》（吴克潜编著，收录于《近代中医珍本集》儿科分册，陆拯等主编，浙江科学技术出版社 1994 年版）第 467 页。

慎起居

起居饮食，人人所宜谨慎，妇女怀有身孕，尤不可不特加注意。盖二者对于孕妇及胎儿之康健，关系亦殊巨也。夫母病则子亦病，母健则子亦健，孕妇患大热之证，往往因热而胎元损坏，以致流产；孕妇患虚寒之证，往往因寒而胎元不固，以致流产。且所食之物，更宜和平而其中富有滋养者方合，否则炙爆煎炒，腥鲜异味，久尝皆足使胎儿血分不洁，热毒蕴结，生后多病。昔贤言孕妇所宜注意者，有夏不居楼，宜着地气，夜不露坐，宜暖背腹，不可升高，恐其倾跌，不可举物，恐其伤胎，戒食生冷，恐伤其脾，戒食煎炙，恐伤其胃，茶酒之类，亦不宜过饮。至于饮食之宜以时而进，动定之宜劳逸均平，皆足以养成胎儿良好之习惯。是以妇女孕期，须重胎教，谨慎起居，亦一要事也。《大生要旨》言孕妇不可洗头，不可浴身，一切宰杀凶恶之事不宜看，龟蛇怪异诸物不可见，总言以确守礼记，非礼勿视，非礼勿听，非礼勿言，非礼勿动，此胎教之上乘也。至于孕妇宜食之物，青菜鲜果最相宜，其他有莲心、松子、熟藕、山药、芡实、鲫鱼、童鸡、童鸭、鲈鱼、海参、猪脂、猪腰、猪肺、麻油、淡菜、笋之类，昔人亦谓其颇适于孕妇。若谓不可食蛙，生子令哑，不可食蟹，横生倒产，不可食雀，令子多淫，虽未可尽信，要亦不可不信，盖诸物总有不宜之处也。

【按语】

作者再次强调了饮食起居宜谨慎小心，孕母和胎儿密切相连，气血相通，一损俱损，一荣俱荣，故起居宜缓慢平和，劳逸结合；饮食宜清淡冲和，还提出孕妇以青菜鲜果最相宜，与西医学认识基本相似；对于精神调养，主张谨守礼仪，非礼勿听、勿视、勿言、勿动。

小 结

纵观历代医家对孕妇保胎饮食起居的论述，可见其源起于《内经》，成形于北齐徐之才，成熟、发挥于明清时期。

徐之才的逐月养胎法在不同月份予以相应的饮食指导，认为孕妇食材应以五谷杂粮和蔬菜为主，同时也要保证品种多样、营养丰富，烹饪应精细、熟软、易消化。由于孕妇的营养需求较高，食物可以甘美丰富，但不要过饱，且要避免食用生冷之品。在起居方面，孕妇前五个月主张静养为主，至六月之时就可以稍作微劳，到更后期提倡劳身摇肢，无使定止，以运行血气。可见徐之才的逐月养胎法不管在精神调摄、饮食起居还是在胎教方面，论述极其详细而且科学合理，为后世胎养指明了方向。宋代医家刘昉引述了《圣济经》和杨大邺的饮食宜忌，两者均运用五行学说来指导孕妇的饮食调养，但差别较大，以《圣济经》更为贴合实际，主张妊娠早期胚芽初种，稚嫩柔脆，需以甘美之品抚育，禁用辛散之品。明代寇平根据生活经验总结出，富贵之家，饮食无忧，安逸享受的孕妇所生胎儿体质柔弱，而贫贱之家物质贫乏，劳作多动的孕妇反而胎强子壮，故作者主张养胎之道应与小儿养护相似，宜数见风日，节制饮食，适当活动，如此胎儿才能坚实强壮。万全强调了谨避寒暑、调和五味以保其真。清代程云鹏认为孕妇过于安逸，恣食肥甘皆会导致难产。清代医家亟斋居士亦主张孕妇以小劳为妙，最能养胎。郑玉坛对饮食起居保胎之说论述最为详细独到，对睡觉时间、姿态、起床动作及饮食宜忌之物品均有详细列述。民国吴克潜提出孕妇养胎应小心谨慎，谨守礼仪。

总之，孕妇胎养的饮食起居宜守中和之道，饮食忌过食五味，忌饥饱失常，起居活动宜劳逸适度。

第四节 用药宜忌

　　历代医家极其重视临床用药对胎儿的影响，对孕妇用药原则的论述最早可追溯到《内经》。《素问·六元正纪大论》说："黄帝问曰：妇人重身，毒之何如？岐伯曰：有故无殒，亦无殒也。帝曰：愿闻其故何谓也？岐伯曰：大积大聚其可犯也，衰其大半而止，过者死。"可见，中医学主张积极治疗孕妇疾病，但应十分小心，无病不可妄投药物，有病也要谨慎用药，中病即止，若用药不当会损伤胎儿。

《备急千金要方》

　　原文摘自《孙思邈医学全书》（胡国臣主编，中国中医药出版社 2015 年版）第 37~40 页。

养 胎

徐之才逐月养胎方

　　妊娠一月，阴阳新合为胎，寒多为痛，热多卒惊，举重腰痛，腹满胞急，卒有所下，当预安之，宜服乌雌鸡汤方。

　　妊娠二月，始阴阳踞经。有寒多坏不成，有热即萎悴[1]。中风寒，有所动摇，心满，脐下悬急，腰背强痛，卒有所下，乍寒乍热，艾叶汤主之。

　　妊娠三月，为定形。有寒大便青。有热小便难，不赤即黄。卒惊恐、忧愁、嗔怒[2]、喜顿仆[3]，动于经脉，腹满、绕脐苦痛，或腰背痛，卒有所下，雄鸡汤。

　　妊娠四月，有寒，心下愠愠欲呕，胸膈满，不欲食；有热，小便难，数数如淋状，脐下苦急。卒风寒，颈项强痛，寒热。或惊动身躯，腰背腹痛，往来有时，胎上迫胸，心烦不得安，卒有所下，菊花汤方。

妊娠五月，有热苦头眩，心乱呕吐；有寒苦腹满痛，小便数。卒有恐怖，四肢疼痛，寒热，胎动无常处，腹痛，闷顿欲仆，卒有所下，阿胶汤主之。

妊娠六月，卒有所动不安，寒热往来，腹内胀满，身体肿，惊怖，忽有所下，腹痛如欲产，手足烦疼，宜服麦门冬汤方。

妊娠七月，忽惊恐摇动，腹痛，卒有所下，手足厥冷，脉若伤寒，烦热，腹满短气，常苦颈项及腰背强，葱白汤主之方。

妊娠八月中风寒，有所犯触，身体尽痛，乍寒乍热，胎动不安，常苦头眩痛，绕脐下寒，时时小便白如米汁，或青或黄，或使寒栗，腰背苦冷而痛，目眴眴[4]，芍药汤主之方。

妊娠九月，若卒得下痢，腹满悬急，胎上冲心，腰背痛，不可转侧，短气，半夏汤方。

十月诸神备，日满即产矣。宜服滑胎药，入月即服。养胎临月服，令滑易产，丹参膏方。

【注释】

（1）萎悴：枯萎、憔悴。《魏书·高祖孝文帝纪上》曰："时雨不霑，春苗萎悴。"孙本《外台秘要·卷三十三·妊娠随月数服药及降息法》《妇人大全良方·卷十二·妊娠随月数服药及降息法》"悴"并作"卒"。

（2）嗔怒：生气。按，"嗔"，发怒。《说文解字·口部》曰："盛气也。"《广韵·真韵》曰："怒也"。

（3）顿仆：因困顿跌倒在地。

（4）眴（máng）眴：目不明貌。

【按语】

本节主要论述逐月养胎的理念及方药，包括分经养胎、饮食指导及胎教理论。逐月分经养胎法结合各经相关脏腑及胚胎发育阶段，总结出各经的用药特点。如妊娠一月宜服乌雌鸡汤，意在补养肝血。二月用艾叶汤以温经养血安胎。三月用雄鸡汤补养气血，佐黄芩、白术清化湿热。四月用菊花汤补养气血，清脑除烦。五月用阿胶汤补养气血，佐旋覆花、吴茱萸、黄芩调畅脾胃气机清郁热。六月宜麦门冬汤滋阴养胃，佐以清热。七月用葱白汤通补肺气，佐黄芩、半夏清肺降肺，使水气湿浊下行。八月用芍药汤缓急通腑，促进胃肠运化排泄。九月用半夏汤温阳气散寒湿。十月即服滑胎方丹参膏，以通利血脉，使顺利生产。徐之才的逐月养胎方在后世医学著作《外台秘要》《妇人大全良方》《女科证治准绳》《济阴纲目》等均有所引述，但临床实用意义仍有待考究。总之，徐之才《逐月养胎方》开创了孕妇妊娠期以月为时间周期涵养胎气的先河，对胎儿在母体内发育过程的描述不乏探索精神，其理法方药有一定的可取之处，胎教思想更是极具启发性，饮食起居方面的调摄方法在临床也被广泛运用。

《幼幼新书》

原文摘自《幼幼新书》（刘昉著，白极校注，中国医药科技出版社2011年版）第28页。

胎中滋养

气味之养，和理钟萃[1]，深根固蒂，其道出焉。虽或气有不调，药石以攻而子不受弊者，养之有素故也。或者以妊娠母治，有伤胎破血之论。夫岂知邪气暴戾，正气衰微，苟执方无权，纵而勿药，则母将赢弱，子安能保？上古圣人谓重身毒之，有故无殒，衰其大半而止。盖药之性味本以药疾，诚能处以中庸，以疾适当，且知半而止之，亦何疑于攻治哉！又况胞胎所系，本于生气之原，而食饮与药入于口而聚于胃，胃分气味散于五脏，苟非太毒快剂，岂能递达于胞胎耶？以谓母治则过之矣。

【注释】

（1）和理钟萃：和理，中和之道；钟萃，汇聚。

【按语】

孕妇用药慎用攻伐之品。若孕妇平时养护得当则攻之而不受弊；若孕妇体弱，养护不周，则攻之胎损，故孕母用药需有故无殒，衰其大半而止。

《幼科类萃》

原文及部分注释摘自《增订幼科类萃》（王銮著，何世英主编，人民军医出版社 2012 年版）第 4~6 页。

论妊妇不守禁忌生儿多疾之戒

丹溪云：往往胎孕致病，人多玩忽⁽¹⁾，医所不知。儿之在胎，与母同体，得热则俱热，得寒则俱寒，病则俱病，安则俱安，母之饮食起居可不慎哉。姑陈一二以为规戒：一子二岁，满头有疮⁽²⁾，一日疮忽自平，遂患痰喘，询其母孕时所喜何物？曰：辛辣热物是其所喜。知其为胎毒也。慎勿与解利药，因口授一方：用人参、连翘、川芎、黄连、甘草、陈皮、芍药、木通浓煎，沸汤入竹沥，与之数日而安。或曰：何以知之？曰：见其子精神昏倦，病受得深，决无外感，非胎毒而何。又一妇人，形瘦性急，体本无热。怀妊三月，适当夏暑，口渴思水，时发小热。遂教以四物汤加黄芩、陈皮、生甘草、木通。因懒于煎煮，数帖而止。其后生子二岁，疮痍⁽³⁾遍身。忽一日，疮顿愈，遂成痎疟⁽⁴⁾，此亦胎毒也。疮若再作，病必自安，已而果然。若于孕时确守前方，何病之有？又一女得痫⁽⁵⁾，遇阴雨则作，遇惊亦作，口吐涎沫，声如羊鸣，此胎受惊也。其病深痼⁽⁶⁾，调治半年病亦可安，仍须淡味以助药功。与烧丹丸⁽⁷⁾，继以四物汤入黄连，随时令加减，果半年而安。三者皆是胎妇调适乖常，饮酒嗜欲，忿怒惊扑。母有所感，胎必受之。或外夹风邪，有伤于胎，子乘母气，生下多疾。病患至此，诚不能慎密之故也。

【注释】

（1）玩忽：忽视；不认真对待。

（2）疮：本意是指皮肤上粟堆样的肿块，引申义是皮肤上肿烂溃疡的病。

（3）疮痍：创伤，伤口。

（4）痎疟："痎疟，经年不愈之老疟也。"即疟疾的通称。亦指经年不愈的老疟。《张隐庵集注》引马莳曰："痎疟者，疟之总称也。"《医宗金鉴·杂病心法要诀·痎疟疟母》曰："痎疟经年久不愈，疟母成块结癖症。"

（5）痫：俗称羊癫疯、癫痫、羊角风。患此病的人，常突然倒地，口吐涎沫，手足痉挛，口里发出羊豕的叫声。

（6）痼（gù）：经久难治愈的病。

（7）烧丹丸：主治小儿食癖、乳癖，每日午后发寒热，咳嗽，胁下结硬。药物组成为玄精石（烧赤）一钱，轻粉一钱，粉霜半钱，硼砂半钱。

【按语】

本文开题即引用朱丹溪名句点明了孕妇和胎儿的密切关系，"儿之在胎，与母同体，得热则俱热，得寒则俱寒，病则俱病，安则俱安"。明确指出妊母胎儿同为一体，气血相通。作者列举了三个临床病例来说明孕妇不守禁忌所导致的病患，包括疮疡和癫痫两种病证。

论服下部热药⁽¹⁾求子遗患之误

丹溪云：郑宪使子，年十六。生七个月后，得淋病⁽²⁾，五七日必一作，其发则大痛、水道下如漆和粟者一盏方定。脉之，轻则涩，重则弦。视其形瘦而长、青而苍。意其父必因服下部药，遗热在胎，留于子之命门⁽³⁾而然。遂以紫雪和黄柏末丸，梧子大，晒极干，热汤下百丸，半日又下二百丸，食物压之。又半日，痛大作，连腰腹，水道乃行下漆和粟者碗许，痛减十之八。后张子中与陈皮一两，桔梗、木通各半两，又下合许而安。父得燥热尚能病子，况母得之者乎？书此以证红丝瘤⁽⁴⁾之事。东垣云：李叔和问：中年以来得一子，一岁之后，身生红丝瘤，不救。后四子皆病瘤而死。何缘致此疾？翌日思之，谓曰：汝乃肾中伏火，精气多有红丝，以气相传，生子故有此疾，俗名胎瘤是也。汝试观之。果如其言。遂以滋肾丸数服，以泻肾中火邪，补真阴之不足，忌酒辛热之物。其妻以六味地黄丸以养阴，受胎五月之后，以黄芩、白术作散，与五七服，后生子三岁，前证不复作，今已壮。噫，合观以上所论，则知其警戒深矣。

【注释】

（1）下部热药：指温壮下焦肾阳、补命门火的药物。

（2）淋病：淋证，是指以小便频数、淋沥涩痛、小腹拘急引痛为主症的疾病。根据病因和症状特点可分为热淋、血淋、石淋、气淋、膏淋、劳淋六证。

（3）命门：中医学中人体的一个重要组成部分，包含三层含义：一，在五脏学说中指肾脏（左肾右命门之说）；二，在经脉学说中指督脉命门穴，位于腰部，当后正中线上，第二腰椎棘突下凹陷中；三，在《内经》中指眼睛。此指五脏中的肾脏。

（4）红丝瘤：血管瘤。指以头上及胸乳间肿块，小如李核，大如馒头，漫肿不甚疼痛为主要表现的新生儿疾病。多因母体蕴热更兼血瘀结滞而成。

【按语】

本文介绍由于父亲求子心切，过服温补下元的热性药物，而致遗患于子的病例。告诫人们服温补药应该谨慎，以免造成事与愿违的不良后果。

《万氏家藏育婴秘诀》

原文及部分注释摘自《万氏家藏育婴秘诀》（万全著，湖北科学技术出版社1986年版）第5页。

胎养以保其真

妊妇有疾，不可妄投药饵。必在医者审度病势之轻重，药性之上下，处以中庸，不必多品。视其病势已衰，药宜便止，则病去于母，而子亦无殒矣。

全尝集女科，凡孕妇无疾，不可服药。设有疾，只以和胎为主，其疾以末治之。中病即已，勿过用剂也。

【按语】

孕妇用药应谨慎小心，审度病势，谨守中庸，中病即止，有故无殒。

《绛雪丹书》

《绛雪丹书》为明代医家赵贞观（明医家赵献之子）所著，本书所叙胎产诸症，立意浅显，方多实用，于临证治疗有一定的参考价值。原文摘自《绛雪丹书》（赵贞观著，陈伟然点校，人民军医出版社 2010 年版）第 7 页。

妊娠药忌歌

蚖[1]斑水蛭地胆虫，乌喙侧子与虻虫，蹠躅蝼蛄野葛类，大戟蛇蜕与蜈蚣，牛黄水银同巴豆，金银锡粉黄雌雄，牛膝藜芦合薏米，蜥蜴飞生与䗪虫，牙硝芒硝牡丹桂，芫花薇薔草三棱，代赭蚱蝉胡粉麝，乌头附子及天雄，槐子牵牛并皂角，蛴螬桃仁茅根共，桅根硇砂与干漆，蒳草伤胎一样能，瞿麦蘭茹蟹爪甲，猬皮赤箭赤豆红，马勃石蚕衣鱼辈，半夏南星通草同，凡遇胎前除各味，又能活泼号良工。

【注释】

（1）蚖（yuán）：蝾螈、蜥蜴等。

【按语】

本文详细地介绍了孕妇的用药禁忌。

《慈幼新书》

原文摘录自《慈幼新书》（程云鹏原著，刘赛华等校补，人民军医出版社 2012 年版）第 2 页。

保 产

史指臣曰：俗信师巫邪说，转女为男，妄用针灸，或吞符水，或以麝香膏药贴脐，为害匪浅。

【按语】

作者引述史指臣之言，抨击俗医妄用针灸、符水、麝香膏药等改变胎儿性别的恶习。西医学已证实胎儿性别在怀孕之始就已确定，不能改变。

《彤园妇人科》

原文摘自《彤园妇人科》（清代郑玉坛撰，江凌圳校注，中国中医药出版社 2015 年版）第 77 页。

胎前用药三禁

三禁者，禁汗、禁下、禁利小便也。盖过汗亡阳，恐伤其气；过下亡阴，恐伤其血；过利小便，恐伤其津液也。但当确审其寒热、虚实以施治，用药均不可过峻也。

安胎审宜调治

形瘦之人多火，过用温热，则伤阴血；肥盛之人多痰，过于补气，恐壅气动痰。白术消痰健脾，条芩清热养阴，二味为安胎要药。若有他症，则以他药佐之二味，任其抽添。如火盛则倍芩以清火，痰盛则倍术以消痰，血虚则合四物汤，气虚则合四君子汤，胎动不安更加阿胶、艾茸、杜仲、续断以安之，气盛胎高则加苏梗、伏毛[1]、陈皮、枳壳、香附、砂仁以舒之。

朱丹溪曰：胎前当以清热养血为主，恐伤阴血也。又曰理脾，脾健则气血易生；疏气，气顺则气血调和。

张洁古[2]曰：胎前产后患伤寒杂病者，皆从厥阴肝经论之，是祖气生化之原也。厥阴与少阳相为表里，故治法毋犯胃气及上二焦。有三禁，禁汗、禁下、禁利小便也。能不犯此三禁，则荣卫自和而寒热止矣。

【注释】

（1）伏毛：大腹皮。

（2）张洁古：张元素（1131—1234），中医易水学派创始人，字洁古，金代易州（今河北易县）人。

【按语】

本节论述了胎前禁用汗、下、利之法以免伤及妇人气血津液。胎中诊治首辨寒热虚实，不可用药过峻。下段安胎用药首辨形气虚实，瘦人多火，胖人多痰，用白术以消痰健脾，条芩以清热养阴，二味性味相反，但皆为安胎要药，医家可以此为基随症加减。文中还引述了朱丹溪和张元素之言，朱丹溪认为胎前应以理脾疏气为要；张元素认为胎前产后患病当从厥阴肝经辨证。

小 结

小儿脏腑娇嫩、形气未充，而尚在母腹中胚胎芽儿较出生后小儿更为稚嫩柔弱，且孕妇与胎儿气血相通，药物更是能通过血脉直接影响胎儿，故历代医家主张孕妇用药须十分小心，无病不可妄用医药；有病必须治疗，但也要谨慎用药，首辨寒热虚实，辨证准确，中病即止，谨防损及胎儿。

历代医家根据临床用药经验积累，认识到白术、黄芩为安胎良药，白术消痰健脾，多用于胖人脾虚痰盛者，黄芩清热养阴多用于瘦人阴虚火旺者；孕妇用药可在此二味基础上进行加减。同时古人也总结了孕妇的禁忌用药，主要分为三类：毒性药类，如乌头、附子、天南星、野葛、水银、轻粉、铅粉、砒石、硫黄、雄黄、斑蝥、蜈蚣等；破血药类，如水蛭、虻虫、干漆、麝香、瞿麦等；攻逐药类，如巴豆、牵牛子、大戟、芫花、皂荚、藜芦、冬葵子等。这些药物或药性峻猛，或破气动血，或淡渗滑利，可通过母体的气血津液伤及胎儿，造成流产、早产或者畸形等后果。

值得注意的是一些医家还批判了妄用针灸、符水、麝香、膏药等转男为女的恶习，这在当时男尊女卑的社会风气中实属难得。

第四章
蓐养

　　蓐，草垫子。蓐养是指对处于襁褓中的婴幼儿的调护喂养，包括初生调摄、乳食调摄和慎用医药三部分内容。初生调摄，相当于西医学新生儿时期的护理，包含拭口洁眼护肤、断脐护脐、祛除胎毒、洗浴衣着、日常养护等；乳食调护，与西医学婴儿期的喂养密切相关；慎用医药体现了小儿柔嫩易损的生理特性。历代医家喜把初生儿称为"芽儿"，如"芽儿脏气未全，不胜药力"（《幼科释谜·凡例》）。"小儿曰芽儿者，犹草初生之芽"（《婴童类萃·慎护论》）。"小儿一周之内，皮毛肌肉、筋骨髓脑、五脏六腑、荣卫气血皆未坚固，譬如草木茸芽之状，未经寒暑，娇嫩软弱，今婴孩称为芽儿故也"（《全幼心鉴·卷一·养子十法》）。"芽儿嫩小不耐伤，针灸汤丸莫妄尝"（《万氏家藏育婴秘诀·辨小儿脉证治》）。嫩芽幼苗破土而出，鲜翠欲滴、娇小稚嫩、弱不禁风，用草芽比作新生儿，体现了小儿脏腑娇嫩、形气未全的生理特点。本章主要介绍中医药对蓐养时期小儿的养护理念和保育措施。

第一节　初生护持

胎儿出生前，赖母亲气血以长养。出生后，胎儿骤然离开母体独立生存，经受巨大的环境变化，最易罹患各种疾病。西医学认为新生儿是胎儿的延续，新生儿期是婴儿的特殊阶段，由于其生理调节和适应能力还不够成熟，发病率高，死亡率也高，尤其以生后第 1 周死亡率最高，故新生儿期的喂养护理显得尤为重要。历代医家对初生调护极为重视，涉及断脐、沐浴、拭口、鞭背、哺乳、祛除胎毒等多个方面，对新生儿的保健有很大的指导意义。

《诸病源候论》

原文摘自《诸病源候论》（巢元方著，宋白杨校注，中国医药科技出版社 2011 年版）第 249 页。

养小儿候

小儿始生，肌肤未成，不可暖衣，暖衣⁽¹⁾则令筋骨缓弱。宜时见风日，若都不见风日，则令肌肤脆软，便易伤损。皆当以故絮着衣，莫用新绵也。天和暖无风之时，令母将抱日中嬉戏，数见风日，则血凝气刚，肌肉硬[1]密，堪耐风寒，不致疾病。若常藏在帷帐之内，重衣温暖，譬如阴地之草木，不见风日，软脆不任风寒。又当薄衣，薄衣之法，当从秋习之，不可以春夏卒减其衣，则令中风寒。从秋习之，以渐稍寒，如此则必耐寒。冬月但当着两薄襦⁽²⁾，一复裳⁽³⁾耳，非不忍见其寒，适当佳耳。爱而暖之，适所以害也。又当消息，无令汗出，汗出则致虚损，便受风寒。昼[2]夜窹寐，皆当慎之。

【校勘】

① 硬：《千金方》卷五上第二作"牢"。

②昼：原作"尽"，从汪本改。

【注释】

（1）暖衣：指穿衣过暖。

（2）薄襦（rú）：薄的短袄。

（3）复裳：夹有棉絮的裤子。"裳"，指下身衣服。

【按语】

本节重点阐述了穿衣养护之法，主要分为三个方面：第一，初生儿穿衣宜用故絮旧棉，小儿皮肤脆嫩疏薄，用故絮旧棉不仅可以防止小儿过暖且可以避免皮肤过敏。第二，养护宜数见风日，小儿数见风日，能增强机体对气象变化的适应能力。近年研究表明，增加户外活动可使周围血管扩张、循环加快，增强机体的心肺功能，促进皮肤合成维生素 D_3，从而有效预防佝偻病、性早熟、呼吸道疾病、儿童孤独症及小儿近视，又可促进小儿智力发育。但考虑到紫外线对儿童皮肤的损伤，目前不建议 6 个月以下婴儿在阳光下直晒。第三，衣着应适当增减，不可过暖，秋始薄衣，循序渐进，逐渐适应环境变化。冬天宜穿两件薄短袄，一套下装，过暖则导致汗出虚损，但在春夏两季不可卒减衣服以免感受风寒，凡此总总皆为薄衣之法的要领。此外，《小儿病源方论》认为薄衣还当注意宜使"背暖""肚暖、头凉"。背为五脏六腑之俞，若背部衣着过薄，风寒侵袭易致肺卫受寒；腹为脾胃所在，腹部受凉，易致脾胃虚寒；头为诸阳之会，头部过暖，易致头疮目疾。作者创造性地提出薄衣理念，使过犹不及的养育思想深入人心，为小儿的日常调护指明方向，开创中医儿科保健薄衣淡食理念的先河，广被众多儿科古籍引述。

《备急千金要方》

原文摘录自《孙思邈医学全书》（胡国臣主编，中国中医药出版社 2015 年版）第 88~90 页。

初生出腹

论曰：小儿初生，先以绵裹指，拭⁽¹⁾儿口中及舌上青泥恶血⁽²⁾，此为之玉衡（一作衔）。若不急拭，啼声一发，即入腹成百病矣。

【注释】

（1）拭：揩、擦。

（2）青泥恶血：指污秽不洁的液汁。

【按语】

新生儿娩出后应迅速清理口腔，保证呼吸道通畅。此为小儿初生养护第一要法。新生儿拭口与解毒是历代医家非常重视的常规护理方法，历代儿科著作均有记载。拭口这种清洁口腔的方法在今天的临床中依旧有实用意义。胎毒学说是中医儿科病因学中的重要理论，古代医家擅长用多种药物辨体施治、针对性地解除胎毒、预防疾病，但如今临床很少应用。

儿生落地不作声者，取暖水一器灌之，须臾当啼。儿生不作声者，此由难产少气故也。可取儿脐带向身却捋之，令气入腹，仍呵之至百度，啼声自发。亦可以葱白徐徐鞭之，即啼。

儿亦生，即当举之。举之迟晚，则令中寒，腹内雷鸣。乃先浴之，然后断脐。不得以刀子割之，须令人隔单衣物咬断，兼将暖气呵七遍，然后缠结。所留脐带，令至儿足跌⁽¹⁾上。短则中寒，令儿腹中不调，常下痢。若先断脐，然后浴者，则脐中水，中水则发腹痛。其脐断讫⁽²⁾，连脐带中多有虫，宜急剔拨去之。不尔，入儿腹成疾。断儿脐者，当令长六寸，长则伤肌，短则伤脏。不以时断，若捋汁不尽，则令暖气渐微，自生寒，令儿脐风。

【注释】

（1）足跌（fū）：足背。

（2）讫（qì）：完结，终了。

【按语】

初生儿落地不哭泣则肺部不能张开，会导致新生儿出现缺血缺氧等疾病，故古人会采取保暖、呵气、灌暖水、捋脐带、葱白鞭打等方式令小儿哭泣。

今日看来，这些方法仍然简单实用，值得参考。

从孙思邈的断脐调护理念可以看出，早在唐代就已经形成了较为科学完善的断脐方法。孙氏认为断脐若不科学会导致中寒，特别是用刀子之类的冷兵器断脐更易中寒，故在断脐时主张呵气使脐带暖，或者避免断脐后洗浴，以免中寒、中水，引发脐风。孙思邈预防中寒的理念体现在断脐的全过程，与西医学预防感染的理念一致，可见唐代以前的医家就对脐风的病因病机有了深入的认识。

生儿宜用其父旧衣裹之，生女宜用其母故衣，皆勿用新帛为善，不可令衣过厚，令儿伤皮肤，害血脉，发杂疮而黄，儿衣绵帛，特忌厚热，慎之慎之。凡小儿始生，肌肤未成，不可暖衣，暖衣则令筋骨缓弱，宜时见风日[1]，若都不见风，则令肌肤脆软，便易中伤，皆当以故絮衣之，勿用新绵也。凡天和暖无风之时，令母将儿于日中嬉戏，数见风日，则血凝气刚，肌肉牢密，堪耐风寒，不致疾病。若常藏在帏帐之中，重衣温暖，譬犹阴地之草木，不见风日，软脆不堪风寒也。

【注释】

（1）日：原脱，据《千金翼方·卷十一·养小儿》《外台秘要·卷三十五·儿初生将息法》补。

【按语】

本段主要论述衣物。衣物的选择以旧衣为优。旧衣一方面不易引起小儿过敏，另一方面不至于太暖，引起小儿汗出过多。小儿皮肤疏薄，若汗出过多，易引发湿疹、痱子等疾患，日久会导致感染形成脓疱疮等，故孙氏说衣儿过暖会"伤皮肤、血脉，发杂疮而黄"。作者进一步阐释了小儿如果穿衣过厚，还会导致筋骨柔弱，容易感冒，在无风天暖之时，多外出活动嬉戏，接受太阳、风气的沐浴，有助于小儿免疫力的增强，可见穿旧衣故絮的好处是多方面的。作者还用"阴地草木"比作久养于温室的小儿，阴地草木不见风日，久则柔嫩易损、不堪风雨。同理，父母爱子心切，重衣温暖，谨养于温室，不外出活动，则肌肉疏薄，气血不固，而体弱易感。此节内容表达了"天人一体"的养护观念，被后代医家广泛引述载录。

凡裹脐法，捶治白练[1]令柔软，方四寸，新绵厚半寸，与帛等合之，调其缓急，急则令儿吐呗[2]。儿生二十日，乃解视脐。若十许日儿怒啼，似衣中有刺者，此或脐燥，还刺其腹，当解之易衣更裹。裹脐时闭户下帐，燃火令帐中温暖，换衣亦然，仍以温粉[3]粉之，此谓冬时寒也。若不愈，烧绛帛[4]末粉之。若过一月，脐有汁不愈，烧虾蟆[5]灰粉之，日三四次。若脐中水及中冷，则令儿腹绞痛，天纠啼呼，面目青黑，此是中水之过，当灸粉絮以熨之，不时治护。脐至肿者当随轻重，重者便灸之，乃可至八九十壮，轻者脐不大肿，但出汁，时时啼呼者，捣当归末和胡粉敷之，灸絮日熨之，至百日愈，以啼呼止为候。若儿粪青[6]者冷也，与脐中水同。

【注释】

（1）白练：已炼制的白色熟绢。

（2）呗（xiàn）：不作呕而吐，亦泛指呕吐。

（3）温粉：孙思邈于温粉方中记载："煅牡蛎、生黄芪各三钱，粳米粉一两，共研细末，和匀，以稀疏绢包，缓缓扑于肌肤。"

（4）绛帛：白蚕丝织成巾为帛，帛染成深红色为绛帛，又称为"绯帛"。主恶疮，疔肿，毒肿，诸疮有根者，作膏用。又主儿初生脐未落时，肿痛水出，烧为末，细研傅之。(《〈本草拾遗〉辑释·虫鱼部卷第六》，陈藏器著，尚志钧辑释，安徽科学技术出版社 2002 年版，第 259 页)

（5）虾蟆：气味辛寒，有毒。主治邪气，破癥坚血，痈肿阴疮。《本经》下品有虾蟆，《本草别录》下品有蟾蜍，乃一类二种也，李时珍曰：古方多用虾蟆，今方多用蟾蜍，考二物功用亦不甚远。(《本草崇原》明·张志聪注，刘小平点校，中国中医药出版社 1992 年版，第 134 页。)

（6）粪青：孙本"青"作"清"。《千金翼方》作"尿清"。

【按语】

本节主要论述裹脐的内容及脐湿、脐疮的护理方法。初生儿由于腹壁肌肉嫩薄松弛、先天发育不全或者啼哭叫扰、屏气等导致脐部突出，孙氏提倡以半寸厚的新绵帛裹之，绵帛要以干净卫生柔软为良，松紧要适中，裹脐 20 天后可解开检查，其间，更要留心观察小儿脐部的变化，冬季裹脐要注意保暖、保持脐部干燥，可以"温粉""绛帛末"扑之。若1个月后，仍有脐部潮湿渗水现象，可以"烧虾蟆灰粉之"。脐部肿痛，辨证为寒证的，轻者"当归末和胡粉敷之"，重者可以用艾灸的方法，对初生儿脐部护理有极大的借鉴意义。

　　浴儿法：凡浴小儿，汤极须令冷热调和，冷热失所，令儿惊，亦致五脏疾也。凡儿冬不可久浴，浴久则伤寒。夏不可久浴，浴久则伤热。数浴背冷则发痫。若不浴，又令儿毛落。新生浴儿者，以猪胆[1]一枚，取汁投汤中以浴儿，终身不患疮疥。勿以杂水浴之。儿生三日，宜用桃根[2]汤浴，桃根、李根、梅根各二两，枝亦得，㕮咀之，以水三斗煮二十沸，去滓，浴儿良，去不祥，令儿终身无疮疥。治小儿惊，辟恶气，以金虎汤浴，金一斤，虎头骨一枚，以水三斗煮为汤浴。但须浴，即煮用之。

　　【注释】

　　（1）猪胆：味苦微咸，性寒，归肝、胆、肺、大肠经，有清热润燥、止咳平喘、解毒的功效。现代研究表明，猪胆汁有抗炎、抗过敏及抗病原微生物的作用。

　　（2）桃根：苦，平，无毒。有清热利湿、活血止痛、截疟杀虫之功。《本草纲目》云："梅，取根同桃、李根煮汤浴之，无疮热之患。"近代研究也发现桃树根具有良好的抗炎、抗肿瘤、抑菌、止血等作用，并可提高免疫力。

　　【按语】

　　本节主要论述了初生儿洗浴之法。初生儿洗浴要冷热调和，洗浴时长与次数要适度；冬夏季节不可久浴。书中给出两种常用的浴儿方：猪胆汁汤和桃根汤。对于小儿惊风，则提供了金虎汤浴儿的方法，但其临床价值有待研究。

《小儿药证直诀》

　　《小儿药证直诀》又名《钱氏小儿药证直诀》，共3卷，北宋钱乙撰，由钱氏门人阎孝忠编集而成，成书于公元1119年。本书是中国早期内容比较完整，并载有病案的儿科重要专著，建立了以五脏辨证为中心的儿科辨证方法，是中医儿科理论体系的奠基之作。原文摘自《小儿药证直诀》（钱乙著，阎孝忠编集，郭君双整理，人民卫生出版社 2006 年版）第 15 页。

初生吐下

初生下，拭掠儿口中秽恶不尽，咽入喉中故吐。凡初生，急须拭掠口中令净。若啼声一发，则咽下，多生诸病。

【按语】

初生儿出生后，口中会残留一些污秽不洁的分泌物，古代医家认为新生儿若咽下秽汁，会使小儿变生他疾。目前认为"秽恶"多来自降生过程中的"秽液""恶血"等，因此初生儿落地后要快速拭口，以免哭啼后秽物被咽下。

《太平圣惠方》

原文摘自《太平圣惠方》（王怀隐编，郑金生、汪惟刚、董志珍校点，人民卫生出版社 2016 年版）第 1776~1779 页。

小儿初生将护法

凡小儿新生，出胎，便以绵裹指，拭口中及舌上青泥及恶血。此谓之玉衔。若不急拭，啼声一发，即入腹成血病矣。

凡儿生，落地不作声者，取冷水一器灌之，须臾当自啼，及以葱白细鞭之，即啼。

凡儿已生，即当举[1]之。举之迟晚，则令寒中腹内雷鸣。仍先浴之，然后速断脐。不得以刀子割之，须令人隔单衣物咬断，兼将暖气呵七遍，然后缠结。所留脐带，当令长至儿足，若短即中寒，令儿腹中不调，当令下痢。若先断脐，然后浴者，则脐中水，中水则发腹痛。其脐断讫[2]，连脐带中多虫，宜急剔拔去之。不尔，入儿腹中生疾矣。又曰：粪青者，冷也，与中水同。此当令儿腹痛，大啼呼，面青黑，此是中水之过。当灸之，乃可至八九十壮。若轻者，不尔，脐大肿，但出汗，时时啼呼者，宜捣当归末傅之。灸绵絮日日熨之，或至百日乃愈，以啼呼止为候。

凡儿初生，不可温衣。温衣伤皮肤肌肉，害血脉，发诸疮而黄也。

凡小儿一期⁽³⁾之内，造儿衣裳，皆须用故绵及故帛为之，不得以绵衣盖于头面。冬天可以夹衣盖头，夏月宜用单衣，皆不得著面，及乳母口鼻吹着儿囟。凡绵衣不得太厚及用新绵，令儿壮热，或即发痛，特宜慎之也。

凡儿匍匐已后，逢物即吃，奶母虽细意，必亦不能尽觉。春夏必饮滞水冷物，至秋初便皆疾作。初则多啼不食，或好伏地，面色青黄，或时腹痛，既不解说，惟反拗多啼，或逢水浆便吃，不可制止，或睡中惊啼，或大便秘涩，常人唯知与红雪钩藤饮子，此二药终日在口，然自不见其效。况腹中滞结已多，冷热冲击颇久，二药何能排去之？所以得秋气风吹着背心脚心，便得疟痢。庸医与冷药则肠滑不禁，与涩药则气壅不行，伤损脏腑，益令不食，遂使虚热冲上，面黄发焦，滞恶在内，手足如火，自然风水横溢，四肢便肿。如此将养，十无一存，但没经春秋，不问有病无病，便须与四味引子，多不三四剂，即万一康强也。

【注释】

（1）举：此指倒置，提起。

（2）讫（qì）：完结，终了。

（3）期（jī）：周年。

【按语】

本段摘录主要涉及初生拭口、断脐、衣儿及小儿出生后的饮食卫生。初生拭口、断脐、衣儿是在《备急千金要方》等前人经验基础上的继承与发扬，与孙思邈的论述基本相同，着重论述断脐要注意卫生，断脐之前要洗浴，断脐时不可用利刃切割，要隔衣物用牙齿咬断，断脐后不可洗浴，要保证脐部的清洁干燥，避免脐风、脐疮、脐湿的发生。若小儿因污水感染腹部疼痛、面色青黑、哭闹不止，轻者以当归末敷之，重者以灸法温之。断脐方的应用暗含着预防感染、保持脐部卫生清洁的理念。小儿一般在8个月时就会爬行，爬行之后，小儿会逢物便吃，误食地上不洁之物，久则易致小儿脾胃虚弱，引发积滞、疳热等疾病。可见在唐朝时古人已经认识到了饮食卫生的重要性，饮食不洁易致小儿脾胃受损，旁生他患。

初生儿防撮口着噤及鹅口重腭法

凡初生儿须防三病：一曰撮口[1]，二曰着噤[2]，三曰脐风[3]，皆是急病。就中撮口、着噤尤甚，过一腊方免此厄。但看面赤喘急，啼声不出者，是撮口。状候已重，善救疗者十不得四五。若牙关紧急，吃乳不稳，啼声渐小，口吐涎沫，是着噤。常人见大小便皆通，以为冷热所得，殊不知病在喉舌之间，据状亦极重矣，善救疗者十不得三四。但依将护法，防于事先，则必无此患。又有鹅口、重腭、重龂[4]、悬痈等病，但依方疗之则差[5]，皆不至损儿也。

凡儿初饮乳后，以发缠指，沾清水点拭了，看齿根上有黄筋两条，便以苇刀子割断，点猪乳便差。如儿口难开，但先点猪乳自开。凡取猪乳，须令猪儿饮母，次便提猪儿后脚起离乳，急捋之即得，空捋无由得汁。又看儿上腭有白点子，火急以指甲刮却，仍烧胡粉纸烛子焌之，则差。又但觉乳不稳，壮热，颜色赤，鼻黄，即是着噤。急取竹沥半合，和少许牛黄与吃。其牙开有虫似蜗牛，又似黄头白蜂螺，当时取猪肉薄切拭之，虫即消尽，并拭齿及两颊。

又儿生一宿，抱近明无风处，看脐上有赤脉直上者，当时于脉尽头灸三壮，赤散无患矣。

又亦觉割断赤脉，或刮却上腭白，焌[6]了，取雀儿饭瓮子[7]并虫。细研和奶汁，绵滤，点口中及涂两颊齿龂、上腭、舌上下。更无虑矣。又亦绷儿[8]吃生甘草后，暖水浸少韭子汁[9]，涂儿口唇上，干又涂，十数度止，必不得令入口中。

又用新乌驴粪[10]，捩[11]取汁涂口中，咽亦无妨。

又用川椒一大两，溲面裹为三角禽样，烧令黄熟，以绵盖儿口，掐去尖，如箸头许大，使椒气入口即效。如未觉，即可作两三枚，各用一角，气力即盛。

【注释】

（1）撮口：中医学病症名。指口唇收缩撮起，不能吮乳。多出现于初生小儿所患的脐风、惊风等病。

（2）着噤：脐风三大症之一。又名噤风。以牙关紧闭，口开不闭为主症。

（3）脐风：新生儿破伤风。以新生儿唇青口撮，牙关紧闭，苦笑面容，全身强直性痉挛抽搐为主要表现，出自《备急千金要方》卷五。又名风噤、风搐、噤风、马牙风、初生口噤、四六风、七日风。

（4）齗（yín）：同"龈"，牙根肉。

（5）差（chài）：同"瘥"，病愈的意思。

（6）焌（qū）：火烧。

（7）雀儿饭瓮子：又名躁舍、蛄蟖房、雀儿饭瓮、载毛虫窠、棘刚子、天浆子，为刺蛾科动物黄刺蛾的虫茧。味甘、平，具有息风止痉、解毒消肿之功。常用于小儿惊风、脐风、癫痫、乳蛾肿痛等症。

（8）褓儿：其下当有"袍"字。褓袍即小儿初生断脐后，穿衣打包的过程，此处代指小儿初生。

（9）韭子汁：韭子治梦中遗精，溺白，暖腰膝，祛鬼交。补肝及命门，治小便频数遗尿，女子白淫白带。研末，治白痢，白糖拌；赤痢，黑糖拌。陈米饮下，神效（《食物本草》郭君双等点校，人民卫生出版社，2018 年版，第 130 页）。古代医家也有用韭汁法治疗小儿胎毒，如《大观证类本草》注萧炳云：小儿初生，与韭根汁灌之，令无病。《本草食疗》曰：初生孩子可捣韭根汁灌之，即吐出胸中恶血，用无病（《幼幼新书》刘昉著，白极校注，中国医药科技出版社 2011 年版，第 64 页）。

（10）驴粪：绞汁，主心腹疼痛，诸疰忤（《食物本草》郭君双等点校，人民卫生出版社 2018 年版，第 330 页）。

（11）捩（liè）：扭转。

【按语】

本节论述了新生儿的三大急症：撮口、着噤、脐风，属于西医学的新生儿破伤风、新生儿感染等范畴。此证较为危重紧急，且死亡率较高，当时医疗情况下"救疗者十不得三四"，其发生与断脐护理不当等关系紧密，此病预防重于治疗，脐部护理是关键。

新生儿齿龈部位和腭中线部位散在、黄白色、碎米大小的隆起颗粒为"马牙"。西医学认为其是上皮细胞堆积和黏液腺分泌物积留所致，称此为新生儿特殊的生理现象，出生后数周至数月可自行消失，不影响小儿健康，不必刮割。而且随着卫生条件的发展和抗生素的应用，因脐部护理不当导致此类疾病发生的机会也大大减少，故运用此法预防初生儿撮口噤及鹅口疮等，已不再实用。

《幼幼新书》

原文摘自《幼幼新书》（刘昉著，白极校注，中国医药科技出版社 2011 年版）第 54~66 页。

小儿初生将护法

《婴孺》[1]论：凡儿所以风者，衣暖汗出，风因而入也。

张涣[2]论：婴儿生后两盈月，即目瞳子成，能笑识人。乳母不得令生人抱之，及不令见非常之物。百晬任脉生，能反复，乳母当存节喜怒，适其寒温。半晬尻骨已成，乳母当教儿学坐。二百日外掌骨成，乳母当教儿地上匍匐。三百日膑骨成，乳母当教儿独立。周晬膝骨已成，乳母当教儿行步。上件并是定法，盖世之人不能如法存节，往往抱儿过时，损伤筋骨，切宜慎之为吉。

张涣论：婴儿冬月，但当着夹衣及衲衣之类，极寒即渐加以旧绵。人家多爱子，乃以绵衣过厚，适所以为害也。

张涣论：婴儿须看禀受，南北之殊，用药盖地土寒温不同，此古人之最为慎也。

《婴童宝鉴》论：孩子春勿覆顶裹足，致阳气亡出，故多发热。衣物夜露，多生天瘹。三岁之中，勿太饱，勿太饥，卧须覆肚，食须饮水浆。若能如此者，则子少患而无天伤矣。

《万全方》论：田舍妇人产育，皆不知小儿初生将护之法，所养有绝无他疾者。譬之凡草凡木生于深山大泽之中，容易合抱。至于奇材异果，纵加倍壅，间有不秀实者，此岂贵贱之理有异哉？盖天之于物，出于自然。古人亦云：小儿始生，肌肉未成，不可暖衣，即令筋骨缓弱。宜见风日，若都不见风日，即令肌肤脆软，便易伤损。皆以絮着衣，内勿用新绵。天气和暖无风之时，令乳母抱儿日中嬉戏，数见风日，即血凝气刚，肌肉硬密，堪耐风寒。以田舍小儿较之，此说尤长。

【注释】

（1）《婴孺方》《婴童宝鉴》：宋代医书，皆佚，作者不详。

（2）张涣：宋代医家，里籍欠详。世代业医，以小儿科见长，至涣医术益精。后因治愈徽宗太子之痫疾而授翰林医正。尝著《小儿医方妙选》，一作《张涣编总方》，书中收方四百二十首。均已亡佚，但在《幼幼新书》中保存下来。

【按语】

本节摘录内容涉及小儿寒热、饥饱及用药的调摄。首先论述了小儿寒热调摄要顺应自然，穿衣不苛求过暖，以免汗出表虚，感受风邪。春天不可覆顶裹足，以免汗出损阳。衣物不可在夜间晾干，以免感受寒凉之气，致使阴寒之气侵袭小儿而引发疾病。冬季寒冷时要渐添衣物，以夹衣或者衲衣最好，不可过用新棉。论及饥饱调摄时，3岁以下小儿不可过饱，也不要过饥，干湿配合更有助于消化，小儿自然脾健体强。在小儿用药方面，南北之地风土寒热各不相同，要谨察小儿体质禀赋，辨体用药，不可一概用之。可见小儿养护应有节、有时，寒热调摄应顺应四时，饥饱调摄应顺应小儿脾胃之性，用药调摄应顺应小儿禀赋体质。在小儿养护各个方面皆有节、有度，父母医家应灵活变通，仔细参详。

浴儿法第八

《婴孺》治儿生一月至五月，乍寒乍热。柳枝汤浴方，上以柳枝不限多少，煮汤浴之；若渴，取冬瓜汁饮之。

《婴孺》凡常浴儿不疗病，只取桃柳心各七个，并水少许，清浆水[1]、盐各少许，浴之大良。浴了以粉粉之，不怕风，又散气除邪，惟不用频浴，频浴引冷发痫。

《婴童宝鉴》诸小儿浴法。凡浴汤用猪胆则疮疥不生。用金银、虎头骨、麝香、丹砂煎汤则避恶气。客忤惊痫，用李叶、桃叶、楮叶、梅叶根等煎汤，则解体热温壮之患。

《婴童宝鉴》浴汤方。

金银、虎头骨、桃奴⁽²⁾、丹砂、雄黄。

上煎浴儿，退惊辟邪气。煎汤沐发，则令润黑无垢。

《婴童宝鉴》煎汤浴儿退热。

萹蓄、胡麻叶、白芷、藁本、蛇床子。

《婴童宝鉴》煎汤浴儿退风。

猪胆、苦参、防己、黄连、甘草、白及、藁本、杉柏、枫叶。

《婴童宝鉴》煎汤浴儿治疮。

大麻仁、零陵香、丁香、桑椹、藁本。

《庄氏家传》浴小儿五根汤。

桃根、柳根、楝根⁽³⁾、桑根、槐根。

上等分锉，或各以枝亦得，加豉为汤浴儿妙。仍以光粉和蚌粉扑身，辟邪，吉。

《庄氏家传》云：寻常浴汤煎熟，入少许清浆水、盐一捻。浴讫以粉磨，既不畏风，又引散诸药。

【注释】

（1）清浆水：争议较多。有人考证清浆水系由小麦面团在清水中反复漂洗，并将面中丝筋尽抓挪出而成。具有健脾益气、养阴除烦、清热止渴之效。

（2）桃奴：本品为蔷薇科植物桃自落的幼果。夏初拣落地的幼果，晒干。有止痛、止汗的功能，用于胃痛、疝痛、盗汗等病症。

（3）楝根：苦楝根，苦、寒、有毒，有杀虫疗癣之功效。

【按语】

本段摘录主要介绍一些浴儿经验方。古代医家认为可以通过洗浴的方式来防病治病。在春季（一月至五月）选用柳枝汤、桃柳心、清浆水、盐等，可保小儿康健；用猪胆汁浴可防疮疖；用李叶、桃叶等浴可解热；用金银、虎头骨、桃奴等沐浴可退惊；用荊、葱、胡麻叶等沐浴可退热，用桃根、柳根、桑根等洗浴可辟邪。故不同的病症选取不同的洗浴方药，体现了浴儿的科学性及合理性。

拭儿口法

《小儿集验方》云：小儿初生，每日以井华水[(1)]或微温水，将洁净旧软帕子裹乳母手指，蘸水撩拭小儿口中，因而捺[(2)]舌及两颊，令稍宽舒，即不生口噤、积热、风疾等病。京畿与山东人多能之，谓之捺儿口。拭毕，仍用少研细入麝[(3)]者，干坏子胭脂涂口中，令儿美乳食。

《小儿集验方》云：东平有一老妪，善与小儿拭口，使不生炼银。云：小儿上下唇与齿断相连处，皆有一筋牵引，若上唇筋紧，即生上炼；下唇筋紧，即生下炼。上炼生疮满头，或生眉间，如有癣状。瘙痒不已，时复流出黄汁，汁至处又生疮。若下炼则起腰背，渐至四肢，亦如癣状，亦瘙痒黄汁不已。若疾盛不治，或头面上下相通，累年不较。又咬折，或成大疾。惟是每日早晨取温水一盏，令其乳母以故软洁净帕子包手第一指，蘸温水拭儿口，水中渲下。又拭又捺，使儿口中净，及捺上下筋，令宽舒，即小儿自美乳食，诸疾不生。亦云：永无炼银，惟使筋宽舒是法。京畿见小儿失捺，变为口噤不吃奶，或不解捺而生炼银者，不可胜数。

【注释】

（1）井华水：井水，平旦首汲为"井华"。味甘，平，无毒。主酒后热痢，洗目中肤翳（《食物本草》郭君双等点校，人民卫生出版社 2018 年版，第 19 页）。有安神、镇静、清热、助阴之效。

（2）捺：按，摁。

（3）麝：味辛温，无毒，主辟恶气，杀鬼精物，去三虫蛊毒，温疟痫痓（《食物本草》郭君双等点校，人民卫生出版社 2018 年版，第 348 页）。

【按语】

《备急千金要方》及《太平圣惠方》中均有介绍拭儿口法的内容。本段主要选取《小儿集验方》的内容，在前代医家的基础方法上又得以发挥。古人发现很多初生儿易患口噤、积热及风疾之证，用洁净软帕包裹手指按摩小儿舌与两颊，使两颊和舌肌肉舒缓，也叫作"捵儿口"，按摩过后用麝香及胭脂清洁口腔，还能令儿胃口开。仔细想来这也是小儿推拿的一种，只是推拿部位在口腔肌肉，尤当注意口腔卫生与手法力度。

下段主要论述了拭口法对小儿皮肤病的预防。上下唇系带为任督二脉循行处，古人认为拭捵两处可使小儿气血通达，不患"炼银"之病。据文中描述，炼银之病多属"湿疹"范畴，拭捵上唇筋，防治上炼，拭捵下唇筋，防治下炼。可见按摩上下唇系带，使之宽缓舒畅，并保持口腔清洁，有开胃健脾、行气活血的作用，值得借鉴。

断脐法

《婴童宝鉴》论小儿断脐云：凡小儿生下可先浴而后断脐，及可以衣衬而口啮之，不然则刀断。如刀断者，则以剪刀先于怀中厌令暖方用。又断之则脐带不可令长，只如子足长短，短即中寒而伤脏，长即伤肤。先断而后洗，即令水入脐中，孩子多天瘹痛苦，啼叫面青黑，为中水患也。脐若短即腹中不调常下痢，有中寒之患。其脐不可伤动，伤动即令久不干，如不干即伤外风，伤外风即口噤，小儿不可救也。

《秘要指迷》论曰：婴儿初生剪去脐带，切令剪刀暖，不可伤冷及外风所侵。

【按语】

古代医家特别注重对小儿脐部的养护，历代医家也积累了丰富的经验和方法，主要包括断脐法、灸脐法及裹脐法等。此段介绍了断脐的注意事项，包括断脐要先浴而后断脐，断脐时刀具应先于怀中取温，以免腹部中寒，与西医学的高温杀菌等无菌观念有相似之处。还特别强调脐部应保持清洁干燥，勿有损伤，以免外风侵袭引起小儿破伤风。可见宋代之前古人已经形成了较为成熟的断脐方法，为后人提供了宝贵的经验。

灸脐法

《圣惠》云：小儿生下一宿，抱近明无风处，看脐上有赤脉直上者，当时于脉尽头灸三壮，赤散无患矣。

湖南检法王时发传：吾家虽大族，独有本房儿女，自来少虚弱、腹痛、下痢之人，往往气壮无病。盖数世以来，男女初生方断脐时，于所留脐带上常当灸处，灸大艾炷三十余壮，所以强盛如此。

【按语】

本节论述了灸脐法的适应证和好处，灸脐法需用在"脐上有赤脉直上者"。作者运用一个案例说明灸脐法可使小儿体质强壮，少生疾患。在临床中有借鉴意义。

剃头法

京畿初剃头不择日，皆于满月日剃之。盖风俗所尚。前此产妇未得出房，满月即与儿俱出，以谓胎发秽恶，多触神灶，小儿不安，故此日必剃头而出。剃头于温暖避风处剃之。剃后须以生油、杏仁、腻粉头上捺[(1)]之，以避风邪。其后小儿剃头，亦宜用此。

【注释】

（1）捺（nà）：用手按，抑制，引申为涂擦。

【按语】

剃头法应依照风俗选择满月时剃头，须在温暖避风处，剃后须在头部涂搽生油、杏仁、腻粉，以避免风邪侵袭。

《小儿卫生总微论方》

原文摘自《小儿卫生总微论方》（不详撰者，吴康健点校，人民卫生出版社1990年版）卷一第3~6页、卷二第39~41页。

初生论

儿才生出母腹中，急当举之，便以绵絮包裹，抱大人怀温暖，虽暑月，亦不可遽去绵絮，须渐渐减去之，盖乍出母腹中，不可令冒寒也；又急以绵裹手指，揩拭儿口、眼中及周遭秽血，皆令尽净，不可令入口眼也，若举迟，失于包裹，则令儿中寒，若秽血得入口眼，则令儿生病。

【按语】

由于新生儿体温调节中枢尚未发育完全，皮下脂肪较薄，体表面积相对较大，新生儿维持体温恒定的能力较差，为避免新生儿硬肿、肺炎等疾病的发生，应在出生后立即予以棉絮保温。棉裹手指、揩拭小儿口眼等做法体现了古人的无菌观念，反映出古人对初生儿脏腑娇嫩的深刻认识，也体现了古代医家对初生儿的细心照料。

回气论

儿才生出母腹中，哭声迟者，急以葱白细鞭其背，呼父小名，即啼；又儿才生下，气欲绝，不能啼者，必是难产或冒寒所致，急以绵絮包裹其儿，顿放大人怀中温暖，若已包裹，须更添之，令极温暖；且未得断脐，将胞衣[(1)]置灰火上烧之，仍捻大纸。却盛蘸油点着，于脐带上往来遍燎之，以脐带连脐，得火气由脐入腹故也，更以热醋汤拎洗脐带，须臾则气回啼哭，然后如常洗浴断脐，此法甚良，救者甚多。

【注释】

（1）胞衣：胎盘，在中医中可作为一味中药，称为紫河车，又叫胎衣、衣胞、胞衣、胎膜等。性味甘、咸、温，入肺、心、肾经，有补肾益精、益气养血之功。

【按语】

本节介绍了新生儿窒息抢救的方案。古代医家把新生儿出生后不呼吸、不啼哭的现象称为"闷脐生"或者"瘖生"，西医学称之为新生儿窒息。考虑新生儿窒息可能是由难产或者冒寒导致，与新生儿缺氧缺血有关。窒息抢救首先当用保暖的方式改善循环，强调要"极温暖"。儿未啼时不可断脐，可选择把胞衣置于灰火之上烘烤，并做成捻纸，蘸油点着，于脐带处熏燎，并用热醋挼洗脐带，以回阳救逆。短短数语阐述了抢救的关键步骤，颇具实用价值。在病情急迫的情况下，用胞衣做成捻纸熏燎，这与通过艾灸温通阳气、回厥救逆之法有异曲同工之妙。用热醋挼洗更体现了消毒理念，但用胞衣熏燎的功效有待研究。作者称赞此法甚良，救者甚多，可见此法可信度很高。此节在《婴童类萃·初诞论》《万氏家藏育婴秘诀·回气捷法》中均有摘录。

洗浴论

儿才生下，须先洗浴，以涤荡污秽，然后乃可断脐也；若先断脐，则浴水入脐而为脐疮等病，及浴水须入药预先煎下，以瓶贮顿，临时炊暖用之，不犯生水即佳，并以后浴之，亦用药煎汤，今具煎汤用药下项，用猪胆汁汤浴儿，则不患疮癣，皮肤滑泽；用金银、虎骨、丹砂煎汤，则辟邪恶，去惊（单用虎骨亦得）；用李叶切半升煎汤，则解肌热，去温壮；用白芷二两、苦参三两，锉碎煎汤，则去诸风；用蒴、葱白、胡麻叶、白芷、藁本、蛇床子煎汤，退热；用苦参、黄连、猪胆、白及、杉叶、柏叶、枫叶煎汤，去风；用大麻仁、零陵香、丁香、桑葚、藁本煎汤，治诸疮；用金银、桃奴[1]、雄黄丹、砂煎汤，则辟邪除惊；用益母草煎汤，治疥癣诸疮；凡煎汤，每用水一斗，入药煎至七升，去滓，适寒温用之；冬不可太热，夏不可令冷，须调停得宜，乃可用之；儿自生之后，须依时洗浴，以去垢污，又不可数数，若都不洗浴，则皮皱毛落，多生疮疥。凡洗浴时，于背上则微微少用水，余处任意，即不可极淋其背，亦不可久坐水中，则引惊作病，切须慎之，如常能根据法用之，令儿体滑舒畅，血脉通流，及长少病，无不验也。

【注释】

（1）桃奴：别录云是桃实着树经冬不落者，有解毒之功。

【按语】

本节所选用的洗浴方药与《幼幼新书·浴儿法》中的方药雷同，在此不赘述。文中主要讲述初生儿洗浴要注重时机、温度、次数和时长。婴儿出生后应先洗浴后断脐，以免浴水入脐，而且要在温暖无风处。浴水温度要适宜，应以温水为佳，冬不可太热，夏不可太冷。初生儿洗浴以祛垢污为佳，不可频频洗浴。而且洗浴时应微微用水，不可急淋其背，也不可久坐水中，以免感受病邪，引起他患。可见小儿洗浴仍遵守"过犹不及"的理念。

慎护论

凡乳母慎护养儿，乳哺欲其有节，襁褓欲其有宜，达其饥饱，察其强弱，适其浓薄，循其寒煖，盖自有道，不可不知也。凡儿自初生至盈月，宜常常时取猪乳汁滴儿口中，令咽，最为佳妙，又以珍珠末一大豆许，用蜜一蚬壳和之，分三次或四次，每十日内外与一次，涂儿口中，安心神，镇魂魄。凡儿生肌肉未成，不可与暖浓新绵之衣，当与故絮帛薄衣，若与新绵浓暖，则蒸煖生热，筋骨缓弱，故《圣济经》云：襁褓者衣欲旧帛，绵欲故絮，非乃恶于新煖，亦资父母之余气，以致养焉。凡乳母，若遇天和无风之时，当抱儿在日中嬉戏，使数见风日，则血凝气刚，肌肉硬密，堪耐风寒。若藏帏帐之内，重衣温暖，譬如阴地草木，不见风日，则脆软不任，易为伤损。故《圣济经》言：重衣温浓，帏帐周密，宜与减损。甚则伤皮肤，害血脉，是生多疾也。凡儿常令薄衣，虽冬月，但令着两夹衣，及衲衣之类，若极寒，即渐加旧絮衣，人家多务爱惜，乃以新绵浓衣，温养过宜，适以为害，薄衣之法，当从秋习之，若至来春稍暖，须渐减其衣，不可便行卒减，恐令儿伤中风寒。凡儿于冬月，须着帽项之衣，夏月须着背褡，及于当脊，更衬缀一重，以防风寒所干，谓诸脏之俞，皆在于背故也。又常令乳母，每日三时，摸儿项后筋两辕之间，名曰风池；若热，即须熨之，令微汗则愈。谚云：戒养小儿，慎护风池者是也。凡儿于春时，不可覆头裹足，致阳气不得出泄，则发热矣。凡儿常当看觑⁽¹⁾消息⁽²⁾，无令身体有汗，若汗出则致腠理虚，而易受风寒。昼夜寤寐，皆当慎之。须审天气冷暖，衣服浓薄。

【注释】

（1）看觑：看顾，照料。

（2）消息：征兆，端倪。

【按语】

本段较全面总结了前代医家的养护鞠育方法与理念，认为小儿养护要审慎细辨。物各有性，事各有理，了然小儿养护各个方面的事理是作为父母、医者的必备素养。本节内容涉及初生儿穿衣、用药等方面，强调了穿衣要循其寒燠，适其浓薄，襁褓有宜；用药察其强弱，精准及时。若爱惜过当，过饱过暖，反致婴儿脾胃虚弱、体质低下、平生多病。文中提到初生小儿应"常常与猪乳口服，最为绝妙"和"与珍珠末和蜜口服镇精神、安魂魄"等内容，仍需进一步探析研究。

《活幼口议》

原文摘自《活幼口议》（演山省翁著，陈玉鹏校注，中国中医药出版社2015年版）第1页。

撮　要

乳母常须养其血，和其气，乐以忘忧，使乳汁温平，纵儿疾作，自安平过半矣。

婴儿平常无病，不必服药饵，恐遇疾不即为效。

初生儿必忌外客所触，庶免致客忤热[1]，古人所以忌客一腊[2]。

儿孩不宜食肉太早，伤及脾胃，免致虫积、疳积。

儿孩变蒸作热，非谓其病，虽不药自愈。

小儿受病在脐，有自愈者，故先贤惟理其脏，未言其腑，腑阳脏阴，如麻子一证，乃是腑病。

小儿颅囟未合，乃气虚所致，勿视为寻常。

儿生谷道无穿，多至不救，药无速验，必假物透以通之。

惊风发搐、手足不定执捉，恐风痫逆入经络，废害肢体。

小儿毋容入神庙中，恐神情闪烁，必生怖畏。

小儿笑极与和，哭极与乐，睡思既浓，毋使咀[3]嚼。

儿患吐泻，女吐男泻，是为急证，吐泻不止，脾虚风即生，急宜疗之。

儿患疮疹，发惊不可下惊药，有热不可用退热药，有汗不可止汗，或吐不可理吐，或下亦有可不可。

儿患鼻孔黑如煤，耳轮廓焦黑，目翻指甲黑，作鸦声，或吼叫数声，及手寻父娘衣，皆无可治疗。

药忌：脑麝⁽⁴⁾、腻粉⁽⁵⁾、水银及用针艾，尤忌砒毒，皆不可轻用。

食忌：甜⁽⁶⁾成疳，饱伤气，冷成积，肥生痰，如焦苦辛辣馊酸，恐毒，尤不可食。

【注释】

（1）客忤（wǔ）热：此指外客所带来的致病邪热。忤，背犯，违反之意。

（2）一腊：宋代民间风俗，生子七日为一腊，有一腊、二腊、三腊、满月等说法。

（3）咀：原作"吐"，据明抄本、类聚本改。

（4）脑麝：龙脑与麝香的并称。亦泛指此类香料。

（5）腻粉：亦名汞粉、轻粉。由水银、白矾、食盐合炼而成。

（6）甜：原作"刮"，据明抄本、日抄本改。

【按语】

"撮要"即有摘取要点之义，简明扼要地讲初生儿养护的要点，阐述内容简单全面，有述前人之所未言之处，涉及很多父母容易忽略的细节。小儿初生神气怯弱，精神未全，要避免外界的强烈刺激，忌见外客；哺乳时乳母应养血和气、调摄精神；小儿饮食不可肥甘生冷，勿要进肉食太早，五味不可偏嗜过极，而且适量进食，切忌过饱，否则皆易损伤脾胃；婴儿无疾时勿轻率用药，谨忌脑麝、轻粉、水银、针灸之类，尤忌砒霜；囟门迟闭为气虚，不可忽视；肛门闭锁，需以物通透之；疮疹发惊、发热、发汗、呕吐时不可见惊止惊、见热退热、见汗止汗、见吐止吐；对于惊风发搐、小儿吐泻要明辨轻重缓急……这在当时的小儿养护中极具指导意义。

《泰定养生主论》

原文摘自《泰定养生主论》新注（王珪著，沈澍农、李珊丽校注，人民卫生出版社2017年版）第10~11页。

论婴幼

婴儿初生，车篮褓襁，各随风俗。大概厥初下地之时，勿待其出声，急以帛裹指，展去舌上青泥恶血。用手一迟，啼声一出，即入腹中，斯为患矣。如下地少顷，不能出声者，急以温水一口许灌之，即能啼也。久不出声者，以其脐带倒捋元气入腹，仍以口频频进气于儿口中，则自能啼也。先洗后断脐，则不伤水生病。脐带留长一寸，长则伤肌，短则伤脏。捋汁不尽，则寒湿入腹，仍作脐风。衣勿新绵，暖则生风。其敛脐之法，宽急则中，常于无风处解开看觑[1]。未愈，烧绛帛灰敷之。一月外，脐上有汁并肿者，轻则当归末同韶粉[2]和敷，灸絮熨之，重则灸数壮。初断脐了绷毕，用甘草一小寸，煮汁一合许，用帛蘸与儿吮，约服一蚬壳许，得吐出恶心，则儿神气爽无病。一合服尽不吐，则胸中无恶物也。当先以菜叶包明净生硃[3]，于饭内蒸菜，熟为度，研极为末，当纵一豆许，蜜和令抹入口服之。口一次，三日止，服多则伤也。凡冬夏浴儿久，易伤寒热痛病等症，不浴亦不可。但初浴时，以猪胆汁一个入汤温浴之，则不生疥疮。次用桃李梅根或枝各二两许，哎咀[4]，煎汤浴之，则去不祥。富室能以金一斤，虎头骨一个，煎汤浴之，则压惊辟恶妙。儿初落地，浴罢脐带了毕，即看口中舌下并腭上两颊。但有白泡相连去处，即便用指摘[5]出恶汁，无令咽下为病，则无重舌语病。此其大略。

【注释】

（1）觑：细看。

（2）韶粉：即铅粉，白色粉末。又称胡粉、朝粉。古为辰州（今湖南省沅陵县）、韶州（今广东韶关）专造。明代宋应星《天工开物·胡粉》曰："此物因古辰郡诸郡专造，故曰留粉（俗称朝粉）。今则各省饶为之矣。其质入丹青，则白不减。擦妇人，能使本色转青。"俗称吴越者为官粉，韶州者为韶粉，辰州者为辰粉。

（3）生砵：指生朱砂。砵，亦作"朱"。

（4）㕮咀：古作"父且"，同"斧俎"，原指用刀斧类在砧板上将植物类药破碎为粗粒，后改为细切。

（5）摘：通"擿"。探取。

【按语】

本节主要论述了婴儿自落地后的养护措施，包括拭口、护脐、澡浴等注意事项。

《婴童百问》

《婴童百问》为明代鲁伯嗣所撰的儿科著作，全书共分十卷，约刊于 15 世纪（明初）。本书将有关婴幼儿的初生养护及病候诊治等列为 100 个问题予以阐述。对于多种儿科病证的致病原因及治法方药等论述尤详。其中卷一涉及小儿初诞法及护养法，作者能融会众说，自成一家而多创见。原文摘自《婴童百问》（鲁伯嗣撰，彭勃主编，人民卫生出版社 1961 年版）第 1~2 页。

护养法

巢氏云：小儿始生，肌肤未实，不可暖衣[1]，暖甚则令筋骨缓弱；宜频见风日，若不见风日，则肌肤脆软，易得损伤。当以故絮[2]着衣，勿加新绵，天气和暖之时，抱出日中嬉戏，数见风日，则血凝气刚，肌肉硬密，可耐风寒，不致疾病；若藏于帷帐之内，重衣温暖，譬如阴地草木，不见风日，软脆不任风寒。又当薄衣，但令背暖，薄衣之法。当从秋习之，不可以春夏卒减其衣，否则令中风寒。所以从秋习之者，以渐稍寒，如此则必耐寒，冬月但着两薄襦[3]，可耐寒。若不忍见其寒，当略加耳。若爱而暖之，适所以害之也。又当消息，无令出汗，如汗出则表虚，风邪易入也。昼夜寤寐，常当慎之。其乳哺之法，亦当有节，不可过饱，或宿滞不化，当用消乳丸[4]化积温脾等剂治之。陈氏所谓忍三分寒，吃七分饱，频揉肚，少澡洗，及要背暖肚暖足暖，要头凉心胸凉，亦至论也。

【注释】

（1）暖衣：穿衣过暖。

（2）故絮：指旧的衣服。

（3）薄襦（rú）：薄的短袄。

（4）消乳丸：也叫消食丸，主治脾胃虚冷，宿食不消。处方：缩砂仁、陈皮、京三棱（煨）、蓬莪术（煨）、神曲（炒）、麦芽（炒）各半两，香附子（炒）一两。上为末，面糊丸如麻子大，食后白汤送下。

【按语】

本段论述小儿日常起居的注意事项。提倡小儿要时见风日，待天气和暖之日时常抱出嬉戏玩耍，可令筋骨强壮而耐风寒，不致疾病，穿以薄衣，切不可骤然加减衣物。哺乳之法也当有节度，不可过饱或难以消化，这与陈氏所提出的"忍三分寒，吃七分饱"相同，是值得提倡的护养之法。

《幼科类萃》

原文摘自《增订幼科类萃》（王銮著，何世英主编，人民军医出版社 2012 年版）第 6 页。

护养论

小儿生长，必欲人襁褓（1）之。襁褓之道，必须得宜。如春夏之月，乃万物生长之时，宜教令地卧，使之不逆生长之气；如秋冬之月，乃万物收藏之时，宜就温暖之处，使之不逆收藏之气。然后血凝气和，则百病无自而入矣。大抵衣不可太暖（2），暖则汗出表虚（3），风邪易入；乳不可太饱，饱则胃弱而易伤，积滞难化。

【注释】

（1）襁褓：指把婴儿包裹在小儿棉被之中。

（2）太暖：指穿衣过厚。

（3）表虚：证名，指外邪袭表，腠理不固，营卫之气不和所致的表证。《景岳全书·传忠录》曰："表虚者，或为多汗，或为肉战，或为怯寒。"如太阳病，头痛发热，汗出恶风，脉浮缓等。治宜解肌发表，用桂枝汤等方。慢性疾患之汗多证亦属表虚，证见汗出不止，怕风畏寒，精神倦怠，脉濡软无力。治宜益气固表止汗，用玉屏风散、牡蛎散等方。

【按语】

王銮认为小儿的生长发育与四时相应，因此调护也当顺应自然生长收藏的规律和温热寒凉的变化。研究表明小儿春夏季的生长速度较秋冬季快，春夏之月宜让其就地玩耍，以顺应春夏生长之气，秋冬之月应居处温暖之地，以应秋冬收藏之气，如此则血凝气和，体格坚实，百邪不侵。但衣着不可过暖，饮食不可饱，以避免汗出表虚和饮食内伤。《内经》云："饮食自倍，肠胃乃伤。"小儿脾胃功能尚未完善，饮食过饱即加重其消化负担，易形成积滞。

《景岳全书·小儿则》

《景岳全书·小儿则》为明代张景岳所作，主论小儿生理病理特点及小儿杂病（不包括麻、痘）的证治。内容涉及小儿常见病如惊风、吐泻、盗汗及麻疹、痘疮、斑疹的诊治、转归和护理等，并提出小儿"脏气清灵，随拨随应"的生理特点。原文摘自《景岳全书·小儿则》（张景岳编著，中国医药科技出版社 2017 年版）第 3 页。

总护养法[1]

巢氏[2]曰：小儿初生，肌肤未实，宜用旧絮护其背，不可太暖，更宜数见风日，则血气刚强，肌肉致密；若藏于重帏密室，或厚衣过暖，则筋骨软脆，不任风寒，多易致病。衣服当随寒热加减，但令背暖为佳，亦勿令出汗，恐表虚风邪易伤。乳哺亦不宜过饱，陈氏[3]所谓忍三分寒，吃七分饱，频揉肚，少洗澡，要肚暖头凉心胸凉，皆至论也。又须令乳母预慎六淫七情、厚味炙煿，则乳汁清宁，儿不致疾。否则阴阳偏胜，血气沸腾，乳汁败坏，必生诸病。若屡用药饵，则脏腑阴损，多变败证，可不慎欤？大抵保婴之法，未病则调和乳母，既病则审治婴儿，亦必兼治其母为善。

小儿饮食有任意偏好者，无不致病，所谓爽口味多终作疾也，极宜慎之。尝见王隐君曰：余幼时酷嗜甘饴，忽一日见饴⁽⁴⁾中有蚯蚓伸头而出，自此不敢食饴，至长始知长上⁽⁵⁾为之。此可为节戒之妙法。

【注释】

（1）护养法：此节上段出自明代医家薛铠的《保婴撮要》，略消乳丸一方。

（2）巢氏：指巢元方，隋代医家，撰《诸病源候论》。

（3）陈氏：指陈文中，宋代医家，撰《小儿病源方论》。

（4）饴（yí）：指饴糖，用麦芽制成的糖。

（5）长上：长辈。

【按语】

从作者引用巢元方的养护方法理念可以看出，张景岳仍把小儿数见风日、亲近自然为小儿养护的第一要法。其次则是注意护理脾胃，吃七分饱。张景岳仍强调乳母对哺乳期婴儿的身心健康有着重要影响。乳母的情志心态和日常饮食皆可影响乳汁的成分和分量，乳母的脾气秉性、乳汁的阴阳偏性会对乳下婴儿产生直接或者间接影响。故小儿未病要注重调理乳母，已病时在治疗婴儿的同时，兼治其母才是尽善之道。尾段作者还通过生动的亲身经历说明小儿饮食要平衡中和，切忌偏嗜，尤忌甘肥之品。正如《素问·五常政大论》所说："谷肉果菜，食养尽之。无使过之，伤其正也。"

《幼科折衷》

《幼科折衷》为明代秦昌遇所作。作者认为以往幼科诸方中的论治，或偏寒，或偏热，或喜补，或喜泻，遂取各家之长而弃其弊，故以"折衷"为书名。书中对小儿杂病的证治立论凡五十余篇，颇有独到见解。原文及部分注释摘自《幼科折衷》（秦昌遇著，李凌空校注，中国中医药出版社 2016 年版）第 1~2 页。

小儿食物所忌

初生脐带⁽¹⁾脱落，需浸透洗净，取置新瓦上，用炭火四围，烧至烟尽，放地上，用瓦盏之类盖之，存性，研为细末，预将朱砂透明者为极细末，水飞过。脐带若有五分重，朱砂用二分五厘；生地黄、当归身煎浓汁一二蚬壳，调和前二味，抹儿上腭间及乳母乳头上，一日之内晚至昼，次日大便遗下秽污浊垢之物，终身永无疮疹及诸疾，生一子则实一子，十分至妙法也。古庙凶祠不可入，入之则神惊；狂禽异兽不可戏，戏之则神恐；斗争之处不可近，近之则心偏；枯木大树之下不可息，防久阴之气触入。

【注释】

（1）脐带：别名坎气（《本草从新》）。甘、咸，温。益肾，纳气，治虚劳羸弱，气血不足，肾虚喘咳。《本草纲目》说："解胎毒，敷脐疮。"《本草汇言》说："补肾命，解胎毒，化痘毒。"

【按语】

本节主要介绍了疮疹的预防。将脱落的脐带烘焙后与水飞过的朱砂研末混合，并与煎成浓汁的生地黄、当归身调和在一起，在一日之内涂抹于婴儿上腭及乳母乳头上，小儿舔食之后，次日会泻下污垢臭秽之物。秦氏认为此法可提高身体免疫力，预防疮疹。古代本草书籍中均记载脐带有补肾纳气之功，可解胎毒，预防疮疹诸疾。朱砂虽然有毒，但水飞后毒性减弱，且此法服药时间短、用量少，四药合用去秽强身，功效卓著，秦氏对此法甚为称赞。秦氏还强调要固护小儿神气，不可接近古庙凶祠、狂禽异兽和斗争之地，以免吓到小儿，使之心气胆怯。

初生护养

十月婴儿初孕育，肌肤未实阴未足。正当生下未啼时，急以拭去胎液毒。

黄连甘草朱蜜佳，免致班⁽¹⁾疮夭死速。五六日间脐未干，纵然炎热休频浴。但将故絮遮其身，下体单寒常露足⁽²⁾。见些风日有何妨，月里频啼才是福。胎热胎毒得以伸，热气随啼无蕴蓄。勿令⁽³⁾过爱勿置怀，免与新绵重被覆。昧者重绵尚恐寒，乳哺不离⁽⁴⁾犹恐哭。但见微风便感寒，才闻音响时惊愕。做出疾病不可言⁽⁵⁾，所以富儿多命促。吾尝谙此历验之，故此子孙多易鞠⁽⁶⁾。

【注释】

（1）班：通"斑"，杂色。《韩非子》曰："班白者不徒行。"

（2）下体单寒常露足：原作"下体单常寒露足"，据沪影清抄本乙正。

（3）勿令：原"勿"前脱"令"，据沪影清抄本乙正。

（4）离：原书漫漶不清，据沪影清抄本补。

（5）言：原书漫漶不清，据沪影清抄本补。

（6）鞠：养育、抚养。

【按语】

本段对于小儿初生护养做了简要的介绍和概括。首先强调小儿初生肌肤未实、脏腑娇嫩的体质特点。其次阐述了用拭口法拭去胎液之毒，以及用甘草黄连朱蜜祛除胎毒的方法。其次认为小儿脐未干时应当少洗澡，衣上应着故絮或者可适当露足不使体温过高等。最后秦昌遇提出，1个月以内的婴儿时常生理性哭泣，可以排出体内郁结热气，使小儿身体康健。从西医学角度分析，生理性哭闹可扩张肺泡，增加肺活量，促进氧气的吸入和二氧化碳的排出，有利于气体交换和血液循环，还能促进机体的新陈代谢、增加胃肠道的活动。小儿因乳食不饱或稍感寒冷而哭闹，就恣予乳食、棉衣，不利于对小儿抵抗力和饥寒耐受力的培养。因此，秦氏重申不管是婴儿还是幼儿养护，均应遵循不可过饱、过暖的原则。

《万氏家藏育婴秘诀》

原文摘自《万氏家藏育婴秘诀》（万全著，湖北科学技术出版社1986年版）第6~9页。

蓐养以防其变

蓐养之时，顺而易者，无苦也。设使逆而难者，必得稳婆之老惯熟，谨慎、轻便者，辅翼调护之；苟非其人，则母子之免于患者，亦罕矣。

【按语】

初生婴儿刚脱离母腹，体质柔嫩，若小儿禀赋充足，生产顺利，喂养容易，则小儿自然平顺安康；但若小儿生产周折，喂养困难，体质柔弱，病情容易变化，急需有经验的人调养护理，以预防小儿变生他患。

浴儿法

临产时，预取豮猪胆一枚，以水七升，煮取四升，澄清浴儿，令长大及终身永无疮疥。如儿生下，浴水未到，且以绵絮包裹，暖抱大人怀中。浴汤须调和，若冷热失宜，则令儿惊，亦致五脏疾矣。虽浴出亦当暖之，虽遇夏月，亦未可去其绵絮，以乍出母腹，不可令冒寒气也。儿生三日，浴用五枝汤。

五枝汤：桃、柳、棘、梅、槐，各取嫩枝，加苦参、白芷煎汤，去渣澄清，入猪胆汁浴之，不生疮疥。

【按语】

本节主要讲初生儿以猪胆汁和五枝汤洗浴，可使小儿免于疮疥，并且浴汤需要冷热调和；又强调浴儿前后必须注意保暖，以免外邪侵袭。

断脐法

儿生下浴后，方可断脐，口咬最好，或以火燎而断之，或以剪放火烧热剪之。断后，艾炷从断处烧三壮，令暖气入腹，可免脐风之疾。断脐后用蕲艾[1]杵烂和绵絮包护其脐，勿令犯脱，使寒湿之气入之，则成脐风、内癗[2]之疾。断脐后，或脐已落未干时，或伤于风湿，或尿在抱裙之内，必成脐风、内癗腹痛，误儿命矣，慎之！慎之！

【注释】

（1）蕲艾：艾草的一种，因产于蕲州（现湖北蕲春县）而得名。蕲艾条是李时珍故乡蕲春县特产，《本草纲目》记载："自成化以来，则以蕲州者为胜，用充方物，天下重之，谓之蕲艾。"味苦，微温无毒，主治灸百病（《金陵本〈本草纲目〉新校正》钱超尘等校，上海科学技术出版社 2008 年版，第618 页）。

（2）内瘹：小儿由于胎寒或脾胃虚寒引起的一种病症。腰背屈曲，腹痛多啼，唇黑囊肿为主要症状。

【按语】

此节阐述断脐以咬断最好，用剪刀时不再以怀中取暖或以口呵气取暖，而是以火烧消毒杀菌断脐，消毒连在前人的基础上更进一步。在脐落未干时，若寒湿或者尿液侵袭，会导致脐风、腹痛等证。选用艾叶灸脐或者用蕲艾杵烂和棉絮包裹脐部，可预防脐部感染。

刮泡法

儿生后十日之内，常抱向明处，视其口中悬痈，上腭有小胞子[1]如珠堆积者，急用银挖耳刮去之，或以手指甲刮去之。任以[2]软绵拭去恶血，煎甘草汤洗之。不然，则泡落成疾，不可救矣。

【注释】

（1）小胞子：汉阳忠信堂本为"小泡子"。

（2）任以：汉阳忠信堂本为"仍以"。

【按语】

《太平圣惠方·初生儿防撮口着噤及鹅口重腭法》有"刮却上腭白"用于预防初生儿撮口的方法。万全的刮泡法是刮去上腭的隆起颗粒，以避免泡落成疾。西医学已经证实新生儿齿龈部位和腭中线部位散在黄白色、碎米大小的隆起颗粒，是上皮细胞堆积和黏液腺分泌物积留所致，为新生儿特殊的生理现象之一，称为"马牙"，生后数周至数月可自行消失，不影响小儿健康，不可刮割。刮泡法只在此书摘录，其他古籍中未见论述。

通便法

儿初生后，大小便不通，腹胀欲绝者，急令妇人以温水漱口，亟⁽¹⁾吸咂儿前后心并脐、两手足心，共七处，每一处凡三五次。漱口吸咂，取红赤为度，须臾自通，不尔，无生意。

又古方（古字下原脱"方"，据忠信堂本补。）用皂角⁽²⁾烧存性，研为细末，炼蜜作丸，如枣核样，内谷道中，即通。

【校勘】

（1）亟（jí）：副词，急迫。

（2）皂角：性温，味辛、咸。有开窍祛痰、散结消肿、润燥通便之功。

【按语】

以口吸咂婴儿前后心、脐部、脚心、手心七个部位，借助口中温热气以温阳益气、回厥救逆。可见中医学温阳益气法较为灵活，有急裹棉衣保暖，有用灸脐法，有用热性药物或者口中吸咂脐部等方法助阳益气。又介绍了皂角做蜜丸纳谷道以通便的方法，是较早的栓剂，可见古人的智慧。

贴囟法

儿生后，鼻塞气侣，吮乳不得者，用天南星一钱，北细辛五分，共为末，生姜汁、生葱汁共调成膏，涂贴囟上，自愈。

牛黄法

儿生三日，出惊邪，除恶气，用真牛黄大豆许，细研以后，蜜加酸枣许，共研匀，以绵蘸之与吃，一日令尽。

【按语】

小儿肌肤薄嫩，头皮血管尤为丰富，在囟门部位敷贴药物，可以快速吸收，在此处局部用药，作用更为直接。而囟门与百会穴部位相近，百会为诸阳之会，与诸窍相通，临床常用来提升阳举陷、安神定志、醒脑开窍，对寒性疾病有绝妙的作用。但应注意小儿肌肤脆嫩，应当避免刺激性药物的选用，以免刺激小儿皮肤，导致外伤。

小儿鼻塞气阻，吮乳不得，需温阳化痰开窍，天南星、北细辛、生姜汁、生葱汁等皆属于辛温宣通之品，易于吸收，易为小儿接受。正如吴师机所云："变汤液而为薄贴，实取其气，从窍入，以气相感。"牛黄性甘凉，具有清心凉肝、豁痰开窍解毒之功，可去惊气，除恶气，但需蜂蜜、酸枣顾护脾胃。

《寿世保元》

《寿世保元》，为明代龚廷贤著，刊于公元 1615 年，为家庭实用的宫廷医学养生全编。全书十卷，分为十集，首集为诊治诸论，次为诸病的辨证施治。其中卷八主要论述幼科证治，分类颇详。原文摘自《寿世保元》（龚廷贤著，王均宁点校，天津科学技术出版社 2000 年版）第 589 页。

小儿五宜

小儿分娩，初离母体，口有秽毒，啼声未发，急用软绵裹指，拭去口中恶汁。倘或不及，预煎甘草、黄连浓汁灌之，待吐出恶沫，方与乳吃，或用好朱砂，水飞过，炼白蜜调和成膏，如小豆大，乳汁化服，三日内止进三粒，以除胎毒痘疹之患也。

初生三五日，宜绑缚令卧，勿竖头抱出，免致惊痫⁽¹⁾。

乳与食不宜一时混吃，使生痞⁽²⁾癖痞⁽³⁾积⁽⁴⁾。

儿衣宜用年老人旧裙旧裤，改作小儿衣衫，令儿有寿，虽富贵之家，切不可制纻丝、绫罗、毡绒之类与小儿穿，不惟生病，抑且折福。

儿生四五个月，止与乳吃。六个月以后，方与稀粥哺之。周岁以前，切不可吃荤腥并生冷之物，令儿多疾。若待二三岁后，脏腑稍壮，方与荤腥庶可。若到五岁后，食之尤嘉。一云：小儿永无杂疾，大忌鸡肉。绝妙。

【注释】

（1）痫：俗称羊癫疯、羊角风。患此病的人，常突然倒地，口吐涎沫，手足痉挛，口里发出羊豕的叫声。

（2）疳：又称疳证、疳疾、疳积，是一种慢性营养障碍性疾病。中医指小儿面黄肌瘦、腹部膨大的病，多由饮食没有节制或腹内有寄生虫引起。

（3）痞：胸腹间气机阻塞不舒的一种自觉症状，有的仅有胀满的感觉，称"痞块""痞积"。

（4）积：指因某些东西滞留体内而得的病。

【按语】

小儿五宜涉及小儿养护的五个方面，包括初生护养、客件调摄、乳食调理、穿衣保健及饮食有时。初生护养主要论及拭口之法，其在前代医家论述较多，不在此赘述。小儿初生三五日，避免抱儿外出，以免惊吓到小儿，形成惊痫。小儿智识未开，嗜食无度，不知饥饱，若食乳同时混吃，不易消化，形成疳积。小儿穿衣应避免锦罗玉衣、过于温暖，以老人旧衣旧裙最宜小儿。婴儿六个月以后添加辅食，以稀粥最佳，一岁以前不可吃生冷荤腥，二三岁才可食荤腥，五岁之后最佳。龚贤廷还认为小儿忌食鸡肉则永无杂病，鸡肉甘温，对于阴虚阳亢之体，小儿多食后会温火助阳，易生杂病。而元代著名医家朱丹溪也认为小儿体质阴常不足，阳常有余。可见小儿大忌鸡肉也有其道理。

洗儿法

初生儿洗浴，不可先断脐带，候洗了方断，不致水湿伤脐，可免脐风、脐疮等症。浴儿调和汤水，须看冷热得宜。不可久浴，久浴则伤风寒。夏不可久浴，久浴则伤热。浴时当护儿背，免邪风侵入，不使发热成痫疾。用五根汤洗，以免疮疥之患。

五根汤

桃根、柳根、梅根、桑根、槐根。

上每味一两，洗净，切碎，用水煮，去渣，加猪胆汁一枚，候水温洗，放金银器，则辟诸恶邪之气。加苦参、白芷同煎。

断脐法

小儿初生，洗讫断脐，不可用刀割，以软绢裹脐，或隔单衣咬断。盖脐不可太长，又不可太短，只取儿足掌长。如长，引外风，则成脐风之患，短则伤脏内痛，面青啼呼。脐带中有秽虫。宜急拨去。不然入腹成疾。

【按语】

上文中介绍的浴儿法与断脐法与《万氏家藏育婴秘诀》所述大致相同，宗旨一致，不再赘述。万全浴儿选用五枝汤（桃、柳、棘、梅、槐），取其嫩枝入药，而龚廷贤选用根部入药。

《婴童类萃》

原文摘自《婴童类萃》（王大纶著，人民卫生出版社1983年版）第61页。

初诞论

婴儿，在胎禀阴阳、五行之气，以生五脏、六腑。百骸之体悉具，必籍胎液以养之，受气既足，月满而生。分娩之时，初离母体，口有液毒，啼声未出，急用软绢裹指，湛甘草汤，拭去口中毒液，此须良法。仓卒之际或有不及此法者，以黄连、甘草、朱砂法俱妙，免使毒物咽下，伏之千内，遇天行时疫，热气熏蒸，乃乘于心。心主血脉，脉得血，流散于胃。胃主肌肉，故发于外，而成痘疹之候，世之长幼无可免者。若依初生拭口之法，而免痘疮之患，或遇天行时疫侵染，只出肤疹细疮，易于调治。此乃秘法，人罕知者。又断脐之法，犹当谨慎。当隔单衣以牙咬断，将口暖气呵四五遍；若用剪刀须纳怀中暖透用之。断脐，当令长至足。若大短则伤脏，令儿腹中不调；若大长则伤肌，令儿皮枯鳞起。断脐之后不可入生水，以绵纸裹定，用艾火脐头灸五壮，或七壮。不拘寒暑，此法甚妙。不然重则脐风噤口，轻则脐疮腹痛之症生矣。尤宜避风，初离胞胎亦宜温暖。芽儿者如初生之草芽，谨慎护持可也。

【按语】

　　西医学认为很多出疹性传染病由感染所致，而古人认为疮疹固然可由天行时疫、热气熏蒸诱发胎毒发于肌表所致，但现实中仍有不患疮疹者，作者认为原因在于体内无内伏之胎毒。若按照初生儿拭口之方法，则小儿免于疮疹，即使患病，也是症状轻微。因此，小儿初生要及时祛除胎毒，免胎毒入腹，遗患终身。后面内容主要论述了断脐之法，对断脐的长度、断脐的高温消毒及断脐后的注意事项论述详细。

《针灸大成》

　　本书较全面论述针灸理论、操作手法等，并考定腧穴名称和部位，记述历代名家针灸医案，是对明以前针灸学术的又一总结，是学习研究针灸的重要参考著作。卷10附陈氏（佚名）《小儿按摩经》（系现存最早的小儿按摩专书，赖此书之转载而得以流传）。原文摘自《针灸大成》（明杨继洲原著，靳贤补辑重编，黄龙祥整理，人民卫生出版社 2006 年版）第 454 页

护　养

　　小儿脾胃嫩弱，父母或以口物饲之，不能克化，必致成疾。小儿于天气和暖，宜抱出日中嬉戏，频见风日，则血凝、气刚、肉坚，可耐风寒，不致疾病。

　　抱小儿勿泣，恐泪入儿眼，令眼枯。

　　小儿夜啼，用灯心烧灰，涂乳上与吃，即止。

　　小儿腹胀，用韭菜根捣汁和猪脂煎服。

　　小儿头疮，用生芝麻口中嚼烂，涂之，切忌不可搽药。

　　小儿患秋痢[1]，与枣食之良，或与柿饼子食。

　　小儿宜以菊花为枕，则清头目。

　　小儿入夏，令缝囊盛杏仁七个去皮尖，佩之，闻雷声不惧。

　　小儿一期之内，衣服宜以故帛[2]、故绵为之。用新太暖，令肌肉缓弱，

蒸热成病。不可裹足复顶，致阳气不出，多发热。

小儿不宜食肉太早，伤及脾胃，免致虫积、疳积⁽³⁾，鸡肉能生蛔虫，宜忌之，非三岁以上勿食。

忍三分寒，吃七分饱，多揉肚，少洗澡。

小儿不可令就瓢及瓶饮水，语言多讷⁽⁴⁾。

小儿勿令入神庙中，恐神精闪灼，生怖畏。

【注释】

（1）秋痢：指秋季易发小儿的腹泻，以次数增多、粪质清稀或如水样为特征。

（2）帛：丝织品的总称。

（3）疳积：以精神萎靡、面黄肌瘦、毛发焦枯、肚大筋露、纳呆便溏为主要表现的儿科病证。多见于1~5岁儿童。

（4）讷（nè）：言语迟钝。

【按语】

此处讲小儿初生调护，涉及广泛，交代细致，其中不乏民间行之有效的方法。如待天气和暖之时，宜抱出玩耍，时见风日；如患腹痛、夜啼等症，可暂不予方药，食疗即可；灯心草涂汁与乳汁同服能清心火，止夜啼；韭汁味辛和猪脂性滑，两者同煎可通利肠胃，治小儿腹胀。芝麻生嚼治小儿头疮为验方。西医学也表明芝麻中富含维生素E，能防止各种皮肤炎症。大枣安中益气，柿饼甘平，性涩，有健脾涩肠之功（《本草备要》），用于小儿秋季腹泻，可健脾和胃，助运止泻。至于佩戴杏仁可防雷声惊吓之说尚无文献支持，缺乏依据。

小儿1岁以内穿衣，应以薄、旧为特点，不可穿衣太新或太暖，以免捂热汗出令儿发热或筋骨柔弱。"鸡肉能生蛔虫"之说众多医家皆有论述，但具体缘由尚不清楚。《食物本草》云："鸡肉，味甘温，无毒。主补虚，辟邪，能发宿疾，不可多食。"朱震亨说："鸡属土，而又金、木、火，又属巽，能助肝火。寇言动风者，习俗所移也。鸡性补，能助湿中之火，病邪得之，为有助也。鱼肉皆然。"可见古代医家认为鸡、鱼肉皆能助湿化火。小儿脾胃柔弱，鸡鱼肉不能消化，食肉太早易致疳积、虫积。至于用瓢及瓶饮水可致言语多讷，一方面因为饮水过快，容易伤及声带；另一方面，地表井水，水性甘凉，小儿为稚阳之体，心气怯弱，一次性饮水过快、过多容易伤及心气，阻碍胸中宗气的宣发。言为心声，《读医随笔·气血精神论》说："宗气者，动气也。凡呼吸、语言、声音，以及肢体运动、筋力强弱者，宗气之功用也。"可见从中医基础理论出发，此句亦言之有理。

《幼幼集成》

原文摘自《幼幼集成》（陈复正编撰，杨金萍等整理，人民卫生出版社2006年版）第48页。

初生护持

婴儿初生，肌肤未实，宜用旧絮护其背，亦不可太暖。更宜数见风日，则血气刚强，肌肉致密；若藏于重帏密室，或浓衣过暖，则筋骨软脆，不任风寒，多易致病。衣衫当随寒热加减，但令背暖为佳，亦勿令其汗出，恐致表虚，风邪易入。乳哺亦不宜过饱，所谓忍三分饥，吃七分饱，频揉肚，少洗澡，皆至言也。又须令乳母预慎六淫七情[1]，盖儿初生，藉乳为命。善为乳母者，夏不欲热，热则致儿吐逆；冬不欲寒，寒则致儿咳嗽。怒乳则上气颠狂，醉乳则身热腹痛。新房而乳，则瘦瘠交胫不能行，新浴而乳，则发吐伤神。冷热不调，停积胸膈，结为痰饮，遂成壮热，壮热不已，乃成风痫。儿啼未停，剧以乳哺，气逆不消，因成乳癖[2]；有孕而乳，致儿黄瘦，肚大脚小，名曰魃病[3]。总之，乳母能慎寒暑、恚怒、浓味炙煿，庶乳汁清和，儿不致病；否则，阴阳偏胜，气血沸腾，乳汁败坏，必生诸病。若屡服药饵，则脏腑阴损，多变败证，均不可不知。

凡浴时，须调和汤水，试看冷热。若不得所，令儿怖畏，况冬久浴则伤寒，夏久浴则伤热。其浴儿当护儿背，恐风寒从背而入。

凡洗儿衣，不可露于星月之下，易惹邪祟[4]。如偶失收，当用醋炭熏过，方可衣之。有鸟名天地女，又名隐飞鸟[5]，最喜阴雨夜过，飞鸣徘徊，其鸟纯雌无雄，善落羽毛于儿衣中，令儿作病，不可不谨。

凡当春夏月间，宜令其地卧，使不逆生长之气；如遇秋冬，宜就温和，使不逆收藏之令。

凡在春天，勿与护顶裹足，以致阳气不舒，因多发热。即至年长，下体勿令过暖，盖十六岁前，血气方盛，如日方升，惟真阴未足。下体主阴，得清凉则阴易长，过温暖则阴易消。故《曲礼》云：童子不衣裘裳。

夫人以脾胃为主，故乳哺须节，节则调养脾胃，过则损伤脾胃。夏天忌热乳，冬月忌寒乳，皆宜捏去之，而后与之。凡食后不可与乳，乳后不可与食，小儿脾胃怯弱，乳食并进，难于消化，初得成积，久则成癖成疳，皆乳母不慎之过。

凡寒则加衣，热则减衣，过寒则气滞而血凝涩，过热则汗泄而腠理疏，以致风寒易入，疾病乃生。更忌解脱当风，易于感冒，然风和日暖，又当抱出游戏。如阴地草木，不见风日，未有能坚起者，又不可日置地间，令肚着地，以致脾宫受寒，腹痛泄泻，慎之慎之！

【注释】

（1）六淫七情：六淫是风、寒、暑、湿、燥、火六种外感致病因素的统称。七情包括喜、怒、忧、思、悲、恐、惊，是七种情志变化，是内在情志致病因素。

（2）乳癖：病证名。指妇女乳房部常见的慢性良性疾病，以乳房肿块和胀痛为主症，常见于中青年妇女。可见于西医学的乳腺小叶增生、乳房纤维瘤等疾病。

（3）魃（jì）病：病症名，出自《备急千金要方》。又名交乳、交奶、继病、被魃、中魃。由"魃乳"或乳食停滞所致的营养不良性疾病。《古今医统大全》曰："怀孕乳儿，致令黄瘦，腹大脚软，名曰魃病。"

（4）邪祟：旧指作祟害人的鬼怪。

（5）隐飞鸟：《玄中记》云："此鸟名姑获。一名天地女，一名隐飞鸟，一名夜行游女，好取人女子养之。有小儿之家，即以血点其衣以为志。故世人名为鬼鸟。"《备急千金要方·少小婴孺方上·客忤第四》等著作中也有载述，现在看来皆属鬼怪迷信之说，不足为信。

【按语】

本节主要论述初生小儿的保暖、哺乳、沐浴等方面。小儿调护，莫重于节饮食、适寒温。小儿养护调摄仍以时见风日、接触自然为最基本的原则。故小儿衣着应顺应四时，随寒热加减，切忌浓衣过暖致筋骨柔弱，外邪易侵。自然界的四时阴阳寒热变化会对机体产生重要影响。《保枢·岁露》曰："人与天地相参也，与日月相应也。"小儿亦然，除日常衣着应与四季寒暑保持一致，小儿还应顺应四时生长收藏之气。春夏之际阳气升发，应让小儿与地面适当接触，但避免腹部着地、下肢勿令过暖，或者勿与护顶裹足，以顺应天地阳气之升发，秋冬之际阳气收藏，宜适当穿衣保暖，以顺应阳气之收敛。

小儿喂养保健需注意饥饱有节、顾护脾胃外，还需要关注在母乳喂养过程中乳母对小儿的影响。西医学认为人乳是满足婴儿生理和心理发育最好的天然食品，对婴儿的身心健康有着不可替代的作用。乳汁由乳房组织中的腺管和腺泡周围的平滑肌细胞分泌，与泌乳有关的多种激素都直接或间接地受下丘脑的调节，而下丘脑功能与情绪有关。故泌乳在很大程度上受情绪影响。心情压抑可以刺激肾上腺素分泌，使乳腺血流量减少，阻碍营养物质和有关激素进入乳房，从而使乳汁分泌减少。故当乳母的情绪发生剧烈变化时，会对体内的激素水平产生重要影响。因此，保证乳母的身心愉快和充足睡眠，避免精神紧张，可调节泌乳。而且人乳中的蛋白质、脂肪、维生素、铁等营养素与乳母饮食密切相关。因此说乳母的情志和饮食对小儿的身心健康有着重要影响。

浴儿之法除了强调浴汤应凉热适中、时间不可过久，还说夜晚不要在外晾晒小儿衣物。夜间空气相对潮湿，没有阳光的杀菌消毒作用，且蚊蝇虫卵、细菌等容易藏在衣物间，小儿皮肤疏薄稚嫩，接触带有寒湿之气或不洁之物会遭致疾患。

《幼科指归》

本节摘自《幼科指归》（曾鼎著，黄颖校注，中国中医药出版社 2015 年版）第 1~2 页。

小儿下地慎重看养之法

小儿生时，胞衣随胎而下者最妥。否则，胞衣后下，将儿抱好，用纸捻烧衣痕带断下，以草鞋坠住胞衣。小儿即用荷叶熬水，候温洗擦。水不可热，亦不可太冷。用旧绸入水，浸湿擦儿，自上至下，顺行轻擦。不可横擦，恐伤内气。速行为妙，恐其受寒。灯火不可乱用，前胸、两乳、肚腹万不宜用。速即包裹，令其安睡。睡后哭，哭后睡，听其自然，切不可动之。哭则清气升，睡则恶气降，胸腹之间，上下左右，气血贯通。

……一周之内，人知小儿不可令寒，不知不可过热，热则受害更甚。即如袍裙一物，刻经日晒火烘，必须歇⁽¹⁾去热气，然后用之。若盛夏烈日晒过，尤必置地下稍歇，沾沾土气，方不受暑。即有人从太阳地走至，切不可令近小儿身边，恐闻暑气归于儿腹。若值蒸变之时，必不能转运，或热或惊，或吐或闭，大小便各症，从此而来。治之不得其法，又艰于药饵，便成不治。至孀居及年老妇人，勿使时与小儿亲近，恐夺其气。总之，致病必有根由，全在望闻得法，细加审辨，可无误矣。

【注释】

（1）歇：消散。

【按语】

小儿下地即小儿初生，此篇讲小儿出生后断脐、汤浴、保暖等注意事项。明代秦昌遇于《幼科折衷·初生护养》中说"月里频啼才是福"，认为新生儿期生理性哭泣是小儿身心健康的重要标志。曾鼎认为婴儿哭泣可促进清气升发舒展，入睡则促进"恶气降"，两者是相辅相成的。哭泣是为了更好地休息，睡眠是为了清气更好地升发舒展，故婴儿睡后哭，哭后睡，顺其自然，才能达到气血贯通、全身气机畅达的状态。当然这种过程有其规律性，父母应密切观察小儿的哭闹和睡眠情况，如有异常表现，应及时就医。

此篇还阐述了浴儿的具体细节，如浴汤要冷热适宜，浴巾要陈旧柔软，宜用旧绸，擦拭要从上至下，快速小心。医家同样认为"灯火灸不可乱用"，洗浴之时切不可用灯火贴近"前胸、两乳、肚腹"等部位，以免灼伤皮肤。小儿寒热调摄与汤浴相似，要冷热适宜，夏季出生的婴儿要特别注意防止热气、暑气的熏蒸，特别是沾染热气、暑气的衣物和外人，要先放置停留，歇去热气后，方可贴近小儿。小儿为稚阴稚阳之体，暑、热皆为阳邪，其性炎热、升散，若为暑热所伤，伤津耗液，易致阴虚发热之证。地为阴，经日晒火烘的衣物放置于阴凉地面，可有消解暑气的作用。

小儿的形神发育是协调同步的，古代医家认为变蒸即精气神充盈到一定程度所产生的精神和形体上的同步变化。变蒸时机体气机处于紊乱、不能转运的状态，可表现为或热或惊，或吐或闭，大小便异常。此时若用药治疗得当，则可以药力促进气机的伸展肃降，帮助小儿机体平稳度过变蒸的过程，不当则贻误病机，使机体功能紊乱，影响小儿的生长发育。

至于后文中孀居及年老妇人不可接近小儿，恐夺其气之说，尚不明其缘由，有待观察考证。但《幼幼新书·论初受气第十》在论及胎教中有言"每见伛偻丑恶形容之人则避之，及不得往田野之间睹一切禽兽之类"。两者蕴含的道理有相似之处，古人认为世间万物都有着共同的本原，相互之间有着潜在的联系，在今天看来，此种说法容易简单地被理解为迷信之说，但这都是建立在古人"见物而化""外象内感"的思维认知上。英国学者弗雷泽也在《金枝》中提出了"相似律"之说，与中医学中的"同类相生""同气相求"的理论有异曲同工之处。可见，此种说法也有科学合理之处，值得参考。

预防脐风法

小儿七朝脐风，先由母怀胎而来。因多食鸡鱼，致肝气不和，令儿受之，遂已伏害。或因断脐受风，洗擦不匀；或因开乳未过周日[1]，浊气未尽。种种为害，至七朝必发脐风，最为恶候。小儿下地，听其声清亮，保无脐风。声音哃唧[2]，多有脐风，务当设法预防。用驼绒、父母发，用皂壳煎水洗净，并白丝绵入火煅存性，和匀少许。断脐后，安置脐上，用绸包裹，不可过紧，亦不可过松，切勿乱动。至三朝去裹细看脐周围，有无红丝，及用手轻按有无硬处，若有必成脐风。即用花针于丝硬上刺散，再用蚕茧、烟红、紫草茸三味，火煅存性，为末，加麝香一厘，和匀，周围搽上。不可过多，仍要包裹。七朝不发无虞，发则万难救治。

【注释】

（1）周日：一整天，一昼夜。

（2）啁唧（zhōu jī）：鸟虫鸣声。

【按语】

此段论述小儿脐风（此处尤指新生儿破伤风）的预防。脐风发作在初生7天内，若7天内不发作，则健康无虞。脐风的发生原因较多，作者认为首先是由于母亲妊娠期间"多食鸡鱼"所生"伏害"导致的，其次与断脐受风、清洗擦拭不当，或者开乳过早有关。并给出预防脐风的方法，如用丝绵炭、血余炭置脐上，时常查看脐周是否有红丝与硬结，若有则很有可能是脐风，此时当用梅花针刺之，再用蚕茧、烟红、紫草茸加麝香调匀涂擦。对于新生儿破伤风的预防，西医学已取得长足进步，无菌观念深入人心，脐风的处理也有很大的进步，但在当时的医疗条件下，对脐风的预防和治疗能够认识到此地步，已属不易。

《陈氏幼科秘诀》

《陈氏幼科秘诀》是清代儿科医书。书中对多种儿科疾病的症状、疗方都有谈及，并涉及脉法，其中养脏汤、化积健脾汤等方剂为世人沿用。原文摘自《三三医书（秘本医学丛书）》（裘庆元辑，中国中医药出版社 2019 年版）第 731 页。

初 生

小儿生下，以甘草、黄连、马料豆多煎汤与之服。盖秽吞胸中，吐以甘草；秽入腹中，利以黄连也。茯苓丸能治初生小儿腹满气短，不能饮乳。是秽物入腹所致，若胎中受寒，令小儿腹痛亦治。

茯苓丸

赤茯苓、黄连（寒证不用，宜用芍药）。

蜜丸桐子大，乳汁下一丸。

沐　浴

宜益母草汤。令儿体滑，血脉流通，免生疮疾。

益母草、黄连各一两，蛇床子、苦参各二两，藁本五钱，朱砂、雄黄各一钱。

又方桃枝、梓枝。

煎汤临浴时加猪胆一个入内。

【按语】

上两篇记载了小儿初生去胎毒与沐浴的方法。初生去胎毒，素有甘草、黄连两种方法，前有医家根据小儿体质来选用，但均未说明药物的具体作用方式，此书创造性地提出"吐以甘草""利以黄连"，是《内经》中"其高者，因而越之；其下者，引而竭之"因势利导治疗原则的体现。

《儿科萃精》

此书为民国时期陈守真所著，其认为"风寒暑湿燥火六淫之气，小儿最易感受"，总结多年经验，以普及儿科医学常识为职志。书中详细讲解儿科常见病症三十六门，涉及初生调护，总论护胎及脏腑生成诸说，颇有见地。原文摘录自《儿科萃精》（汉口汉康印书局，1930 年）。

初生保护

甲、穿衣不宜过暖，最好用老人旧袄旧裈[1]，改作衣衫，取其真气相滋，令儿多寿。盖被用新弹旧棉絮最佳。

乙、睡时不宜枕臂，须制小枕，或装绿豆壳，或装芦絮，左右调换侧卧为安，勿使正面仰卧，恐易酿成惊疾。又小儿同母睡时，切忌鼻风口气吹儿囟门，致成风疾。

丙、灯火切不宜灸。古法有初诞之时，便用灯火于头额发际灸之。又有用全身灯火，按穴灸之。彼以为有经有府，有理有法，能截风路，适足以大开风门，戒之戒之。

丁、初生百日之内，不宜竖抱，恐有头倾项软，天柱⁽²⁾倒侧之虞。半岁前不可独坐，恐有龟背伛偻之疾。

戊、衣服自初生至十岁，不可夜露，因有鸟名天地，如一名隐飞鸟，纯雌无雄，最喜夜出飞鸣，落羽毛于儿衣中，令儿作病。如衣经夜露，可即用醋熏之。

【注释】

（1）裈（kūn）：有裆的裤子。

（2）天柱：①天柱穴。位于后头骨正下方凹处，后发际正中旁开2cm左右即为此穴。②天柱骨。小儿推拿的常用穴位。颈后发际正中至大椎成一直线，成线状穴。此处应该是用小儿推拿中的穴位来代指颈椎。

【按语】

本节主要论述了初生儿养护的注意事项。首先小儿穿衣盖被不可过暖，衣衫被褥最好用旧袄旧棉絮改制而成；其次小儿与母同睡时勿令枕手臂，以免手臂汗出侵袭小儿皮肤；切忌乳母口鼻对儿囟门，免生风疾；小儿睡觉姿态应以左右调换侧卧为安，避免长久以一种姿势睡觉对小儿头型塑造不利，日久影响大脑发育，酿成惊疾。

初诞之时勿妄用灸法、灯火法，以免使腠理疏松，风门开发，遭致风邪。百日之内小儿勿长久竖抱，以免对脊柱发育产生影响，或者小儿筋骨柔弱，半岁之前不可独坐，以免造成筋骨变形。小儿衣物不可在夜间晾晒，小儿穿着夜露之衣物容易感病，如果衣经夜露，可用醋熏洗杀菌消毒。与现代用醋熏杀菌的做法不谋而合，有很高的实用价值，也说明古代医家已有"消毒""杀菌"的意识。

《儿科要略》

原文摘自《近代中医珍本集》(《儿科要略》，吴克潜编著，收录于《近代中医珍本集》儿科分册，陆拯等主编，浙江科学技术出版社 1994 年版）第 468~469 页。

落地之调护

落地之时之首宜注意者，为室中之温度，炎夏之时，室中虽不可大开窗户，亦宜流通空气，毋令太闷；严冬之候，更宜使室中温暖，毋使有冷酷之寒气（煤炉过热及煤气弥漫亦大为不宜）。若在平时，总以室中较暖为宜，盖胎儿在母腹中，较外界为温暖也。譬如当夏月产生之孩，宜先以单夹之布裙围之，待洗浴后，再易以单夹之衣，当冬月产生之孩，宜急以重棉裹之，然后再及其他，此初落地之措施也。落地之调护约有数端，皆宜以谨慎敏捷之手段出之，以免伤及婴孩，酿成种种变端也。

【按语】

民国之时，西学渐进，生产生活方式发生了极大的变化，煤球和煤气取暖方式的应用，改变了人们生活的小环境，而人体对环境的"记忆"还未及改变。初生小儿面临着环境的剧烈变化，更须强调胎儿落地时所处环境温度应与腹中相似，不可过热，当注意通风，又不可使其冒受寒气。穿衣保暖也应注意因时制宜，夏季时暖以布裙，冬季时暖以重棉，但不可用新棉裹之，以免温暖过度。小儿落地之时，外界环境骤然改变，故调护时皆应谨慎敏捷，以免酿生变数。

小 结

纵观历代医家对小儿养护的论述，可见小儿养护的原则发于道，合于中。"老君曰：大道无形，生育天地；大道无情，运行日月；大道无名，长养万物；吾不知其名，强名曰道"（《清静经》）。道为天地之本始，万物之根蒂，造化之枢机，可见道贯天下，为万象之主，是万物现象最大最根本的公理，其他规律皆是其推论，故治病本于道，小儿喂养保健亦然。而当前随着生活条件的改善，父母家人溺爱小儿，恣予饮食，穿衣以新、暖为优，鞠养于温室，患病恣用抗生素等，凡此种种，皆离道远矣。正如徐大椿所言："道之日丧，枉死者遍天下矣！"可见古代风气如此，今日更甚。道的领悟和把握需要建立在对具体事物现象全面立体及系统的认识上，只有通过反复的实践和充分的经验积累，才能掌握事物现象的尺度，找到一种不偏不倚、无太过、无不及的平衡点，即"中道"。中国文化总不离"中道""中和""中庸"的思想，中道是世间万物的普遍真理，是中医学的"核心"和"灵魂"。正所谓"中也者，天下之大本也；和也者，天下之达道也。致中和，天地位焉，万物育焉"（《中庸》）。同样，中道思想也充分体现在中医小儿养护的各个方面，对初生小儿的调摄主要集中在拭口、断脐、浴儿、保暖等几个方面。

拭口之法起于胎毒学说。古代医家认为小儿胎毒的重要成因是初生后咽下口中之秽汁恶血，相当于西医学中的新生儿咽下综合征。此为小儿初生落地常见和多发的病症，指分娩过程中婴儿咽下过多被胎粪或细菌污染的羊水、母血或阴道分泌物等，刺激胃黏膜，导致胃酸及黏液分泌亢进而引起的新生儿呕吐，多见于有难产史、窒息史的小儿和过期产儿，会引起电解质紊乱，或者吸入性肺炎。故古代医家为避免小儿咽下恶血秽汁，生后"即当举之"，以免污秽入腹。其次是拭口，拭口之法历代医家皆有论述。唐朝之前皆"以绵裹指"拭口，至南宋刘昉，其《幼幼新书》中主张用软帕子蘸"井华水"或者"微温水"擦拭口腔，无菌观念开始出现，而按摩口腔则有开胃健脾、行气活血的作用，可预防口噤、积热及风疾等证。后代医家在此方法的基础上，选用药物拭口。如明代《婴童类萃》有"软绢裹指，湛甘草汤，拭去口中毒液"，甘草药性平和，祛除秽物的同时还可解毒。如拭去不及，可"预煎甘草、黄连浓汁灌之，待吐出恶沫，方与乳吃"。还可选用下胎毒法，如用黄连法、朱砂法等，祛除胎毒，以免口中秽汁咽下，酝酿日久，及长而成疮疹之患。

腹中胎儿落地后，宫外环境特别是对温度的适应是新生儿养护的重要内容。古代医家对初生儿寒热调摄有着详尽全面的论述，主要包括襁褓和汤浴两方面。襁褓之法也要因时制宜、因人制宜，夏季时暖以布裙，冬季时暖以重棉。新生儿皮下脂肪薄，温度调节能力差，故不同体质的婴儿应给予相应的保暖，体质孱弱者应更注意保暖。但无论如何，古代医家反复强调小儿裹衣温暖过度或者衣着新棉锦衣，易致筋骨柔弱，体弱多病，衣衫被子最好用旧袄旧棉絮改制而成，使小儿忍三分寒，如此婴儿才能肌肤紧致，耐受风寒。汤浴之法也要因时因人制宜，汤浴水温要冷暖适宜，夏季浴儿水不可热，冬季水温不可过冷，尽量选在室内温暖之地浴儿，以免受风寒侵袭，浴巾也要陈旧柔软，擦拭要从上至下，快速小心。而且汤浴要以祛垢污为佳，不可频频洗浴，洗浴时应微微少用水，不可极淋其背，也不可久坐水中，以免感受病邪。还要注意夜晚不要在外晾晒小儿衣物，因为夜间相对潮湿，且未经过白天阳光的杀菌消毒，蚊蝇虫卵、细菌等容易藏在衣物间，小儿皮肤疏薄稚嫩，穿着后易受寒湿之邪与微生物的侵袭，造成疾患。汤浴可洗去秽物，加用一些药物可起到润滑肌肤、调理体质等作用。早在南宋，《幼幼集成》就已针对小儿体质之不同提出多种浴儿方法，供灵活选择。如初生儿以猪胆汁和五枝汤洗浴，可使小儿免于疮疥。《寿世保元》中用"五根汤"，《医宗金鉴》记载了"五枝汤"，《陈氏幼科秘诀》则用益母草、黄连、苦参、蛇床子、朱砂、雄黄，加猪胆汁。《小儿卫生总微论方》还提出"儿才生下，须先洗浴，以涤荡污秽，然后乃可断脐也；若先断脐，则浴水入脐而为脐疮等病"，倡导浴后再断脐，以防感染。

古代医家极其重视初生儿脐部护理，很多护脐的方法理念在唐宋之前已经较为成熟，包括断脐法、裹脐法和灸脐法等。断脐法操作的核心在于避免感染和中寒，断脐之前要洗浴去除污垢，断脐时不可用利刃切割，若用时要保持利刃无菌（可以用火燎），要隔衣物用牙齿咬断，断脐后不可洗浴，要保证脐部的清洁干燥，预防脐风、脐疮、脐湿的发生。若小儿因污水感染致腹部疼痛、面色青黑，哭闹不止，轻者以当归末敷之，重者以灸法温之。裹脐法主要用于初生儿腹壁肌肉嫩薄松弛、先天发育不全或者啼哭叫扰、屏气导致的脐部突出，孙思邈提倡以半寸厚的新绵帛裹之，绵帛要以干净卫生柔软为良，松紧要适中，裹脐20天后可解开检查，其间更要注意观察小儿脐部的变化。冬季裹脐要注意保暖，裹脐时要注意保持脐部干燥，可以"温粉""绛帛末"粉之。若1个月后，仍有脐部潮湿渗水，可以"烧虾蟆灰粉之"。脐部肿痛，为寒证者，轻者"当归末和胡粉敷之"，重者灸之，灸脐法需用在"脐上有赤脉直上者"。陈复正《幼幼新书》评价灸脐法可使小儿体质强壮，少生疾患。

《小儿卫生总微论方》中《回气论》一篇，记载了新生儿窒息的抢救方案。新生儿窒息可能是难产或冒寒所致，也可能与新生儿缺氧缺血有关。首先用保暖的方式改善循环，并且保暖程度要"极温暖"。其次强调不得断脐，然后把胞衣置于灰火之上烘烤，并做成捻纸，蘸油点着，于脐带处熏燎，用热醋捋洗脐带。短短数语阐述了抢救的关键步骤，体现了抢救的科学性和合理性。用胞衣做成捻纸熏燎，这与用艾灸温通阳气、回厥救逆的方法有异曲同工之妙。用热醋捋洗更体现了消毒理念，但用胞衣熏燎的功效仍需临床进一步研究。

新生儿护理保健开始于先秦，成熟于唐宋，明、清两代医家又有补充和完善，但基本理念一以贯之。有些做法在今天看来有牵强附会之嫌，但在当时物资匮乏、信息闭塞的背景下，医家呕心沥血将自己一生之经验付梓成书，或抄录学习他人著作，可见必有其可取之处，这是守正创新的源头活水！

第二节　乳哺调摄

《幼科类萃·卷之一·乳哺论》说："初生芽儿，藉乳为命。"乳食是小儿生长发育的物质基础，相对于成人来说，小儿生机蓬勃，发育旺盛，更需要充足、全面的营养支持，然而小儿脾常不足，肠胃脆薄，故小儿饮食的调摄就显得尤为重要。《医宗金鉴·幼科心法要诀》云："夫乳与食，小儿资以养生者也。胃主纳受，脾主运化，乳贵有时，食贵有节。"可见乳食的摄养和脾胃功能的调护是中医儿童保健学的核心内容，而且两者是相辅相成的。乳婴儿出生后七天，本身体质娇嫩又需适应宫外环境，亟需充足的能量支持，故新生儿开乳时间、哺乳质量等与新生儿常见疾患，如新生儿低血糖、硬肿病及黄疸等密切相关。古代由于生产生活水平的限制，以母乳喂养为主，母乳不仅可以提供各种必需的营养物质及免疫活性物质，还易于消化吸收，是绝佳的天然营养品，古代医家经过长时间的观察和总结，总结出相对独特和实用的经验，为现代蓐养中的乳哺调摄提供了思路。

《诸病源候论》

原文源自《诸病源候论》（宋白杨校注，中国医药科技出版社 2011 年版）第 249 页。

养小儿候

其饮乳食哺，不能无痰癖[1]，常当节适乳哺。若微不进乳，仍当将护之。凡不能进乳哺，则宜下之，如此则终不致寒热也。

又，小儿始生，生气尚盛，无有虚劳，微恶[2]则须下之，所损不足言[3]，及其愈病，则致深益，若不时下，则成大疾，疾成则难治矣。其冬月下之，难将护[4]，然有疾者，不可不下。夏月下之后，腹中常当小胀满，故当节哺乳将护之，数日间。又节哺之，当令多少有常剂[5]。

儿稍大，食哺亦当稍增，若减少者，此是腹中已有小不调也，便当微将药，勿复哺之，但当乳之，甚者十许日，轻者五六日，自当如常。若都不肯食哺，而但饮乳者，此是有癖，为疾重，要当下之。不可不下，不下则致寒热，或吐而发病，或致下利，此皆病重，不早下之所为也，则难治。先治其轻时，儿不耗损，而病速除矣。

【注释】

（1）痰癖：因痰而生的癖块。

（2）微恶：稍有不适。

（3）损不足言：再用消损也不为过。

（4）将护：养护。

（5）常剂：指规定数量。

【按语】

古代医家十分重视小儿乳哺的摄养，乳哺可分为"乳"和"哺"，乳为饮乳，哺为食哺。本节主要论述了乳哺的调摄方法，蕴含着丰富的防治理念。巢氏把乳哺的调摄分为三部分，小儿脾常不足，肠胃薄脆，若乳哺过饱，不仅损伤脾胃，而且易致乳食不化形成"痰癖"，故平时就应该节制乳哺，避免痰癖的形成。当小儿稍有不适、进食量稍减或者微有腹胀时，此为痰癖之初始，但巢氏认为痰癖难以祛除，强调了下法的应用。"小儿始生，生气尚盛，无有虚劳"，故痰癖多为实证，无论冬夏，均可用下法，以免乳食积滞而成寒热，即所谓"损不足言"，也体现了《素问·六元正纪大论》中"有故无殒"的思想理念。但在下后，需要节制乳哺以顾护脾胃。等到小儿长大后，食哺不增反减，此为腹中已小有不调，一方面需节制饮食，分别体现在食物的种类和量上，哺食相对于流质食物不易消化，故在节制饮食时，改换成乳品以调理脾胃，让胃肠道得到充分的休息，重则十几日，轻则五六日，自当如常。另一方面需微下缓下，以免成痰成癖。若小儿只饮乳，拒食哺，说明脾胃运化能力已经损伤，故自身的保护机制排斥食哺的摄入，此为有癖，为痰癖之重症，当下则下，不然会变生他证。因此，乳食之为病，宜"先治其轻时，致儿不耗损，疾病速去"，喜用消积保和散消之下之。在生活物资丰富的今天，伤食理念更具现实意义，小儿智识未开，父母惜儿太过，食积、伤食之证更为常见，故适当的节制饮食有利于小儿的身心健康，也符合万全"若要小儿安，三分饥与寒"的养护思想。当前研究表明，从饮食的结构和餐量出发，达到饮食平衡状态有利于减轻、防止慢性病所带来的社会经济负担。

《备急千金要方》

原文摘录自《孙思邈医学全书》（胡国臣主编，中国中医药出版社 2015

年版）第 87~90 页。

择乳母法

凡乳母者，其血气为乳汁也。五情善恶，悉是血气所生也。其乳儿者，皆宜慎于喜怒。夫乳母形色所宜，其候甚多，不可求备。但取不胡臭[1] 瘿瘘气嗽瘑[2] 疥瘙癣[3] 白秃[4] 疬疡[5] 沴唇[6] 耳聋齆鼻[7] 癫痫，无此等疾者，便可饮儿也。师见其故灸瘢，便知其先疾之源也。

【注释】

（1）胡臭：狐臭。

（2）瘑：瘑疮。因风湿热邪客于肌肤所致，症见手足上菜荚子状突起，对称发作，瘙痒疼痛，搔破流水，浸淫成疮，时瘥时剧等。参详《诸病源候论·卷三十五·瘑疮候》。

（3）疥瘙：孙本作"癣搔"。

（4）白秃：病名，又名秃头地、癞头疮。头皮癣疾之一，由接触传染而发，症见头皮初起白痂，瘙痒难忍，蔓延成片，久则发枯脱落，形成秃斑，愈后头发常可再生。

（5）疬疡：病证名，又称疬疡风，因风邪湿热郁于皮肤而致，症见颈胸背腋下等处斑驳之点群集相连，色白而圆，无痛无痒等。参详《华佗神医秘传·卷四》《诸病源候论·三十一·疬疡候》。

（6）沴（chèn）唇：又名瀋唇，病症名。系指唇生疮、微肿湿烂、经久不愈的病证。泛指有渗出的唇部湿疮。

（7）齆（wèng）鼻：病症名，因肺虚卫弱、风寒内搏津液而致。症见鼻道不利、发音不清、不闻香臭等。齆：鼻道阻塞，《龙龛手鉴·鼻部》曰："齆，鼻塞病也。"参详《诸病源候论》卷二十九鼻齆候及卷四十八齆鼻候。

【按语】

孙氏认为挑选乳母，首先应选择情绪平稳、平时无大喜、大怒者。其次要观其形体、神态、肤色，选择身材匀称、神态安定、肤色健康者。主要根据乳母的外在身体表现进行筛选，应选择无狐臭、瘿瘘、气嗽、疥瘙、白秃、痈疡、耳聋、齆鼻、癫痫之类者。这也是中医小儿保健必护其根本的具体体现。乳汁为乳母气血所化，与乳母的饮食、性情和体质等密切相关，而小儿的身心健康和疾病的防治与乳汁的质量直接关联，故以"治病必求其本"思维模式推而论之，乳婴儿的养护要慎择乳母。这也与现今情况下精择配方奶粉的心态是一致的。后代医家对此均有引述。

初生出腹

新生三日后，应开肠胃，助谷神，可研米作厚饮，如乳酪厚薄，以豆大与儿咽之，频咽三豆许止，日三与之，满七日可与哺也。儿生十日始哺如枣核，二十日倍之，五十日如弹丸，百日如枣。若乳汁少，不得从此法，当用意小增之。若三十日而哺者，令儿无疾。儿哺早者，儿不胜谷气，令生病，头面身体喜生疮，愈而复发，令儿尪弱[1]难养。三十日后虽哺勿多，若不嗜食，勿强与之，强与之不消，复生疾病。哺乳不进者，腹中皆有痰癖也，当以四物紫丸[2]微下之，节哺乳，数日便自愈。小儿微寒热，亦当尔利之，要当下之，然后乃瘥。

【注释】

（1）尪（wāng）弱：瘦小虚弱。

（2）四物紫丸：具有攻积泻下之功，由代赭石、赤石脂各一两，巴豆三十枚，杏仁五十枚四味组成。

【按语】

与现代开乳、添加辅食方法不同的是，孙思邈提出运用"研米作厚饮"来开肠胃、助谷神的方法。孙氏在主张母乳喂养基础上，提倡以"厚饮"之品来补充母乳不能提供的必需营养素（如铁、维生素 K 和维生素 D 等），孙思邈的独到之处在于明确代替品种类的选择和具体的食哺量。首先"研米作厚饮"为新生儿代替品的首选，但这又与日常中的米糊似有不同之处。其次为哺食设定了量化标准，孙氏认为小儿出生 3 日后喂养可"开肠胃，助谷神"，将"研米作厚饮"，质如乳酪，每次予 3 颗豆样大小的"厚饮"，一天喂食 3 次，待"厚饮"喂满 7 天后方可食哺，在出生 10 天后，方可增至如枣核大的哺食量，第 20 天饮食量增加 1 倍，第 50 天如弹丸大小，至第 100 天时可如大枣大小。若乳母乳汁不足，则不适用此量，应根据情况增加哺食量。需要强调的是，在当时经济条件相对较差的情况下，孙氏并没有主张以"厚饮"来取代母乳，根据饮量的推算，"厚饮"应为补充之剂，"厚饮"的具体功用仍待进一步研究。辅食的添加时间应在初生 7 天后，详述了不同时间辅食添加的量，而且孙氏也提到了过早添加辅食的害处。现代研究表明，过早添加辅食可能会使一些大分子异质蛋白进入婴儿免疫系统，增加过敏的概率，而且会加重肾脏的负担。孙思邈认为小儿不胜谷气，若过早予辅食则易致小儿体弱多病，体表皮肤反复生疮，提倡初生 30 日后添加辅食最好，但仍与目前公认的辅食添加时间为 4~6 个月有较大的差距。在当时的经济条件下，选择"厚饮"作为补充剂、替代品及过早哺食也为无奈之举，现今配方奶粉的出现极大改善了哺乳期婴儿的营养状况。若辅食不得消化形成积滞，轻者节制哺乳，乳食自然消解，不可勉强哺食，重者可以四物紫丸下之，若有积滞，则当下则下，当利则利，辨证准确即是。

　　凡乳儿不欲太饱，饱则呕吐，每候儿吐者，乳太饱也，以空乳乳之即消，日四。

【按语】

　　空乳乳儿法即用乳汁完全排空后的乳房喂养小儿，一天四次。这也是禁食的一种巧妙方法。孙思邈首次提出若小儿出现呕吐，可用空乳乳儿法消食积、止呕吐。这与当前临床中通过禁食达到胃肠道排空的目的有相似之处，但空乳之法是否可以刺激小儿消化液的分泌，其机制值得研究。这个方法也被后代众多医家所引用。

　　乳儿若脐未愈，乳儿太饱，令风中脐也。夏不去热乳，令儿呕逆；冬不去寒乳，令儿咳痢。母新房以乳儿，令儿羸瘦，交胫[1]不能行。母有热以乳儿，令变黄不能食。母怒以乳儿，令喜惊发气疝，又令上气癫狂。母新吐下以乳儿，令虚羸。母醉以乳儿，令身热腹满。

【注释】

　　(1) 交胫：病证名。即行胫相交。小儿生下，一脚或两脚不能直伸，至步行时，两脚相交，举足则外出，下地则内入，为先天性胫骨畸形。

【按语】

本节论述了哺乳的五大禁忌。孙氏认为初生小儿肚脐未愈时，乳儿不可令其太饱，易中脐风；夏季应先去除热乳，冬季应先去除寒乳，热乳使儿呕逆吐奶，寒乳令儿咳嗽下痢；母亲行喂养乳儿，易使小儿羸弱瘦小，久久不能行走；若乳母有热疾时乳儿，易使小儿面黄、不能饮食；若母亲发怒时乳儿，易使小儿受惊发疝气或气逆癫狂；母亲刚刚呕吐下痢后乳儿，会使小儿虚弱消瘦；若乳母醉酒后乳儿，易使小儿身热、腹满。正如王怀隐在《太平圣惠方·卷第八十二·乳儿法》所言"凡为乳母，皆有节度。如不禁忌。即令孩子百病并生。如是自晓摄调，可致孩子无疾长寿"。《千金翼方·卷第十一·小儿》《太平圣惠方·卷第八十二·乳儿法》均论及乳母情志失常、醉后、妊娠、有疾病、呕吐后、过饱伤食哺乳不利于小儿，应谨慎哺乳。哺乳不能过饱，要按需喂养，哺乳期母亲应身体健康、心情愉悦等养护经验在今天看来依然有可贵的价值。

凡新生小儿，一月内常饮猪乳，大佳。

【按语】

猪乳喂养在《太平圣惠方·卷第八十二·乳儿法》《幼幼新书·卷四·猪乳法》《全幼心鉴·卷二·乳汁说》《全幼心鉴·卷二·猪乳法》等均有记载。现认为母乳可以满足6个月以内婴儿所需营养物质，常用代乳品为牛乳、羊乳，猪乳很少用。

凡乳母乳儿，当先极挼[1]，散其热气，勿令汁奔出，令儿噎，辄夺其乳，令得息，息已，复乳之，如是十返五返，视儿饥饱节度，知一日中几乳而足，以为常。又常捉[2]去宿乳。儿若卧，乳母当以臂枕之，令乳与儿头平乃乳之，令儿不噎。母欲寐则夺其乳，恐填口鼻，又不知饥饱也。

【注释】

（1）挼（ruó）：揉搓。

（2）捉：握，持。

【按语】

唐代孙思邈最早提出了乳母乳儿的具体方法。他认为在乳儿之前，乳母应先尽量揉搓乳房，先散去母乳热气，但不要让乳汁涌出，若婴儿因吃乳过快过急引起呛噎，应立即停止喂养，待气息平定后再喂。如此反复数次哺乳，便知乳儿的饮食习惯和章法节度，如此才能知常达变。孙氏还强调了乳母在哺乳前需要挤出乳房中隔夜宿乳及喂哺时的姿态，如小儿在卧位时，乳母应先用手臂垫着小儿头部，令乳头与小儿口腔保持在同一平面，如此可避免小儿呛噎。乳母若有困意就应先停止喂哺，以防乳房堵住小儿口鼻引起窒息。

《颅囟经》

本选编原文源自《中医儿科名著集成·颅囟经》（高文铸主编，华夏出版社1997年版）第4页。

病 证

孩子或夏中热时，因乳母沐浴，多使冷水，奶得冷气，血脉皆伏，见孩儿气未定，便与奶，使孩子胃毒，及赤白两般恶痢[1]，此乃是奶母之过。凡浴后，令定息良久，候气定，揉与之，即令无患。

【注释】

（1）赤白两般恶痢：赤痢，中医病名，为痢疾之一种，亦名血痢，指痢下多血或下纯血者。白痢，中医病名，为痢疾的一种。痢疾便下白色黏冻或脓液者，称白痢，亦称白滞痢。

【按语】

小儿肠胃薄脆、气血未定，夏季炎热之际，乳母由于冷水沐浴，而致乳得冷气、血脉凝滞，急予乳哺则致乳汁积滞不化，蕴积日久而生胃毒则致赤白痢，这是由于乳母过失所造成的。待乳母沐浴气息平稳后，再按摩乳房，令乳汁流动通畅，再予喂哺，则儿自然康健无患。

《圣济经》

原文及校注摘自《圣济经》（宋·赵佶著，吴禔注，人民卫生出版社 1990 年版）第 52~54 页。

乳哺襁褓

人之初生，胃气未固，肤革未成，乳饮易伤，风邪易入。乳哺欲其有节，襁褓欲其有宜，则达其饥饱，察其强弱，适其浓薄，循其寒燠[1]者，盖有道矣。

厥初生民，元气始于天，冲气成于天五。至于天五而天理具矣，然胃气难冲而未固，肤革难形而未成，未固则乳饮易以伤，未成则风邪易以入，其于乳哺襁褓，宜深察而戒之也，于是达其饥饱，察其强弱，以为乳哺之节。适其浓薄，循其寒燠，以为襁褓之宜。乳哺有节，襁褓有宜，则乳饮无自而伤，风邪无自而入矣。

【注释】

（1）燠（yù）：暖，热。

【按语】

小儿初生胃气未固、皮肤薄嫩，初生儿养护要重点着眼于乳哺和襁褓两个方面，需根据小儿的体质强弱、饥饱程度和天气寒暑情况，做到乳哺有节、饥饱有度、襁褓有宜。

是以论乳者，夏不欲热，热则致呕逆。冬不欲寒，寒则致咳痢。母不欲怒，怒则令上气癫狂。母不欲醉，醉则令身热腹满。母方吐下而乳，则致虚赢。母有积热而乳，则变黄不能食。新房而乳，则瘦悴交胫不能行。

胎之在母，资血以生。子之在母，资乳以生。夏则热乳，是谓重热，重热则偏阳而呕逆。冬则寒乳，是谓重寒，重寒则偏阴而咳痢。怒则毗阳，故其子上气颠狂。醉则发阳，故其子身热腹满。母方吐下则中虚，故能致虚赢。母有积热，是赤黄为热也，故能致变黄不能食。新房则劳伤，故能致瘦瘁交胫不能行。不能行者，骨不成也。肾主骨，劳伤在肾也。是皆母能令子虚，各以类至者如此。

【按语】

本节主要阐述了不宜哺乳的情况，主要有寒热不调、情志失摄、饮食失宜、机体失养和房事不节等。夏天炎热而喂热奶，两热相叠是为重热，重热使小儿身体阳亢热盛而作吐逆之病。相反，冬天寒冷而喂寒乳，两寒相叠是为重寒，重寒使小儿身体偏阴盛而生咳嗽下痢之病。乳母发怒则怒气增益其阳，孩子饮乳后易发气逆癫狂。乳母饮酒后，其体阳盛，孩子饮乳后易身热腹满。乳母刚刚吐下后则脾胃虚弱，此时喂乳易致儿赢弱瘦小。乳母素体有积热，乳汁赤黄，喂乳后小儿肌肤变黄，不能饮食。乳母刚行房事后则身体劳累，劳则伤肾，肾又主骨。小儿骨骼未成，此时喂乳则致下肢软弱不能行走。

论襁褓者，衣欲旧帛，绵欲故絮，非惟恶于新燠也，亦资父母之余气以致养焉。重衣温浓，帏帐周密，则减损之。苟为不然，伤皮肤，害血脉，疮疡发黄，是生多疾，皆不可不察也。

旧衣故絮，取柔也，亦资父母之余气也。孙思邈云：生儿宜用其父故衣裹之，生女宜用其母故衣裹之，皆勿用新帛为善。又曰：当以故絮衣，勿用新帛绵也。儿生气既盛，纯阳也。苟重衣帷帐，适以增疾。是以伤皮肤，害血脉，发杂疮而黄，皆以纯阳加厚衣以燠之也。由是言之，襁褓之道，不可不察。

【按语】

综上所述，襁褓小儿"衣旧帛，绵故絮"主要有三方面的原因。第一，旧衣故絮更为柔软，更贴合皮肤。第二，旧衣故絮留有父母之余气，更有助于小儿的成长。第三，旧衣故絮相对于新帛绵，更为舒适疏薄，不至于温暖浓厚，伤及小儿皮肤血脉。

然论乳者，又有用哺之法。盖哺所以赖谷气也。始生三日用饮，过三日用哺，哺之多少，量日以为则，如是则五脏得所养，而胃气壮矣。论襁褓者，又有去寒就温之法，方天和无风之时，携持保抱，嬉戏日中，如是则血凝气刚，骨骼成就。

儿生而乳，又有用哺之法，所以养五脏而壮胃气。儿生而襁褓，又有去寒就温之法者，所以助血气而成骨骼。新生三日，研米作饮，日三咽之。之七日与哺。此始生三日用饮，过三日用哺也。哺之法，十日如枣核，二十日倍之，五十日如弹丸，此哺之多少，量日以为则也。如此则五脏藏所养，而胃气壮矣。天和无风，顺天时也。携持保抱，须人力也。假日以烜，是以温养之道，此所以血凝气刚则骨骼成就。

【按语】

古人认为初生婴儿喂养分为乳、饮、哺，乳为母乳，饮为"研米作饮"，哺为食哺。三者逐步按时添加，量日为则，按需喂养，相辅相成，如此则五脏充而胃气健。乳为出生后即添加，"饮"一般于初生后三日添加。而哺的添加时间争议较大，很多医家论述不同，早则有初生三日，晚则有三十日，但后者更有助于小儿。

观夫阴地草木，以其不历风日，故盛夏柔脆，未秋摇落，而鲜克有立，况于人乎？圣人论：食饮有节，起居有常。矧⁽¹⁾婴儿者其肉脆，其血少，其气弱，乳哺襁褓，庸可忽诸。

养长之道易，养幼稚之道难。盖婴儿之生，蒙而未明，稚而未壮，胃气未固，肤革未成。苟于此时不能生而乳，乳而哺，辅谷神之有渐；生而襁褓，襁褓而去寒就温，谓血气之有伦，曾何异阴地之草木哉。处阴居湿，无风动日暖之气，故枝叶难茂，盛夏柔脆，未秋摇落，其克有立者鲜矣。圣人者，体神明之道，达性命之理，宜若无待于外养矣。尚且饮食有节，起居有常，又况婴儿，其肉脆，其血少，其气弱，有待于人者为多，其于乳哺襁褓，宜何如哉。

【注释】

（1）矧：况，况且。

【按语】

作者通过比类法，以阴地草木，其不历风日，则盛夏柔脆，未秋摇落，比作小儿幼时若不能亲近自然，耐受风日，长大亦体质柔弱，天寿难全。故婴儿养护须乳哺有节、襁褓有宜、起居有常，以应《黄帝内经素问》的"法于阴阳、和于术数"之养生理念。采用乳哺结合、调适寒温、数见风日、谨慎天和的中医养护方法。

《幼幼新书》

原文摘自《幼幼新书》（刘昉著，白极校注，中国医药科技出版社 2011
年版）第 65 页。

猪乳法

《千金》论曰：凡新生小儿一月内，常饮猪乳大佳。

《圣惠》法：凡取猪乳，须令猪儿饮母，次便提猪儿后脚起离乳，急将之
即得，空将无由得汁。

张涣：婴儿初生盈月内，常时时旋取猪乳滴口中，最为佳矣。

【按语】

本段主要论述了猪乳的方法和功效，作者认为一月内的婴儿饮猪乳，大
益小儿，但目前没有证据证明猪乳优于母乳。猪的泌乳特性跟马、牛、羊不
同，猪没有乳池，不能储存奶水，分泌过程只有短短的十几秒，需要小猪和
母猪配合才能泌乳，所以取猪乳汁较难。但历代医家大赞猪乳，其营养价值
亟待研究。

《小儿卫生总微论方》

原文摘自《小儿卫生总微论方》（撰者不详，吴康健点校，人民卫生出版
社 1990 年版）第 39~41 页。

乳母论

儿生自乳养者一切不论。若令乳母乳养者，必择其人，若有宿疾，狐臭
瘰瘘，上气喘嗽，疥癣头疮，龟胸驼背，鼻齆[1] 紧唇，痴聋喑哑，颠狂惊
痫，疽痈等疾，并不可令乳儿也。

凡乳母乃血气化为乳汁，则吾性善恶悉由血气所生，应喜怒饮食，一切禁忌并宜戒慎。若纵性恣意，因而乳儿，则令儿感生疾病也；若房劳乳母，则令儿瘦瘁，交胫不能行；若醉以乳儿，则令儿身热腹满；若蓄热乳儿，则令儿变黄，不能食；若怒作乳儿，则令儿惊狂上气；若吐下乳儿，则令儿虚羸气弱。是皆所忌也。

凡每乳儿，乳母当先以手按散其热，然后与儿吮之。若乳汁涌，恐儿咽乳不及虑防呛噎则辄夺之，令儿少息，又复与之。如是数反则可也。又当视儿饥饱节度，一日之中，知几乳而足量以为常，每于早晨，若有宿乳，须当捻去。若夏月不去热乳，令儿吐呗[2]，冬月不去寒乳，令儿咳痢。又若儿大喜之后，不可便乳，令儿惊痫；若儿大哭之后，不可便与乳，令儿吐泻；又乳儿不可太饱，恐停滞不化；若太饱，则以空乳令吮则消。

凡每乳儿，乳母当以臂枕儿头，令儿口与乳齐，乃乳之。不可用膊，即太高，令儿饮乳不快，多致儿噎。又乳母欲寐，则夺去其乳，恐睡着不觉，被乳填沃口鼻，别生其他事，又且不知儿饥饱也。

【注释】

（1）齆（wèng）：因鼻孔堵塞而发音不清。

（2）呗（xiàn）：干呕，不作呕而吐。

【按语】

本节主要摘述《备急千金要方·卷五·少小婴孺方》中关于哺乳方法的基本内容。乳汁为乳母气血所化，根据中医理论的全息观，任何引起气血变动的事物皆可间接影响乳汁的变化，正如肾藏精，为生命之源、身体之本，乳母亦为婴儿生长发育之根本，乳母的身体状况、性格秉性、情志活动、饮食习惯、文化素养及体质特点等均与乳汁的质量密切相关。乳母论主要阐释了乳母哺乳的禁忌和哺乳方法，很多喂哺技巧和理念仍值得我们借鉴。如乳母应保持心情愉快，与泌乳有关的多种激素都直接或间接受下丘脑调控，下丘脑的功能与心态情绪密切相关，心情舒畅，乳汁分泌多且营养丰富，心情压抑可促进肾上腺素分泌，使乳腺血流量减少，阻碍营养物质和相关激素进入乳房，进而使乳汁分泌减少，乳汁营养贫乏。哺乳前按摩乳房排去宿乳，一方面可预防乳汁淤积导致乳腺炎；另一方面可避免小儿不良反应的发生。凡此种种皆体现出中医学整体养护的思想精髓。

慎护论

凡儿于暑月，时常令在凉处，勿禁水浆，但少少与之，唯是不宜多与。凡儿不可抱于檐下洗浴，又不可当风解脱，恐为寒干，又啼哭未断，不可与乳，冒冷冲寒，不可哺饲，恐为食伤，又不可近神佛之前，驴马之畔，又不可令儿见怪异之物，及各门异户不相识之人，恐为客忤[1]。凡儿生三日之外，当与少哺。姚和众云：以粟米煮粥，饮研如乳汁，每日与半蚬壳许，以助谷神，导达肠胃。孙真人云：以粳米饮，七日外与三大豆许，慎不可杂与药吃。巢氏云：儿生满三十日后，当哺少物，如二枣核许；至五十日，如樱桃许；至百日，如大枣许。若乳少，当以意增之，不可多与，恐不能胜，别生病矣。若乳多，不消哺食者，亦须少少与之，以壮肠胃。儿大，稍稍增之，当有常剂。《圣济经》亦云：儿生三日用饮，过三日用哺，哺之以赖谷气也。哺之多少，量日为则，如是则五脏得养，而胃气壮矣。今之养小儿者，多务爱惜过当，往往至二三岁，尚未与食，致脾胃虚弱，体力怯软，平生多病。若在半年之后，宜煮陈米稀粥与之，十月以后，渐与稠粥烂饭，以助中气，则自然易养少病。惟忌生冷、油腻、荤茹、甜物。凡小儿乳哺，既有常剂，若忽尔却乳哺少者，此是腹中少有不和也，便当与微微下之。若都不肯食，但饮少乳者，此伤重，要下之，不可不下也。若不与下，则生寒热，或为吐痢，及为癖积，脉大者发病，皆不早治之由也。孙真人亦曰：小儿寒热，亦当下之，乃瘥。又小儿乳哺，不能无痰癖也，常当节适之。若稍不进乳食，便以微药克化，紫圆最妙，不得行快药转痢，又不得为无事而迁延，致病大即难治尔。小儿微患，便与微下，则损不甚而易愈矣。若于春夏之时有疾，(《千金》云：立夏后），切不可妄行吐下，及微疾亦不可乱行针灸，盖针灸伤经络，吐下损腑脏故也。若误行转泻，则使下焦虚而上焦热，变成大病也。故巢氏有言：小儿春夏，自非甚病，决定不可吐下者是也。

【注释】

（1）客忤：病证名。《备急千金要方》名"少小客忤"，又称中客忤、中客、中人。由于小儿神气未定，如骤见生人、突闻异声、突见异物，而引起惊吓啼哭，甚或面色变异，兼之风痰相搏，影响脾胃，以致受纳运化失调，引起吐泻、腹痛，反侧瘛疭，状似惊痫。

【按语】

本节引述了姚和众、孙思邈和《圣济经》中的乳哺思想，体现了以顾护脾胃、预防疾病为核心的乳哺理念。与现代乳哺理念不同的是，本节主张开哺时间宜趁早，选用淡薄易消化之品，如"粟米煮粥"和"粳米饮"，少许与之，以意增之，如此可助谷神、壮肠胃、养五脏。不可恣意给予生冷油腻、肥甘厚味之品，致小儿乳食难化、脾胃虚损、体弱多病。倡导"半年之后，宜煮陈米稀粥与之，十月以后，渐与稠粥烂饭，以助中气，则自然易养少病"。本节也强调不可因爱惜过当，致小儿哺食过晚（两三岁），使小儿脾胃虚弱，体质虚怯，平生多病。中医乳哺的方法和理念是中华民族沉淀下来的宝贵经验，是独特的，也是科学合理的，值得借鉴和研究。

《幼科类萃》

原文及部分注释摘自《增订幼科类萃》（王銮著，何世英主编，人民军医出版社 2012 年版）第 8~10 页。

乳哺论

初生芽儿，藉乳为命。乳哺之法，不可不慎。夫乳者，荣血之所化也。至于乳子之母，尤宜谨节，饮食下咽，乳汁便通；情欲动中，乳汁便应。病气到，乳汁必凝滞，儿得此乳，疾病立至，不吐则泻，不疮则热，或为口糜，或为惊搐，或为夜啼，或为腹痛。病之初来，其溺必甚少，便须询问，随证调治。母安则子安，可消患于未形也。

故哺乳夏不欲热，热则致吐逆；冬不欲寒，寒则致咳病；母不欲怒，怒则上气颠狂；母不欲醉，醉则令身热腹痛。母方吐下而乳则致虚赢。母有积热而乳则变黄不能食。新房而乳则瘦瘠交胫不能行。新欲而乳则发吐呗[1]神困。伤热乳则泻黄，伤冷乳则泻青。冷热不调，停滞胸膈，结为痰饮，遂成壮热，壮热不已乃作惊痫。儿啼未定，遂以乳哺，气逆不消，因成乳癖[2]。怀妊而乳，致令黄瘦，腹大脚弱，名曰魃病[3]。大抵乳哺不可太过，故谚云：小儿常病，伤于饱也。又云：忍三分饥，吃七分饱，亦至论也。

【注释】

（1）呗（xiàn）：呗乳，病名。又名转乳。《证治准绳》曰："凡吐乳直出而不停留者，谓之呗乳。"为胃气上逆所致。治宜和胃降逆。

（2）乳癖：《小儿药证直诀·腹中有癖》曰："不食，但饮乳是也，当渐用白饼子下之。"《婴童百问·腹中有癖》曰："癖者，血膜包水侧僻于胁旁，时时作痛也……惟乳哺失调，三焦关格，以致水饮停滞，肠胃不能宣通，如冷气搏之，则结聚而成癖。"说明乳癖是由于小儿乳食过多，损伤脾胃；或饮食起居、七情六淫失宜所致的疾病。

（3）魃（jì）病：又称继病、交奶。是一种由魃乳停滞而致的营养不良性疾病。《古今医统》曰："怀孕乳儿，致令黄瘦，腹大脚弱，名曰魃病。"《小儿卫生总微方论》曰："其候精神不爽，身体痿瘁，骨立发落。"《幼幼集成》曰："儿将周岁，母腹有妊，儿饮其乳，谓之魃乳……母继妊娠，精华下荫，冲任之脉，不能上行，气则壅而为热，血则郁而为毒。"

【按语】

医家认为"初生芽儿，藉乳为命"，乳母的健康状况对乳儿有很大影响。哺乳期妇女应注意饮食起居和精神情欲等方面的调节，保持乳汁的洁净。正如《保婴撮要》云："小儿初生，须令乳母预慎七情、六淫、厚味炙煿，则乳汁清宁，儿不致病。否则阴阳偏盛，气血沸腾，乳汁败坏，必生诸证。"故乳母哺乳，必先修身养性，调摄饮食起居，如此气机畅达，血脉和顺，乳汁即清宁纯净，哺乳小儿才能安全平顺。

文中"故哺乳夏不欲热，热则致吐逆；冬不欲寒，寒则致咳痢"有两重含义：一指哺乳前应当将储存于乳头部的"宿乳"挤去，冬天挤去寒乳，夏天挤去热乳；二是告诫乳母应节制饮食，勿将自身寒热不适通过哺乳影响小儿，导致小儿生吐逆、咳痫等疾病。当母乳不足或母体患病时，可兼用或改用代乳品。早在唐代《备急千金要方》里已有"猪乳乳儿"法，现代多用牛、羊乳制品或豆浆、代乳粉等代乳品。

慎择乳母

凡乳母禀赋[1]之厚薄，情性之缓急，骨相之坚脆，德行之善恶，儿能速肖，尤为关系，殊不知渐染既久，识性皆同，犹接木之造化，故不可不择也。

【注释】

（1）禀赋：指人所具有的智力、体魄、性格、能力等素质或者天赋。亦作"秉赋"。谓人所禀受的体性资质。

【按语】

本节以嫁接花木作比喻，引出乳母的健康状况及性情品德对小儿成长影响重大的观点。疾病可以通过乳汁传给小儿，西医学认为，乳母患乳腺炎，急、慢性传染病，活动性结核病，重型心脏病，肾脏病，消耗性疾病等均应停止哺乳。乳母的性情品德亦可通过言传身教影响胎儿，这与近几年强调的儿童行为心理学的说法一致。

《广嗣要语》

原文摘自《广嗣要语》（俞桥撰，肖林榕校注，中国中医药出版社2015年版）第35~36页。

小儿五宜

小儿初生，先煎浓黄连甘草汤，急用软绢或丝绵，包指蘸药，抠出口中恶血；倘或不及，即以药汤灌之。待吐出恶沫，方与乳吃，令出痘稀。

初生三五月，宜绷缚令卧，勿竖头抱出，免致惊痫。

乳与食不宜一时混吃，儿生疳癖痞积。

宜用七八十岁老人旧裙旧袴[1]改小儿衣衫,令儿有寿。虽富贵之家,切不可新制纻丝[2]、绫罗、毡绒之类与小儿穿,不惟生病,抑且折福。[批]愚意满月受贺、宴宾、宰杀亦恐不宜。

儿生四五个月,只与乳吃。六个月以后,方与稀粥哺之。周岁以前,切不可喫[3]荤腥,并生冷之物,令儿多疾。若待二三岁后,腑脏稍壮,才与荤腥最好。

【注释】

(1)袴(kù):泛指衣物。

(2)纻(zhù)丝:苎麻织成的粗布。

(3)喫:同"吃"。

【按语】

本节主要论述小儿防病之法,初生要拭去口中恶血,此为小儿初生护持重中之重,各代医家均有载录。小时穿老人改制衣物可令儿不生病;百日之内不宜竖抱,以免影响小儿脊髓发育;乳贵有时,食贵有节,小儿脾胃稚弱,不可滥予生冷难消化之品,以免生疳癖痞积。

《万氏家藏育婴秘诀》

本文原文及部分注释选自《万氏家藏育婴秘诀》(万全著,湖北科学技术出版社1986年版)第8页。

哺儿法

儿生下后,产母乳汁未行,必择乳母年壮体厚、乳汁浓白者,以乳之可也。产母乳汁既行,必须揉而捏去之,此乳不可哺也。积滞之气,恐损儿也。

凡儿吮乳,初则乳汁渐行,其来尚缓而少,久则如泉涌出,急而且多,急取出之,恐儿气弱,吞咽不及,错喉喷吐[1],伤胃气也。

儿生七日,助谷神以导达肠胃。用粟秆烂煮粥饮,与乳母,日与一二匙吃,或用粳米研烂[2]亦佳。

【注释】

（1）喷吐：汉阳忠信堂本为"喷出"。

（2）研烂：汉阳忠信堂本为"煮烂"。

【按语】

哺儿法从四个方面来调摄乳哺。首先是乳母的选择，乳母应以年壮体厚、乳汁浓白者为良。其次是在喂哺之前要按摩以排去乳房中积滞宿乳，以免损及小儿胃气。然后是喂哺小儿时，不可过急过多，恐小儿吞咽不及而伤胃气。最后强调婴儿出生七日后，予"烂粥"或者"粳米研烂"喂哺，可助谷神，达肠胃。

《婴童类萃》

原文摘自《婴童类萃》（王大纶著，人民卫生出版社 1983 年版）第 7 页。

择母乳论

小儿随母呼吸，母安则子安，母病则子病，此必然之理也。凡择乳母，须要婉静寡欲，无痼疾(1)并疮疥(2)者。且儿禀父母之精血，化育而生。初离胞胎，血气脆弱，凭乳母之乳而生养焉。乳母肥实，则乳浓厚，儿吮之则气体充实；乳母瘦瘠，则乳清薄，儿吮之则亦清瘦体弱。壮实肥瘦，系儿终身之体格非小故也。强悍暴戾，和婉清静，亦习随乳母之性情，稍非其人，儿亦随而化矣。犹泾渭之分焉，源清则派清，源浊则派浊。又有体气者，儿吮此乳，则腋下狐臭(3)不免。又有生过杨梅疮(4)者，儿吮此乳，即生此疮。如出痘症，十难全一。父母有此疮者，胎中受毒，出痘亦然。余目击非药所能救者，择乳母可不慎欤。

【注释】

（1）痼（gù）疾：指经久难治愈的病。

（2）疮疥：皮肤上肿烂溃疡的病。

（3）腋下狐臭：腋下汗出有特异臭味之病证。又名狐臭、胡臭。《外台秘要》曰："病源人腋下臭，如葱豉之气者，亦言如狐狸之气者，故谓之狐臭，此皆血气不和蕴积，故气臭。"

（4）杨梅疮：梅毒，因疮的外形似杨梅，故名。

【按语】

"初生芽儿，藉乳为命"，母乳为小儿生长发育提供物质基础。"母安则子安，母病则子病"，可见母乳对小儿生长发育的重要性。历代医家对哺乳问题尤为重视，主要体现在对乳母的选择上。首先乳母体格应壮实肥厚，其次乳母性情应婉静寡欲，最后乳母应健康无患。古代医家极其重视乳母的选择，虽与西医学对哺乳的看法不太一致，但各有所长。

《幼科指归》

原文摘自《幼科指归》（曾鼎著，黄颖校注，中国中医药出版社2015年版）第1~13页。

小儿下地慎重看养之法

俟[1]解过胎屎，对周一日夜，方可开乳。倘开乳过速，胎元恶气留积在中，多有脐风、惊搐、胸瀽、五痫等症。若已过一日夜，则胎中秽恶俱从解与哭，升降俱清，气血易调，然后开乳。不唯生下少病，长大亦且心灵。

开乳之前，先用青细布一块，茶浸，轻缓洗擦舌上正中，两旁齿根，上下唇吻，勿令吞下。其绸擦一下，即洗净再擦。擦洗三遍，仍令复睡。醒后再洗一次，即用真雅州野连一分，无则改用云连，酒炒干一次，乳炒干二次，连要去芦[2]，加葱白一寸，用河水蒸好，至过一日一夜，方可服。服时宜温，喂以小茶匙半匙，停刻又喂半匙，缓缓喂以五匙而止。再令其睡，醒后再喂一匙。将乳缓缓喂以五匙，不可过多。听其熟睡，醒来仍前再喂。一时服三次，夜亦如是。吃乳时，必要坐起端抱，断不可侧卧倒吃。每早俱要洗擦口舌牙根。小儿虽赖乳养，总不宜过多，时时吃之。俟过蒸变之一次，候清气渐旺，略加其乳，亦不可过，恐成乳积。再儿食乳，或有睡时即要去乳，切勿含于口内，至为内伤，万难救治。尤难解者，时人多以贡墨[3]开乳，不知墨乃油烟制成，血见黑则止。小儿胎中恶血未净，心血未开，即用墨止之，塞其心窍，闭其血道，何从生发，为害不甚大乎。

【注释】

（1）俟（sì）：等待。

（2）芦：茎。原作"庐"，据解经书屋本改。

（3）墨：松烟和入胶汁、香料等加工制成。辛，平。入心、肝经。有止血、消肿之效。

【按语】

对于开哺乳，曾鼎批评贡墨开乳的做法，认为会"塞其心窍"，倡导"解过胎屎，对周一日夜，方可开乳"，与西医学所提倡的尽早开乳不同。现代医学认为新生儿娩出即当置于母亲身边，尽早使其吮吸母亲乳头，可促进母亲泌乳。出生后尽早母乳喂养可减轻新生儿生理性黄疸，减少生理性体重下降及低血糖的发生，并有利于母体的恢复。

戒乳母自慎调摄论

决流者必溯其源，引枝者必护其根。源有塞而流不清，根有坏而枝不长。此治水种树之道则然，宁谓其母之育子而独不然耶？夫婴儿之初生也，不能自有饮食情欲，只以母之饮食情欲为饮食情欲。盖母之饮食情欲，悉运行于乳。子食乳于腹，故饮食情欲即母之饮食情欲也。母固为子之源，为子之根者，如欲望子之无病而易育，必也自慎调摄矣。假令不慎，伤寒则子病寒矣，受热则子病热矣。或吐或泻，或胀或闭，或疮毒，或惊搐，无不由母之五味偏好偏嗜所致，无不由母之七情过举过动而来也。独是母反得无病，何也？饮食乍咽，而乳汁遂与之相通；情欲辄投，而乳脉即为之同应。非母之能免于病，而母之可以生病者，尽从乳中而去也。正惟不病母，而子之病所以更多而更重。

然则乳母果如何而自慎乎？淡泊养宁静之天，谨防外害；冲和消暴溺之气，力遏内侵。将见婴儿皆伟躯而伟貌，乳母亦多女而多男，可不谓善欤。

否则，身既失于自调，乳乃贻乎子病，于是急而求医，而不知医虽未必皆愚，然亦未必皆贤。求医之家，又岂能辨其医之贤愚乎。设遇愚昧之医，不审根源，只记数方，笼统开用，不啻⁽¹⁾阎罗王之捉命差也。吾故唇焦舌烂，断不能少宽医罪，却亦不得不为乳母戒。与其不能辨医之贤愚，徒甘唯命，何如自慎调扰，奚用医为？吾若曰消患于未萌耳。

凡小儿，半周两岁为婴儿，三四岁为孩儿，五六岁为小儿，七八岁为龆龀⁽²⁾，九岁为童子，十岁为稚子矣。

【注释】

（1）不啻（chì）：无异于。

（2）龆龀（tiáo chèn）：垂髫换齿之时，指童年。

【按语】

本节开头即以"治水、种树"之理来说明小儿养护亦要追根溯源，而母为子之根源，故育子之根本法门在于调母。胎养之时，孕母为根，孕母需节饮食、适寒暑、慎喜怒、戒淫欲等，以求气血清和，培根固本。在小儿初生后，乳母为根，母之饮食情欲，皆运行于乳，母子通过乳汁相通应，乳母想小儿无病易育，则需要自慎调摄，节饮食、调情志以求淡泊宁静、平顺柔和。故子之体质强壮，母必调摄得当，子女繁多；若子之赢弱多病，则母亦可能失于自调。故母为子女之根基，乳下小儿患病，亦当考虑调摄乳母，二者同治，才得万全。

《鬻婴提要说》

原文摘自《近代中医珍本集》（《儿科要略》，吴克潜编著，收录于《近代中医珍本集》儿科分册，陆拯等主编，浙江科学技术出版社1994年版）第973~983页。《鬻⁽¹⁾婴提要说》医学丛书，清代张振鋆著，刊于1889年，是论小儿调护的专著，属于《述古斋幼科新书三种》之一。《述古斋幼科新书三种》内容有《厘正按摩要术》《鬻婴提要说》《痧吼正义》三种。

乳母形色所宜，其候甚多，不可求备。但取不狐臭、瘿瘘、气咳、疮

疥、痴瘕、白秃、疡、藩唇[2]、耳聋、鼻、癫痫，无此等疾者，便可乳儿也。（《千金方》）

乳母当择无病妇人，肌肉丰肥，性情和平者为之，如病寒者乳寒，病疮者乳毒，贪口腹则味不纯，喜淫欲则气不清。（万密斋）

【注释】

（1）鬻（yù）：同"育"，养育。

（2）藩（fān）唇：此处指口唇外翻。

【按语】

乳母以肌肉丰肥、心情平和者为优，以身体有疾患者为忌。乳母的不同病理状态会对乳汁产生相应的影响，如病寒者则乳寒，病疮者则乳毒，不忌口舌之欲者乳味不纯，淫欲不节者乳气浊。

为乳母者，夏不去热乳，令儿呕逆；冬不去寒乳，令儿咳利。母新房以乳儿，令儿羸瘦，交胫不能行。母有热以乳儿，令变黄不能食。母怒以乳儿，令善惊，发气疝[1]；又令上气癫狂。母新吐下以乳儿，令虚羸。母醉以乳儿，令身热腹满。（《千金方》）

乳儿之母，当淡滋味，一切酒面肥甘热物，瓜果生冷寒物，皆当禁之。又须慎七情，调六气，以养太和。盖母强则子强，母病则子病，母寒则子寒，母热则子热。故保婴者，必先保身。（《保婴易知录》）

乳母淫佚情乱，令儿吐泻身热，啼叫如鸦者不治。（《宝鉴》）

乳母饮食下咽，乳汁便通，情欲中动，乳脉必应，病气到乳，汁必凝滞。儿得此乳，疾病立至，不吐则泻，不疮则热，或为口糜，或为惊搐，或为夜啼，或为腹痛，病之初来，其溺必少，便须询问，随证治母，母安亦安，可消患于未行也。（朱丹溪）

凡乳儿不可过饱，饱则溢而成呕吐。大饱以空乳吮之即消。若乳来多猛，先捏去宿热乳，然后乳之。乳母与儿卧，令乳与儿头平，母欲睡时即夺其乳，恐其不知饱足。且恐睡热闷儿口鼻致死。父母交合之间，儿卧于侧，或惊起，不可乳儿。盖气乱未定，必能杀儿也。（《千金方》）

夜间乳儿，母起身坐抱儿喂之，勿侧卧乳儿。乳后抱儿使其身直，恐软

弱颠倒，致乳溢出也。不尔，皆令儿病。(《颅囟经》)

凡乳母生喜，则乳为喜乳，令儿上气癫狂，亦令儿生痰喘疾，或生惊。(孙兆)

凡乳母动气，则为气乳，令小儿面黄且白，乳哺减少，夜啼乳。(《宝鉴》)

凡乳母有病时为病乳，令儿黄瘦骨蒸盗汗，夜哭，及生诸疾。(《宝鉴》)

凡乳母有娠孕者为乳，令儿脏冷腹急而泻，胸背皆热，夜啼肌瘦，一如积块。(《宝鉴》)

乳母饮酒而醉者为醉乳，令儿热，腹急痛。扁鹊云：醉淫随乱，儿恍惚多惊。(《千金翼方》)

凡乳母当风乳儿，风冷入肺，则令咳嗽。(仓公)

凡乳母有怒，则乳为怒乳，令儿生疝气病。扁鹊云：女子则腹胀。(《千金翼方》)

凡乳母于夜露下饮儿，冷气入咽不散，多成呕逆。(《心鉴》)

乳母于大劳大饥之后，不俟气机稍和，即以伤乳与儿，令儿成疳。(《真诀》)

凡儿因乳母致病者，事起于隐微，人多玩忽，医所不知。故乳母禀受之浓薄，性情之缓急，骨肉之坚脆，德行之善恶，令儿相肖，大有关系，不可不慎也。(朱丹溪)

儿啼未定，其气尚逆，遽以乳饮之，则乳停胸膈，令儿生咳逆呕吐诸病。(《巢氏病源》)

每清晨睡醒欲饮乳，皆须捏去宿乳。(《颅囟经》)

乳之性见酒则凝，试将牛乳一碗，加陈酒一次杯，搅和蒸一沸，乳凝如腐，物性然也。饮乳之儿，父母爱之，戏以酒滴儿口中，往往渐成乳癖、惊痫、疳积等证，可不慎哉！(《兰闺口议》)

月内小儿，不可闻啼即饱，一啼便乳。须令啼哭，则胎中所受热毒从此而散，胎中惊风从此而解，则期月之间，无重舌、木舌、口噤、胎热之疾。(《大生要旨》)

小儿初生宜多睡，勿强与乳，自然长而少病。(《保生要法》)

夏中热盛，乳母浴后，或值儿啼，均不可与乳，使儿损于胃，秋成赤白痢。浴后必须定息良久，捏去热乳，然后乳之。(《聂氏》)

热乳令儿面黄不食呕吐。张氏云：热乳伤损肺气，令儿成龟背。(《千金翼方》)

凡乳儿，乳气寒虚冷，故令儿便青而啼。《千金翼方》云：令儿咳嗽。(《史记·华佗传》)

壅乳令儿生痰涎，涎壅生惊。(《灵秘》)

壅乳成乳癖，又吐逆生痰。(《宝鉴》)

调摄小儿之法，病家能知者，千不得一，盖小儿纯阳之体，最宜清冷，今人非太暖即太饱，而其尤害者，则在于有病之后而数与之乳。乳之为物，得热则坚韧如棉絮，况儿有病则食乳甚稀，乳久不食则愈充满，吮则迅即涌出，较平日之下咽更多，前乳未清，新乳复充，填积胃口，化为顽痰，顽痰相结，诸脉皆闭而死矣。譬如常人平日食饭几何，当病危之时，其食与平时不减，安有不死者哉！然嘱病家云，乳不可食。然群相诟曰，乳犹水也，食之何害？况儿虚如此，权赖乳养，若复禁乳，则饿死矣。不惟不肯信，反将医家诟骂。其余之不当食而食，与当食而反不与之食，种种失宜，不可枚举，此小儿之所以难治也。(《医学源流》)

儿病即宜少与乳食。若似惊风，即宜断乳。如欲食，与米饮一勺。必欲食乳，须先将乳挤空，然后以空乳令吮，否则乳下喉中，即成顽痰，虽神丹无效，俟少安渐与乳可也。(《兰台轨范》)

小儿无伤乳法，即乳满而溢，亦无大害，惟与食并，则乳裹食不化，遂成痰癖，是伤食非伤乳也。故小儿以食乳为主，三岁后方可食糕粥，五岁后，方可食荤腥，则一生永无脾胃之疾矣。(《慈幼外编》)

乳者奶也，哺者食也。乳后不得与食，哺后不得与乳，乳食相并，难以克化，大则成癖，小则成积，疳气自此始矣。(《保生碎事》)

凡儿吮乳，初则乳汁渐行，其来尚缓而少，久则如泉涌急而多，则以二指捺住乳头两边，来自缓矣。惟恐儿气弱，吞咽不及，有伤胃气也。(《育婴

家秘》）

凡治病必藉胃气以为行药之主，胃气强者，攻之则疾去而易愈，以其药力易行也。胃气虚者，攻病而病不去，非药力不达，以胃气本弱，攻之则益弱，而药愈不行，胃气伤，病亦愈甚矣。（陈飞霞）

生儿缺乳，不得以喂以谷食，母细嚼以手喂之，不可以口对口喂之，致生疳疾腹胀。（《保婴易知录》）

小儿无病，切忌服药，否则遇疾无效。（《疾呼录》）

凡小儿有停滞，于卧后用手顺摩其腹，自胸至脐下，轻轻摩至百数，能顺气消食。（《慈幼论》）

乳母须每日三时摸儿项后风池[2]，若壮热者即须熨之，使微汗而愈。谚云：戒养小儿，谨护风池。风池，在颈项筋中两辕之边。（张涣）

【注释】

（1）气疝：病名。指因气郁而发疝。

（2）风池：穴位名。别称热府穴。在头额后面大筋的两旁与耳垂平行处，属足少阳胆经。

【按语】

本节摘述大量文献中各医家对小儿哺乳宜忌的论述。古代医家为此积累了丰富的经验，论述颇为翔实，很多理念值得学习。如《保婴易知录》提出"保婴者，必先保身"的护婴理念，强调乳母应"慎七情，调六气，以养太和"，不可妄动情欲，致使情志失调、气血涌动、阴阳偏颇，乳儿则令儿"不吐则泻，不疮则热，或为口糜，或为惊搐，或为夜啼，或为腹痛"。古代医家还根据乳母不同生理状态把乳汁分为"气乳、喜乳、怒乳、醉乳、病乳"等，小儿脏气清灵，随拨随应，用不同生理状态下的乳母喂哺婴儿会产生相应的病理症状。正如《素问·举痛论》云："百病生于气也。怒则气上，喜则气缓，悲则气消，恐则气下，寒则气收，炅则气泄，惊则气乱，劳则气耗，思则气结。"同样，古代医家对乳母的起居劳伤及寒热调摄也极其重视，如"乳母于大劳大饥之后，不俟气机稍和，即以伤乳与儿，令儿成疳"。劳则气耗，饥则气亏，乳汁为乳母气血所化，故大劳大饥后立即喂哺不仅不利于乳儿，对乳母亦不利，故需待气血平和后再喂哺。乳房为乳汁生成和存储之器官，乳汁生成后，保证乳络的通畅亦十分重要，故晨起哺乳时，要按摩以排去宿乳，防止乳汁壅滞化热而成乳癖，同时避免小儿饮之不化而生痰涎。文中还批判指正了许多日常养护弊端，如"儿啼即乳""睡中强乳""乳食并进""母细嚼对口喂食"等，至今仍有借鉴意义。

《养子真诀》云：吃热莫吃冷，吃软莫吃硬，吃少莫吃多，自然无恙。故黏腻、干硬、酸碱、辛辣，一切鱼肉、水果、湿面、烧炙、煨、炒、煎难化之物，皆宜禁绝。小儿无知，岂能知节，知节者父母也。（《保婴易知录》）

儿如爱惜太过，三两岁犹未饮食，致令脾胃虚弱，一生多病。但儿生半年后，煎陈米稀粥，粥面时时与之，十月后渐与稠粥烂饭，以助中气。但不与乳并，自然无病易养。（《保婴易知录》）

俗云：要得小儿安，常带三分饥与寒。此说甚伪。要知小儿脏腑脆薄，饥饱寒暑皆不能耐，全赖调养得宜。若带三分饥寒，恐带饥则多啼哭，带寒则多感冒，诚不宜也。盖要得小儿安，须常调饥与寒。大约调养之法，只要先饥与食，不可过饱；先寒与衣，不可太暖。非独小儿为然，凡虚弱衰老病后之人，俱当如此调养。（《传家宝》）

凡乳母与儿睡时，切勿以手膊与儿枕头，恐胸膊热气，紧蒸小儿头脑，致生痈毒疮疖，此一弊也。况又儿头与母面相对，乳母鼻息出入，吹儿囟门，日后长大时，易感风寒，动辄鼻流清涕，药不能治。惟用新绿豆作枕，与儿枕之，最清凉，去胎毒热毒。（石天基）

幼时酷嗜甘饴，忽一日见饴中有蚯蚓，伸头而出，自此不敢食饴，至长始知长上为之，此可为节戒之妙法。（王隐君）

小儿脾胃柔弱，其母或以口物饲之，不能克化，必致成疾。小儿于天气和暖，宜抱出日中嬉戏，频见风日，则血肉因之紧固，可耐风寒，不致生痰。（《按摩经》）

小儿宜用菊花作枕，则清头目。（《按摩经》）

小儿不宜食肉太早，致伤脾胃。鸡肉能生蛔虫，成痞积证，非三岁以上勿食。（《按摩经》）

小儿勿令入神庙，恐精神闪灼致生怖畏。(《按摩经》)

小儿临浴时，须择无风密处，汤须不冷不热，适可而止，不可久在水中。冬月防其受寒，夏月恐其伤热。但儿在周岁内，切忌频浴，以致湿热郁聚。(《医宗金鉴》)

凡儿切忌食肉，鸡肉尤忌，过食则生蛔虫。螺蛳蚌蚬鳗鳖虾蟹等类食之，则或泄或痢。(《保婴易知录》)

小儿同母睡时，切忌鼻风口气，吹儿囟门，恐成风疾。(《琐碎录》)

小儿衣裳被衲，日晒日收，不宜在外过夜，因天上有飞星恶鸟，不可干犯，小儿染着戾气，生无辜疳，或则啼哭不止。须用醋炭熏过，或日光照过方可衣。(钱仲阳)

初生小儿，不得用油腻手绷裹。春忌覆顶裹足，夏忌饮冷食冰，冬忌火炙衣被。(《小儿精要》)

凡小儿于戏谑之物，不令恣乐。刀刃凶具，无使摸捉。莫近猿猴，近则伤意。莫抱鸦雀，抱恐伤眼。男方学语，勿令挥霍。会坐勿久，致令腰折。行莫令早，筋骨柔弱。雷鸣击鼓，莫为掩耳。睡卧须节，须令早起。饮食休过饱，衣无重袭。常食疏羹，休哺美味。甘肥酸冷，姜蒜瓜菜，油腻生茄，切勿过食。夜莫停灯，昼莫说鬼。睡莫当风，坐莫近水。笑极与和，哭极与喜，笑哭之后，莫即与乳。(《冯氏锦囊》)

卧儿冬用水桶，夏用竹筐，必须直身向明而卧。倘背明向暗，则儿眠仰看亮光，易致目睛上窜。卧旁切近之处，不可有悦目引看之物，致儿侧视，目睛左窜右窜。儿帽面前亦不可用五彩之饰，亦恐惹儿仰视也。(《查儿录》)

衣儿用父故衣，女用母故衣改作，切不可过浓，恐令儿壮热，生疮发痫，皆自此始。(《千金论》)

初生小儿，未剃胎头，不与戴帽，则自幼至长，可以无伤风之患，亦永无鼻塞流涕之病。(《大生要旨》)

凡养儿寒则加衣，热则除棉，过寒则气滞而血凝，过热则汗出而腠理泄，以致风邪易入穴，皆系于背，肺脏尤娇，风寒一感，毫毛毕直，皮肤闭而为病，咳嗽喘呕，肚热憎寒，故儿背宜暖也。足系阳明胃脉所络，故曰寒从下起，故儿足宜温也。头者六阳所会也，脑为髓海，凉则坚凝，热则流泄，或囟颅肿起，头缝开解，目疾头疮，故头宜凉也。心属离火，若外有客热，则内动心火，表里合热，轻则口干舌燥，腮红面赤，重则啼叫惊掣，多燥烦渴，故心胸宜凉也。（《冯氏锦囊》）

儿生六十日后，则瞳子成而能笑认人，切忌生人怀抱，及见非常物类。百日则任脉成，自能反复，一百八十日，则尻骨成，母当令儿学坐。二百四十日，则掌骨成，母当扶教匍匐。三百日则膑骨成，母当扶教儿立。周岁之后，则膝骨成，母当扶教儿行，皆育儿一定之法。若日捧怀抱，不见风日，不着地气，以致筋骨缓弱，数岁不行，一失调护，疾病乃生，此皆保育太过之失。（张涣）

小儿玩弄嬉戏，常在目前之物，不可抢夺去之，使其生恐，但勿令弄刀刃，衔铜钱，近水火，入庙堂，见鬼神耳。（《育婴家秘》）

凡乳母抱儿，切勿哭泣，泪如儿眼，令儿眼枯。（《冯氏锦囊》）

小儿能言，必教之以正言，如鄙俚之言勿语也。能食，则教之恭敬，如褒慢之习勿作也。能坐能行，则扶持之，勿使倾跌也。宗族乡党之人，则教以亲疏尊卑长幼之分，勿使也。言语问答，教以诚实，勿使欺妄也。宾客往来，教以拜揖迎送，勿使退避也。衣服器用，五谷六畜之类，遇物则之，使其知之也。或教以数目，或教以方隅，或教以岁月时日之类。如此则不但无疾，而知识亦早矣。（《育婴家秘》）

儿初生形骸虽具，犹草木之柔条软梗，可曲可直，或仰或俯也。故百日之内不可竖抱，竖抱则易于惹惊。且必致头倾项软，有天柱倒侧之虞。半岁前不可独坐，独坐则风邪入背，脊骨受伤，有龟背伛偻之疾。（《大生要旨》）

【按语】

《鬻婴提要说》是一部儿童调护专著，文中的摘述对部分广为人知的养护理念有更进一步的阐述，具有实用价值。如《保婴易知录》中所载乳食添加的顺序更符合现代认知，6个月时予"陈米稀粥"；10个月渐予"稠粥烂饭"；"三岁后方可食糕粥，五岁后方可食荤腥"（《慈幼外编》），如此则一生永无脾胃之疾患。旧说中"若要小儿安，常带三分饥与寒"的调护理念深入人心，但在实际中则会出现"带饥则多啼哭，带寒则多感冒"的状况，《传家宝》提出"先饥与食""先寒与衣"之说，在寒与饥出现之前就预先做好准备，是中医治未病思想的体现。《鬻婴提要说》为清代医家张振鋆所著，本书摘录了清代以前的养护理念和方法，很多养护思想直到现在仍有很强的指导意义，用时应当结合具体情况予以扬弃。

小　结

通常认为小儿饮食可分为"乳"和"哺"，乳为饮乳，哺为食哺。在婴幼儿时期，乳哺并存，两者共同为小儿生长发育提供物质基础。此时期小儿脾胃功能未臻成熟，更易受饮食不节与不洁饮食的影响而导致疾病的发生。因此这一时期小儿饮食方面的调养，更为历代医家所重视。

《诸病源候论》提出"当节适乳哺""小儿食不可过饱，饱则伤脾"。对稍有积滞的小儿。一方面要节制饮食，另一方面提出微下缓下的方法，认为不管冬季还是夏季都可用之，所谓"损不足言""先治其轻时，致儿不耗损，疾病速去"，以免乳食积滞而成寒热，成痰成癖，喜用消积保和散。"先治其轻时"是中医"治未病"思想的体现。巢氏重视风池穴的作用，还提出饮食调养的地域差异，即"因地制宜"思想。书中所载菊花枕，数百年来一直为世人沿用。

《备急千金要方》提出初生三日即开哺乳，即"新生三日后，应开肠胃，助谷神"，与现代提倡的 6 个月之后再逐步添加辅食不同。现代研究表明，6 个月以下的婴儿，母乳提供的营养物质已经足够，但孙氏提倡"研米做厚饮"，即用研磨后的谷物，皆是养胃气之品，况且其提出的进食量与现代提倡"由少到多""由一种到多种"的循序渐进的辅食添加方法一致。《备急千金要方》也提到"不胜谷气""若不嗜食，勿强与之"，可见当时已经考虑到小儿脾胃功能尚不成熟，强予食物会致饮食停滞影响脾胃功能。

孙思邈在《备急千金要方》中首次提出空乳乳儿以助消乳、止呕。空乳乳儿既让小儿有吮乳动作，又无乳汁进入胃中。吮乳反射刺激消化液的分泌，促进胃肠蠕动，有助于胃中宿食的消化，颇有合理性。

《诸病源候论》中"腹中已有小不调也，便当微将药"；《备急千金要方》记载空乳乳儿以消乳食、止呕吐的方法；《太平圣惠方·食治小儿诸方》用专篇记载多种食疗方法与验方，为后世食疗的发展提供了思路。《小儿卫生总微论方·食忌论》讲述了饮食禁忌，虽然有些内容因缺少理论依据而尚存争论，但有些已经被证实。《小儿病源方论》总结的"忍三分寒，吃七分饱，频揉肚，少洗澡"，为后世广为传颂。

历代儿科医家在中医理论的指导下，紧扣生活实际与临床实践，将自己多年的临证与养护经验予以总结并教与后人。有些内容至今仍有指导意义，但也有些今日已不适用，因此当结合具体实际而扬弃。

第三节 审慎用药

小儿与成人有着不同的生理病理特点，年龄越小，表现越明显。其"脏腑娇嫩、形气未充，生机蓬勃、发育迅速"的生理特点说明其机体易感受外邪而使生长发育受到影响；"发病容易、传变迅速，脏气清灵、易趋康复"的病理特点要求医家用药应审慎。正如吴鞠通《温病条辨》中说，"小儿稚阳未充，稚阴未长者也"，"其用药也，稍呆则滞，稍重则伤，稍不对证，则莫知其乡，转救转剧，转去转远……"本节摘录历代医家对小儿用药的论述中具有代表性的内容。

《诸病源候论》

原文源自《诸病源候论》（宋白杨校注，中国医药科技出版社 2011 年版）第 249~250 页。

养小儿候

儿皆须着帽，项衣⁽¹⁾取燥，菊花为枕枕之。儿母乳儿，三时⁽²⁾摸儿项风池，若壮热者，即须熨⁽³⁾使微汗。微汗不瘥⁽⁴⁾，便灸两风池及背第三椎、第五椎、第七椎、第九椎，两边各二壮，与风池凡为十壮。一岁儿七壮，儿大者，以意节度，增壮数可至三十壮，惟风池特令多，七岁以上可百壮。小儿常须慎护风池，谚云：戒养小儿，慎护风池。风池在颈项筋两辕⁽⁵⁾之边，有病乃治之，疾微，慎不欲妄针灸，亦不用辄吐下，所以然者，针灸伤经络，吐下动腑脏故也。但当以除热汤⁽⁶⁾浴之，除热散⁽⁷⁾粉之，除热赤膏⁽⁸⁾摩之，又以脐中膏涂之。令儿在凉处，勿禁水洗，常以新水洗。

【注释】

（1）项衣：围兜。

（2）三时：指早、中、晚三时。

（3）熨：外治法之一种。将药物或食盐等炒热，布包外熨患处。

（4）瘥：病愈。

（5）两辕：古代驾车用的直木，压在车轴上，左右各一。在此指项后两大筋。

（6）除热汤：治少小身热，李叶汤浴方：李叶一味哎咀，以水煮去滓，将浴儿。（录自《备急千金要方·卷五上·第五》）。

（7）除热散：治少小身体壮热，不能服药。十二物寒水石散粉方：寒水石、芒硝、滑石、石膏、赤石脂、青木香、大黄、甘草、黄芩、防风、川芎、麻黄根。以粉儿身，日三。（录自《备急千金要方·卷五上·第五》）。

（8）赤膏：治少小心腹热。除热丹参赤膏方：丹参、雷丸、芒硝、戎盐、大黄。（录自《备急千金要方·卷五上·第三》）。

【按语】

本节开篇即阐明小儿需保持头项温暖干燥，可以菊花为枕，对于项部的护理，对风池的保护甚为重要。风池穴是足少阳胆经的穴位，别称热府穴，在头额后面大筋的两旁与耳垂平行处。哺乳时须保护项部风池，高热时可熨项取汗，热不解可灸风池、背第三椎、第五椎等。故说"戒养小儿，慎护风池"。对于微疾，不可妄用针灸和吐下，可以热水清洗或以除热散、除热赤膏、脐中膏涂擦，不可用凉水等清洗。

新生无疾，慎不可逆针灸$^{(1)}$。逆针灸则忍痛动其五脉，因喜成痫。河洛间$^{(2)}$土地多寒，儿喜病痉$^{(3)}$。其俗生儿三日，喜逆灸以防之，又灸颊以防噤$^{(4)}$。有噤者，舌下脉急，牙车筋急，其土地寒，皆决舌下去血，灸颊以防噤。江东$^{(5)}$地温无此疾。古方既传有逆针灸之法，令人不详南北之殊，便按方用之，多害于小儿。是以田舍小儿，任自然，皆得无横夭。

【注释】

（1）逆针灸：针灸方法不详，待考。《圣惠方卷·八十二·小儿初生将护法》有类似记载，作"不欲妄针灸"，可以参考。

（2）河洛间：黄河与洛水之间的地区。

（3）痉：强直之谓，后人所谓角弓反张。

（4）噤：因病而牙关紧闭。

（5）江东：长江以东的地区。

【按语】

本节讲河洛地区喜用针灸和灸颊预防新生儿痉病，但由于南北气候差异较大，此法不可用于江东温暖之地，以免忍痛动经而成痫病，可改用洗浴、粉扑、按摩等外治法替代。

又云：春夏决定不得下$^{(1)}$小儿，所以尔者，小儿腑脏之气软弱，易虚易实，下则下焦必益虚，上焦生热，热则增痰，痰则成病，自非当病，不可下也。

【注释】

（1）下：用泻下药。

【按语】

本节阐明小儿生理病理特点为脏腑柔弱，易虚易实，春夏季妄用下法则下焦虚，上焦生热，热则炼液成痰，而成痰病。

《备急千金要方》

原文摘自《孙思邈医学全书》（胡国臣主编，中国中医药出版社 2015 年版）第 89 页。

初生出腹第二

儿洗浴断脐竟，裸抱[1]毕，未可与朱蜜，宜与甘草汤。以甘草如手中指一节许，打碎，以水二合，煮取一合，以绵缠蘸取，与儿吮之，连吮汁，计得一蚬壳[2]入腹止，儿当快吐，吐去心胸中恶汁也。如得吐，余药更不须与。若不得吐，可消息计，如饥渴，须臾更与之。若前所服及更与并不得吐者，但稍稍与之，令尽此一合止。如得吐去恶汁，令儿心神智慧无病也。饮一合尽都不吐者，是儿不含恶血耳，勿复与甘草汤，乃可与朱蜜以镇心神，安魂魄也。

儿新生三日中，与朱蜜者不宜多，多则令儿脾胃冷，腹胀，喜阴痫[3]，气急，变噤痉而死。新生与朱蜜法，以飞炼朱砂如大豆许，以赤蜜一蚬壳和之，以绵缠箸头蘸取，与儿吮之，得三蘸止，一日令尽此一豆许，可三日与之，则用三豆许也，勿过此，则伤儿也。与朱蜜竟，可与牛黄如朱蜜多少也，牛黄益肝胆，除热，定精神，止惊，辟恶气，除小儿百病也。

【注释】

（1）裸（běng）抱：用被包裹婴儿。裸，婴儿的包被，《广韵·耕韵》曰："裸，束儿衣。"

（2）蚬壳：软体动物的介壳。呈圆形或心形，表面有轮状纹。

（3）阴痫：病症名，因慢惊之后，痰入心包而致，症见发作时肢体偏冷，不啼叫，手足不抽搐，其脉多沉等。

【按语】

本段论及甘草法、朱蜜法、牛黄法等祛胎毒之法的功用及用法。"下胎毒"在历代古籍中均有记载，属于古代常规养护方法。文中根据初生儿的不同体质选取相应的药物，密切关注初生儿的反应，及时调整方法，有其科学性和合理性，但其临床价值仍需进一步考察。

《小儿病源方论》

本摘要皆参考于《陈氏小儿病源方论》（宋代陈文中著，林慧光校注，中国中医药出版社 2015 年版）第 2 页。

论下胎毒

古方言：小儿始生落草之时，便服朱砂、轻粉、白蜜、黄连水，欲下胎毒。盖今之人比古者，起居摄养大段不同，其朱砂、轻粉、白蜜、黄连，乃能伤脾败阳之药。若与服之，后必生患，或吐奶，或粪青，或吐泻，或痰涎咳嗽，或喘急，或腹胀，或腹中气响，或惊悸。大抵人之所生，犹树木而有根本，则枝叶茂盛。

若人之根本壮实，则耐风寒，免使中年之后服脾胃药，灸丹田、三里穴也。凡下胎毒，只宜用淡豆豉煎浓汁，与儿饮三五口，其毒自下，又能助养脾元，消化乳食。

【按语】

《备急千金要方》《诸病源候论》等古籍中均记载了对不同体质、不同病症选取不同药物口服的解毒方法。一般先用甘草法解毒，若有热性症状可用黄连法或朱蜜法，而对于初生小儿，不辨体质、病证就予朱砂、轻粉、黄连等苦寒之药下胎毒，必致脾胃虚衰，阳气衰败。此时可予淡豆豉煎浓汁口服，能助脾胃，消乳食，既安全又可靠。

《婴童百问》

原文摘自《婴童百问》（鲁伯嗣撰，彭勃主编，人民卫生出版社 1961 年版）第 1~2 页。

初　诞

婴童在胎，禀阴阳五行之气[(1)]以生成，五脏六腑[(2)]百骸之体悉具，必借胎液[(3)]以滋养之，受气既足，自然分娩，初离母体，口有液毒，啼声未出，急用软绵裹指，拭去口中恶汁，虽是良法，然仓卒之际，或有不及如法者。古人有黄连法、朱蜜法、甘草法，用之殊佳，免使恶物咽下，伏之于心，遇天行时气，久热不除，乃乘于心，心主血脉，得热而散，流溢于胃，而胃主肌肉，发出于外，故成疮疹之候，世之长幼，无有可免者。若依出生拭口之法，得免痘疹[(4)]之患，或有时气侵染，只出肤疮细疹，易为调理，亦孩童之幸也。杨氏云：初生拭口不前，恶秽入腹，则腹满气短，不能饮乳者，宜用茯苓丸加减治之。又法下胎毒，临产落草时，浓煎淡豉汁服极好，不可与辰砂、黄连、轻粉等。

朱蜜法《葛氏肘后方》

小儿初生，先用黄连、甘草法拭口，吐其恶汁，稍时更与朱蜜，定魄安神。

朱砂（一大豆许）。上细研，以蜜一蚬壳许，和朱砂抹口中，非独镇心安神，能解恶毒之物，一生免痘疮之患。

黄连法

临月用黄连细切，捶碎绵裹，百沸汤泡，拭口。

甘草法

预以甘草细切少许，产卧时以绵裹，沸汤泡盏内，盖定。收生之际，急以软绵裹指，蘸甘草汁拭其口，次用黄连法、朱蜜法。

蜜　法

又牛黄法与朱蜜同，少加牛黄，益肝胆，除热，定精神，止惊邪，辟恶气，除小儿百病。

茯苓丸《直指方》

治婴儿初生，其声未发，急以手拭其口，令恶血净尽，不得下咽，则无他病；稍迟恶秽入腹，则腹满气短，不能饮乳，或胎中受寒，则令儿腹痛不乳。

赤茯苓、黄连（冷证去此，加芍药）、枳壳（炒）。上等分为末，炼蜜丸如梧子大，每丸乳汁调下。

【注释】

（1）阴阳五行之气：张景岳在《类经图翼》中说："五行即阴阳之质，阴阳即五行之气，气非质不立，质非气不行，行也者，所以行阴阳之气也。"

（2）五脏六腑：五脏，即肝、心、脾、肺、肾；六腑，即胃、大肠、小肠、三焦、膀胱、胆。

（3）胎液：现代俗称羊水。

（4）痘疹：天花。

【按语】

本段主要介绍小儿初生的调养方法。小儿初生若不除胎毒，则会生疮疹之患。对体质偏于阳热的小儿，选用黄连法、朱蜜法、甘草法、牛黄法等清热解毒以下胎毒，疗效甚佳，为后世广泛应用。

《幼科类萃》

本文原文及部分注释摘自《增订幼科类萃》（王銮著，何世英主编，人民军医出版社 2012 年版）第 10~13 页。

下胎毒论

东垣云：儿在母腹中，十月之间，随母呼吸。呼吸者，阳气也，而生动作，益滋精气神[1]。饥则饮母血，渴则饮母血，儿随日长，皮肉血脉筋骨形气俱足。十月降生，口中尚有恶血，啼声一发，随吸而下。此恶血复归命门[2]胞中[3]，僻于一隅，伏而不发，直至因内伤乳食、湿热之气下流，逆于肉理，乃发为疮疹也。故方书皆云：俟其分娩，啼声未发之时，急用绵裹指，拭去口中恶汁。固是良法，而仓卒之际，或有不及者，故有黄连法，朱蜜法，甘草法，用之殊佳。但今之人比古者之人起居摄养大有不同。窃恐禀受怯弱之儿不能禁此寒冷之剂，若与服之，必生异证，或呕乳粪青，或痰嗽喘急，或腹胀，或惊悸[4]。如有里证[5]郁结，壅闭不通，欲下胎毒者，只须用淡豆豉煎浓汁，与三五口，其毒自下，又能助养脾气[6]也。

【注释】

（1）精气神：生命活动的基本物质，三者之间关系密切，相互滋生、相互助长。

（2）命门：生命之门。命门与肾关系密切，同为五脏之本，内寓真阴真阳。

（3）胞中：胞中是人体生命之根。调和阴阳，调理气血，助胞宫之代谢。胞中者，包含丹田、下焦、肝、胆、肾、膀胱，为精气所聚之处，属脏腑"三才"之地部，又是人体易经八卦之坤位，属北方水位。且为任脉、督脉、冲脉、带脉和肾脉之根源。

（4）惊悸：指无故自惊而悸动不宁之证、因惊而悸之证。突然心跳欲厥证。

（5）里证：所谓"里"是指脏腑，里证是指病变部位在脏腑，病情较深。

（6）脾气：指脾的功能及赖其产生的精微物质或动力。

【按语】

此段作者引用李东垣的话，认为胎儿在母腹中赖母血以长养，到出生之时口中恶血复归人体之中，伏而不发，后若有内伤乳食、湿热之气引动，就会发为疮疹。因而提出小儿出生后、发声前急当用黄连法、甘草法、朱蜜法拭去口中恶血。若有里证当用淡豆豉助养脾气，无不体现出其顾护脾胃的思想指导小儿用药。

芽儿戒灸

小儿初生，世人多于头额前发际穴灸之，盖取其可以截风路也。殊不知地有南北之分，其河洛土地多寒，生儿三日灸囟以防惊风⁽¹⁾，固宜也。今者，东南土地多湿，气禀薄弱，岂堪灸炳⁽²⁾，若执以关中地寒为论，自取危困耳。

【注释】

（1）惊风：是小儿时期常见的一种急重病证，以临床出现抽搐、昏迷为主要特征。又称"惊厥"，俗名"抽风"。任何季节均可发生，一般以1~5岁的小儿为多见，年龄越小，发病率越高。其症情往往比较凶险，变化迅速，威胁小儿生命。所以，古代医家认为惊风是一种恶候。

（2）灸炳：灸法术语。指灸法。《素问·异法方宜论》曰："脏寒生满病，其治宜灸炳。"王冰注："火艾烧灼，谓之灸炳。"

【按语】

灸初生小儿前额、风池穴以截风路的方法多有记载。此处医家认为灸法的应用当根据当地气候环境灵活选取，即因地制宜。灸不是药，但作用同药，可见医家之审慎。

《保婴撮要》

《保婴撮要》为明代医家薛铠撰写，其子薛己增补，初刊于明嘉靖三十五年（1556）。前十卷论述初生婴儿护养法、儿科疾病诊法、变蒸、五脏主病及幼儿内科杂病的证治。后十卷主要论述有关幼儿外科、皮肤科及痘疹等病的证治及医案。书中不仅介绍了丰富的治法，还收载了大量的儿科医案，为本书特点之一。原文摘自《保婴撮要》（薛铠、薛己著，李奕祺校注，中国中医药出版社2016年版）第1页。

初诞法

小儿在胎，禀阴阳五行之气，以生脏腑百骸，藉胎液以滋养，受气既足，自然生育。分娩之时，口含血块，啼声一出，随即咽下，而毒伏于命门，遇天行时气久热，或饮食停滞，或外感风寒，惊风发热等因，发为疮疹。须急于未啼时，用软帛裹指，挖去其血，用黄连、豆豉、朱蜜、甘草解之，后虽出痘，亦轻矣。有咽入即时腹胀呕吐、短气不乳者，用茯苓丸治之。但黄连性寒，若禀母气膏粱积热者，宜服；若滋味淡薄，胎气元弱者，又不宜用。其朱砂固能解毒，恐金石镇坠，不若只以牛黄分许蜜调，与吮为佳。世多用犀角解毒丸，其胎气虚寒虚弱者反伤脾胃生气，甚致不育。又有婴儿因其难产，或冒风寒而垂危者，切不可便断脐带，急烘绵絮包抱怀中，急以胎衣置火中煨烧，更用大纸捻于脐带上，往来燎之，使暖气入腹，须臾气复自苏。尤戒沐浴，恐腠理不密，元气发泄，而外邪乘之也。

黄连法

临月用黄连细切为末，绵裹，百沸汤拭口。

甘草法

预以甘草细切少许，临产时以绵裹①，沸汤泡②盏内覆温，收生之际，以软绵裹指，蘸甘草汁拭其口。次用黄连法、朱蜜法。

朱蜜法

用黄连细切，沸汤泡良久，滤净，拭儿口中，吐去恶汁。更与朱砂一大豆许，细研，以蜜一蚬壳和⁽¹⁾，抹儿口。服之，非独镇心定魄，安神解毒，更能益肝胆，除烦热，辟邪气也。

又牛黄法与朱蜜同，少加牛黄，能益肝胆，除热，定精神，止惊邪，辟⁽²⁾恶气，除小儿百病。

茯苓丸

赤茯苓、黄连（胎冷易芍药）、炒枳壳各等分。上为末，炼蜜丸桐子大。每服一丸，乳汁化下。

【校勘】

① 裹：原作"实"，据早稻田本改。

② 泡：原作"澒（hòng）"，据早稻田本改。

【注释】

（1）和：原脱，诸本同，据《备急千金要方·少小婴孺方上》补。

（2）辟：摒除。

【按语】

本段主要论述小儿初生后的祛胎毒之法。薛铠认为小儿分娩之时，容易吞下口中恶血而成胎毒。古代医家认为胎毒平时深伏于命门中，若遇天行时气久热，或饮食停滞，或外感风寒、惊风发热等因素，牵动伏邪，发为疮疹。小儿胎毒若不及时除去，热毒蕴于肌肤，可能会导致皮肤疮疡湿疹等疾患，故在初生后要立即拭去口中恶血，避免恶血入腹成为胎毒。本文介绍的黄连法、甘草法、朱蜜法等下胎毒法，可以清解胎毒，每种方法皆有其适应证。如脘腹胀满、断脐不乳者选用茯苓丸，妊母膏粱积热传于胎儿者选用黄连法。但薛铠仍强调并不是所有小儿都适用下胎毒法，如胎元怯弱、脾胃虚弱者，禁用苦寒重镇之品，以免伤及脾胃、攻伐小儿生发之气。可见，初生儿下胎毒仍需辨体、辨证施药，不可一概论之。小儿洗浴目的在于祛除肌肤污垢，舒筋活血，若小儿体质孱弱，如难产小儿或者病情垂危者，洗浴更要谨慎，切不可选择寒冷潮湿之地频繁洗浴，或洗浴时间长，以免腠理疏松，外邪侵袭，变生他患。尾段的胎衣做纸捻治疗虚寒之证，前文已有论述，不再赘述。

《婴童类萃》

原文摘自《婴童类萃》（王大纶著，人民卫生出版社 1983 年版）第 7~10 页。

凡　例

大凡治病，药用依时，方随病制；寒热温凉，性各不一；宣通补泻，贵乎得宜。恒存济人、博爱之心，乐人之乐，忧人之忧，则药无不效灵矣。谨附凡例九则。

辨风土

如北方凛冽，药宜辛热；两广烟瘴，解毒为先；云贵高暖，清凉取胜，江南亦然；江北则地卑多湿，辛温是主。推之九州风气而用药，罔不效者。

按时令

春季则以升阳散火，加以辛温；夏则清暑益气，济以清凉；秋当肃杀之时，清金去燥；冬则闭藏之候，药宜辛热。故曰：必先岁气，毋伐天和，此之谓也。

守经

幼科诸症，治惊最难。大率琥珀抱龙丸、紫金锭、睡惊丸、利惊丸、利惊丹，俱皆良剂。痰甚，玉芝丸、白玉饼、牛黄八宝散、牛黄丸、蝎梢饼，皆治惊之要药也。审症而投，无有不效。非经验者不赘。

用权

凡用药当从王道之剂，即有偶尔不效，不至伤人。若附子、蜈蚣、全蝎诸有毒之药，不可浪用。药不投症，害儿不浅。如慢惊，诸药不效，不得已而用之，亦当斟酌，中病则已。如金石之药，取以镇惊安神，多服令儿痴呆。麝香、冰片，用以通窍，多服返泄真元。巴豆有定祸乱而致太平之功，非制得法，返受其害矣，举此为例，则诸毒药之可知。凡用毒剂，以甘草煎引佐之则善矣。

芽儿当下即下

儿初生落地取迟，口吃恶秽内蓄，腹胀不乳，亦似脐风；或乳少以食哺儿，或乳多，又将饼食哺儿；又有将柿饼黑枣哺儿者，芽儿无知，任彼喂之，开口便纳。幼年之妇，见儿肯吃，喜而喂之不已。余目击种种，庶不知芽儿初生，肠胃脆薄，此物日积，何能克化，以致肚腹膨胀，呕吐发热，诸疾生矣。病家昧而不言，医者不知，苟不察而用诸惊之药，大谬之甚，欲求病愈可乎！宜感应丸如菜子大七八丸和平胃丸少许，生姜紫苏甘草汤下。出月者加五六丸。凡遇此症宜即下，食消而病愈。此良法也。况小儿纯阳之体，即下未必便虚，失下迟延，日久病日甚，癖块内作，多致不救。

禁挑筋论

夫小儿两手虎口风、气、命三关，即大人两手寸关尺之脉也。左辨心肝之理，右察脾肺之情。有诸内，故形见于纹，视形察色，以验病症，以决死生，非细故也。余郡原无此术，祸于罗平野。古有小儿推拿法，村落无医，用此法援一时之急耳。以姜葱擦印堂虎口，摩擦肚腹上，藉葱姜之力，开通毛孔，取微汗即愈。平野术且不精，儿罗害多矣。平野死，但在通郡教书者俱云：平野传授，又变而为挑筋之说，真胡说可笑之极。若虎口三关筋可挑，必有传授之书可据，出于黄帝素问乎？出于历代明医乎？出何经典乎？病家昧而不知，恣行无惮，视儿为奇货，反构索谢仪，所为惑世巫民，深为可恨。小儿疾三间虎口筋可挑，则大人有疾，寸关尺之筋亦可挑乎？凡针灸必看人神所在，挑筋者谅不知此，岂顾人神所在乎！如值之，儿受祸岂浅浅耶。筋有大络小络，各有定数，容易可挑断耶。此术不禁，则流漫不已，俟道中高明正之。筋断纹绝，儿有疾何凭治之？

儿初落地，稳婆[1]即将砭针割舌下筋，致血淋漓，以墨涂之，因而口害，畏痛不乳。余甚不忍，问之何意？彼云：不割，儿长大舌强语言不利。生此孟浪之言，未割者多未常见语言不利，乡村之间，那得稳婆？执此可破，不该刀刺明矣。

落地受惊论

儿初生，稳婆将儿地上滚转数遍。彼言：如此儿胆大不惧惊吓。愚人听从行之。殊不知儿初脱胞，从暖处来，芽儿落地，便知惊吓，随时变惊者有之，脐风撮口者有之。夏月犹可，冬月冒寒。肺主皮毛，喜温恶寒，致儿咳嗽喘急者有之。寒伤肾，肾先着之，偏坠疝气者有之，寒气入腹，皮鳞骨瘖、腹中冷痛者有之。种种他症，如胶入漆牢不可解。好好芽儿无辜受害，啮脐何及。

小儿禁洗浴

儿初生，将猪胆汁洗浴，令肤细腻，且无疮疥。如无，用软绢轻轻洗之，其白垢自退。每见稳婆将肥皂洗儿头面，抹入眼中，致目日久不开，因害成瞽有之；且令皮肤粗涩，亦不可频洗，泄儿元气或伤脐带，脐疮终身痼疾矣。

【注释】

（1）稳婆：产婆。旧时民间以替产妇接生为业的人。

【按语】

医家认为用药要"辨风土""按时令""守经""用权"，即要因时制宜、因地制宜、辨证准确、慎用金石虫毒；对挑筋、割舌下络脉的做法提出批评。稳婆之所以认为不割舌下络脉会导致小儿日后"舌强语言不利"，是由于对疾病的认识不足。肥皂沐浴也不可，现代研究认为肥皂中的皂基会使皮肤粗糙，初生小儿皮肤较成人更为娇嫩，不应一概用之。但作者不是一味娇养小儿，而是提出"当下即下"的看法。

《景岳全书·小儿则》

原文摘自《景岳全书·小儿则》（张景岳编著，中国医药科技出版社 2017年版）第 2~3 页。

初诞法

小儿初生，饮食未开，胃气未动，是诚清虚之腑[1]，此时开口调变，极须得宜。保婴诸书皆云：分娩之时，口含血块，啼声一出，随即咽下，而毒伏于命门，因致他日发为惊风、发热、痘疹等证。此说固似有理，然婴儿通体无非血气所结，而此亦血气之余，何以毒遽如是？即使咽之，亦必从便而出，何以独留为害？无足凭也。惟是形体初成，固当为之清除。其法于未啼时，用软帛裹指，挖去口中之血，乃用后法，并拭去口中秽恶，以清脏腑。此亦初诞之要法，不可无也。

开口法：凡小儿初诞，宜以甘草细切少许，用沸汤泡汁，以淡为妙，不宜太甜；乃用软帛蘸汁，遍拭口中，去其秽浊。随用胡桃肉去皮嚼极烂，以稀绢或薄纱包如小枣，纳儿口中，使吮其汁，非独和中，且能养脏，最佳法也。若母气素寒，小儿清弱者，只以淡姜汤拭口，最能去胃寒，通神明，并可免吐泻之患。此法最妙，人所未知也。拭后仍用核桃法如前。一法以牛黄半分，同朱砂研匀，蜜调如前，与吮为佳，极能辟痰邪、去秽恶、除热安神。然必母气多热，小儿肥盛者可用，清弱者不宜用。一、古法拭口多有用黄连者，不知黄连大寒大苦，而小儿以胃气为主，安得初生即可以苦劣之气相犯，致损胃气，则他日变呕变泻[2]，由此而起矣，大非所宜。一、古法多用朱砂开口者，按陈文中曰：小儿初生，便服朱砂、轻粉、白蜜、黄连，本欲下胎毒，不知此皆伤脾败阳之药，轻粉下痰损心，朱砂下涎损神，儿实者服之软弱，弱者服之易伤，反致变生诸病，是固不可不察也。

【注释】

（1）清虚之腑：小儿初生，乳食未进，肠胃处于空虚状态，故为清虚之腑。《素问·五脏别论》曰："六腑者，传化物而不藏，故实而不能满。所以然者，水谷入口，则胃实而肠虚。食下，则肠实而胃虚。"

（2）变呕变泻：指变生呕吐、泄泻等疾病。

【按语】

古代医家认为，小儿出生时口中含有恶血，此恶血吞入腹内，便为胎毒，胎毒伏于体内，遇有诱因则发为疮疡痘疹。张景岳对这种说法提出了质疑，同样，《医宗金鉴·幼科心法要诀》和《幼科发挥·胎疾》均对此提出了质疑。作者认为"惟是形体初成，固当为之清除"，主张婴儿降生先以"软帛裹指，挖去口中之血，并拭去口中秽恶"，以起到清洁的作用。初生下胎毒法，民间沿用已成习惯，尽管缺乏科学道理，但一般所用药物多能清除胎火，促进吮乳。西医学无下胎毒之说，认为婴儿分娩过程中吞下较多羊水，常于产后一两天出现呕吐，待羊水吐完，呕吐可自止，不需特殊处理。胎毒学说是中医儿科学中一个重要且独具特色的病因理论。古代医家对于婴儿出生后一些不明原因的疾患，除归于禀赋不足，大多笼统地归于胎毒。胎毒学说起源于《诸病源候论·小儿杂病诸候·胎疸候》"小儿在胎，其母脏气有热，熏蒸于胎，至生下小儿体皆黄，谓之胎疸也"。巢元方首次把胎黄归因于胎毒，后代医家在此基础上发展补充。《证治准绳·幼科·疮疥》说："胎毒疮疥，因禀胎热，或娠母饮食之毒，七情之火，初如干癣，后则脓水淋漓，或结靥成片，如发于两耳眉，或耳前后发际之间，属手少阳经。"与目前的湿疹合并感染类似，还有鹅口疮、马牙、胎毒疮疡、梅毒及一些传染病如麻疹、天花等皆归之于胎毒，可见古代胎毒多指火热之邪所致疾病，当然仍有风毒、湿毒和寒毒之证。历代医家认为此与儿在腹时妊母不良的情绪状态、不节的饮食习惯，或者淫欲过度有关，或者与妊娠期间用药不节、感受外邪等关系密切。当然父母感受毒邪（如梅毒等）及生产过程中小儿吞食"恶血""恶露""秽液"等皆是导致胎毒的重要因素。古代医家对小儿胎毒的祛除方法较多，拭口是最为常见的，其次是用药，而针对不同原因形成的胎毒，各医家用药之寒热、轻重皆有不同。如《备急千金要方》的甘草法、李东垣的淡豆豉煎汤等，以及《证治准绳·幼科》的黄连法、韭汁法、朱蜜法、汞粉法、猪乳法、脐带法等，还有药物的外用涂搽等，皆是古代医家利用药物祛除胎毒的重要方法。但随着西医学的发展，人们意识到麻疹、天花、水痘等传染性疾病皆是由病毒传染所致，而且随着抗生素及疫苗的发明与使用，很多"胎毒疮疡"或者"胎毒瘰疬（淋巴结结核）"均得到有效控制，故胎毒学说的真实性和实用性均遭到强烈质疑。但胎毒学说作为中医理论体系下的一种病因理论，在中医临床实践中仍有重要意义。早在隋代，巢元方就将"胎黄"的病因归于胎毒，直到今日，中医以"湿毒内伏"为病机指导其辨证治疗仍有不错的疗效。

《万氏家藏育婴秘诀》

原文摘录及部分注释选自《万氏家藏育婴秘诀》（万全著，湖北科学技术出版社 1986 年版）第 6~9 页。

拭口时法

儿初生，稳婆急以绵裹指，拭儿口中恶物，令净方可浴秽，若不急拭，啼哭一声，咽下，则生百病矣。然仓卒之际，或有不及如法者，古人有甘草法、黄连法、朱蜜法，用之殊佳。其法临月[1]预备甘草一钱切煎，以绵裹指，蘸甘草汁，拭其口中令净；次用黄连细切五分捶碎，绵裹放甘草沸汤中同浸泡汤，如上法拭口；拭毕，更用朱砂大豆许，研极细，入密螺壳许和之，拭儿口中，然后以乳乳之。此葛稚川真人时方也，非独能解恶秽之毒，亦可安神免疮疹惊风之疾。

又秘方：取儿胞衣上脐带一、二寸许，焙为末五分。黄连末二分半，朱砂末一分。共研用蜜和，当生下三日内抹儿口中，令咽之，以解胎毒，名曰育婴解毒延龄膏。

又方：儿生下一日之内，用甘草一节长，炙透切细，以水二合，煮取一合，以绵裹指，蘸汁点儿口中约一蚬壳，吐出胸中恶汁，待其饥渴更与之，若两服不吐，尽一合止，则小儿智慧无病。

【注释】

（1）临月：怀孕足月，已达产期。

【按语】

万全的拭口法在前人的基础上又有发挥。历代医家拭口皆以洁净棉布裹指拭去口中恶血秽汁，而万全先以绵裹指蘸甘草汁拭口，其次把甘草与黄连混合煎汤，再以绵指蘸汤拭口，最后以朱砂研末蘸指拭口，令儿和乳咽下。此法与前文中的甘草法、黄连法极其相似，只是此种方法更为简便。甘草性甘平，具有清热解毒、补脾益气的功效；用甘草解胎毒效用更为和缓且无副作用，更契合初生儿的体质特点。

《幼科心法要诀》

《幼科心法要诀》，为清代医家吴谦所著，收录于《医宗金鉴》中卷

50~55。《医宗金鉴》是清乾隆四年由太医吴谦负责编修的一部医学丛书，被《四库全书》收录在内。原文摘录自《医宗金鉴·幼科心法要诀》中册（吴谦著，郑金生整理，人民卫生出版社2012年版）第1097~1099页。

拭　口

拭口须用胭脂法[1]，秽净方无口病生，古云未啼先取秽，只缘未查此中情。

［注］婴儿初生，预用软棉裹指，拭净口中不洁，继以胭脂蘸茶清，擦口舌齿颊之间，则不使一切口病生矣！古云：子未啼时，先取秽血，此古人不详体察。盖儿在胞衣之中，以脐蒂资生，胞中皆是氤氲精气，生长蒸化，并无血脉，儿口之血，从何而来，此说不经，不可为训也。

【注释】

（1）胭脂：一种红色的颜料。

甘草法

甘草之法自古称，能解诸毒，性味平，浓煎频令儿吮取，免使胎毒[1]蕴腹中。

［注］甘草味甘，平和五脏，解百毒之药也。四时皆可用，虚实皆可服。取中指一节，用水煎浓，以棉缠指蘸水，令儿吮之，其毒自解。

【注释】

（1）胎毒：是胎儿由父母遗传的一种热毒的总称。

黄连法

素禀胎热于蕴中，惟有黄连法最灵，水浸浓汁滴口内，脐粪胎毒自此清。

［注］黄连，清热解毒之要药也，凡夏月及四时，看儿有胎热者，恐热蕴于中致生他病，故宜用之。须取黄连数块，捶碎用汤浸出汁，时时滴儿口中，以脐粪下为度，其毒自解矣。

朱蜜法

朱蜜镇神利肠胃，清热防惊大有功，胎热便秘皆堪用，禀赋怯弱⁽¹⁾慎而行。

[注] 朱砂镇心定惊，兼能除邪。蜂蜜解毒润肠，更能清热。一镇一润，功效殊常。胎热便闭者，四时皆可用之。取一大豆许，研细水飞过，炼蜜调匀，乳汁化服最佳，惟胎禀太弱者，不宜用也。

【注释】

（1）禀赋怯弱：是指小儿先天禀赋不足，以致出生后体格瘦小，神气怯弱。

豆豉法

怯弱之儿豆豉法，宣发胎毒功最良，儿生冬月亦宜此，煎取浓汁当乳尝。

[注] 淡豆豉，轻腐宣发之药也。凡怯弱之儿，或值冬月欲解胎毒者，只将此药煎为浓汁，与儿三五口，其毒自开矣。

断 脐

脐带剪切即用烙，男女六寸始合宜，烙脐灸法防风袭，胡粉粉脐为避湿。

[注] 婴儿初生，先用剪刀向火烘热，剪断脐带。次用火器绕脐带烙之，当以六寸为度，不可过为短长。短则伤脏，长则损肌。断讫。又用烙脐饼子安灸脐上，以防风邪外入。随用胡粉散敷脐带间，用软绢新棉封裹之，以避尿湿、风邪。如药不备，即以细熟艾一块，照依前法封裹。

浴 儿

浴儿之法五枝汤，冬夏寒温适可当，加猪胆汁去污秽，且滋肌肤免生疮。

[注] 断脐后三日浴儿，此法其来旧矣。为其革污秽也。临浴时，须择无风密处，适可而止，不可久在水中，冬月恐其受寒，夏日恐其伤热。其为汤

之法，须用桃、槐、桑、梅、柳枝熬成，再加猪胆汁以去其污秽，且能滋润肌肤，令儿胎疮不生。

鞭背法

小儿初生气不通，奄奄呼吸少啼声，用葱鞭背轻轻击，须臾声发可回生。

〔注〕葱辛通气，击动醒神。用葱鞭背者，取开通击醒之义也。如无葱，以手轻击之亦可。

【按语】

新生儿拭口与沐浴是历代医家非常重视的常规护理方法，很多儿科著作均有涉及。拭口这种清洁口腔的理念，在今天医护实践中依旧有实用意义。胎毒学说是中医儿科病因学中的重要理论，古代医家侧重用药物预防新生儿胎毒。文中提到甘草、黄连、朱蜜、豆豉四种下胎毒的方法，并嘱咐根据禀赋不同灵活选用，但现在临床中已很少运用，且朱砂含有重金属，即便是成人疗疾也已很少再用。

《幼幼集成》

原文摘自《幼幼集成》（清陈复正编撰，杨金萍等整理，人民卫生出版社2006年版）第35~48页。

调　燮[1]

小儿初生，饮食未开，胃气未动，廓然清虚之府，宜乘此时加意调燮。于儿未啼之时，令精巧妇女轻指探儿口，挖去污血，随以甘草汤，用软帛裹指蘸汤，拭去口中涎沫。然后看儿面色，若身面俱红，唇舌紫赤，知其必有胎毒。每日用盐茶，但不可太咸，以帛蘸洗其口，去其黏涎，日须五六次。此法至神至异，世所不知。

盖儿之胎毒，藏于脾胃，口中多有黏涎，其马牙、鹅口[2]、重舌[3]、木舌[4]，皆从此起。每日洗拭，则毒随涎去，病从何来？而且至简至易，何忽视而不为？倘胎毒重，直须洗过周岁方得。此有毒者之调燮也。倘儿面唇淡红，此为胎寒，不可用茶，惟以淡姜汤洗拭，每日一二次足矣。盖姜能开胃，而且和中，最切于时用者。至于古方之用黄连、大黄、朱砂、轻粉开口之法，此时断不可用。今时禀受，十有九虚，苦寒克削，最不相宜。况婴儿初诞，如蛰虫出户，草木萌芽，卒遇暴雪严霜，未有不为其僵折者，以苦寒而入有涎之口，亦若是也。每见三朝七日，必有肚疼、呕乳、泄泻、夜啼之证，是皆苦寒伤胃之害，其孰能知之！

或曰：子言苦寒不可用于初诞之口，何以后之沆瀣丹及泻青丸，有三黄⁽⁵⁾大黄，得无矛盾乎？曰：彼胎毒已现，外证可凭，有病病当，何大黄之足畏！今初诞开口，未辨毒之有无，即使有毒，尚然未发，深藏潜伏，声臭俱泯。程凤雏有言：正如间问无事时，未可执平人而诛之曰，尔将为寇也。以苦寒而开口，是诛平人也；毒发而畏苦寒，是有寇不诛，乌乎可也？

【注释】

（1）调燮（xiè）：调养，调理。

（2）鹅口：鹅口疮。以口腔黏膜、舌上散在或满布白屑为主要临床特征的一种口腔疾病，因其呈白屑、状如鹅口，故称鹅口，又因其屑色白如雪片，名雪口。西医学亦称鹅口疮，由白色念珠菌感染所致，常见于新生儿。

（3）重舌：在舌下连根处红肿胀突，形如小舌。舌下囊肿就属于中医"重舌"的一种。

（4）木舌：舌体肿大，板硬麻木，转动不灵，甚则肿塞满口。舌下海绵状淋巴管瘤就属于中医木舌的一种。

（5）三黄：此处指黄芩、黄连、黄柏。

【按语】

陈复正认为胎毒藏于脾胃之中，由胎毒所致的"马牙、鹅口、重舌、木舌"皆由口中黏涎所致，故陈氏特别强调盐茶拭口的重要性，盐可杀菌消毒，茶可清热解毒，两者同用，法简效神。若胎毒较重者，初生1个月内需要持续拭口清洗。《素问·阴阳应象大论》曰："察色按脉，先别阴阳。"阴阳为辨证论治之总纲，症状体征如此，胎毒、体质亦如此。陈复正批判了古法乱用苦寒药物下胎毒的积弊。婴儿初诞如蛰虫出户，草木萌芽，妄用苦寒会攻伐生生之气，伤及脾胃，致小儿肚疼、呕乳、泄泻、夜啼等证，故下胎毒法首先应根据症状辨明胎毒之阴阳寒热属性，对于胎热之症已现者，苦寒之药可凭证而用，有的放矢；对于胎寒之症已现者，唯以淡姜汤洗拭，开胃和中；切忌在胎毒未发之时，妄用药物伤及正常小儿。

初生护持

初诞之时，有于头额之前，发际之间灸之，又有以灯火遍身烧之，彼以为能截风路，不知适足以大开风门。

盖火攻由儿有病，不得已而用之，无故而用，伐及无辜，诸病自兹始矣。戒之戒之！

【按语】

本节主要论述用艾在初诞小儿头额发际间熏灼，或用灯火遍身烘烤的方法。民间普遍认为此法能增强体质，预防病邪侵袭，却不知火攻之法用不得当反开泄肌肤腠理，致使风寒之邪更易侵袭人体。故婴儿初诞，气息未稳，调护应仔细审慎，掌握纲纪法度，不可伐及无辜。

小　结

胎毒学说蕴含着丰富又独具特色的小儿保健理念，《诸病源候论》《备急千金要方》等历代古籍中均记载了口服中药的解毒方法。古代医家根据不同体质、不同病症选取不同的药物口服。如小儿初生，体质无明显寒热倾向，可用甘草、淡豆豉等平和之品助脾胃、消乳食；若有热性症状用黄连法或朱蜜法以清解胎毒。而对于初生不辨体质、病症就与朱砂、轻粉等寒凉重镇有毒之药下胎毒，则会导致小儿脾胃虚衰，阳气衰败。下胎毒法体现出中医学的辩证思维，其临床价值虽暂无确切的论述，但其在民间沿用至今，可见其有一定的实用价值。

小儿脏气清灵、随拨随应，对药物敏感，治疗得当则易向愈，倘若用药

不当，则对机体的戕害更大。小儿喂养与调护方面也是如此。以上几位医家
论述了下胎毒法、初生灸法、沐浴等注意事项，对挑筋、割舌下络脉等做法
提出批评。小儿娇嫩，当注重调养护理，对治疗方法和药物的选择应更为慎
重，所谓"有病病受之，无病人受之"。但也不可一味娇养，比如小儿有病
"当下即下""时见风日"的看法，今天仍有很强的指导意义。

第五章
鞠养

    鞠养，即抚养、养育之意。明代医家万全在《万氏家藏育婴秘诀》中提到"鞠养以慎其疾"，即从日常养育入手来防止小儿疾病的发生。

    小儿患病病因并不繁杂，以饮食和外感为主。小儿出生后，先天体质已不能改变，后天的饮食和护养则显得更为重要。未病先防，即当从此处着手。正所谓"养子须调护，看成莫纵驰"。谚语曰：若要小儿安，常受三分饥与寒。此句将外感与饮食两方面因素都概括在内。"三分寒"即为无风频见日，寒暑顺天时。小儿衣着当薄衣多层，厚度以暖背无汗为宜，过厚则使其汗出，腠理开泄，易伤于风寒，又宜根据四时气候变化及时增减衣服；天气晴暖无风之时，可让小儿多进行户外活动，以增强体质，使其更能适应四季气候的变化，预防疾病的发生。"三分饥"，即饮食有时、有节，这里的"饥"是指饮食有节制与规律。小儿不知饥饱，见喜食之物则过食多食，父母须节制其食量，不宜过度。另外，小儿肠胃脆弱，炮爁炙煿等一切燥热难化之物最伤脾胃，切勿多食。

    古人还将小儿生理特点概括为"三有余，四不足"，即阳常有余，阴常不足；心、肝有余，肺、脾、肾不足。而心主神志，肝主调节情志，可见情志因素对小儿生理病理变化也有着不同程度的影响。因此调畅情志、保持精神舒畅也成为防治小儿疾病不可忽视的内容。

    除此之外，中医倡导未病先防，既病防变。小儿患病后的用药方面亦当审慎，应避免"病急乱投医"。

第一节　凡　例

凡例，有提纲挈领之义，此处主要说明小儿养护的总原则，囊括内容较为广泛，主要包含小儿"鞠养"时期的喂养要求、用药原则、寒暑调护及教育理念等，是历代医家关于中医小儿养护的核心思想和精华内容，值得进一步研究。本节主要讲述儿科诊治疾病要点、小儿生理病理特点及常见的小儿喂养看护特色，相当于本章的总论。

《儒门事亲》

《儒门事亲》由金代张从正（1156—1228）编撰，共十五卷，成书于1228年，该书注重阐发邪实为病的理论，倡导汗攻下三法治疗诸病。书中以六邪归纳诸病之因，以三法治之，名之为"六门三法"，此即为该书所创立的"攻邪论"的主要思想。此摘录内容来源于《儒门事亲》（张从正撰，邓铁涛、赖畴整理，人民卫生出版社2005年版）第34页。

过爱小儿反害小儿说

小儿初生之时，肠胃绵脆，易饥易饱，易虚易实，易寒易热，方书旧说，天下皆知之矣。然《礼记·曲礼》及《玉符潜诀论》所[1]云：天下皆不知。《曲礼》云：童子不衣裘裳。《说》云：裘大温，消阴气。且人十五岁成童，尚不许衣裘。今之人养稚子，当正夏时，以绵夹裹腹，日不下怀，人气相蒸；见天稍寒，即封闭密室，睡毡下幕，暖炕红炉，使微寒不入，大暖不泄。虽衰老之人，尚犹不可，况纯阳之小儿乎？然君子当居密室，亦不当如是之暖也。《玉符潜诀论》云：婴儿之病，伤于饱也。今人养稚子，不察肠胃所容几何，但闻一声哭，将谓饥号，急以潼乳[2]纳之儿口，岂复知量，不吐不已。

及稍能食，应口辄与。夫小儿初生，别无伎俩，惟善号泣为强良耳。此二者，乃百病之源也。

小儿除胎生病外有四种：曰惊，曰疳，曰吐，曰泻。其病之源止有二：曰饱，曰暖。惊者，火乘肝之风木也；疳者，热乘脾之湿土也；吐者，火乘胃膈，甚则上行也；泻者，火乘肝与大肠而泻者也。夫乳者，血从金化而大寒，小儿食之，肌肉充实。然其体为水，故伤乳过多，反从湿化。湿热相兼，吐痢之病作矣。

医者不明其本，辄以紫霜进食比金白饼之属，其中皆巴豆杏仁。其巴豆大热有大毒。杏仁小热有小毒，小儿阳热，复以热毒之药，留毒在内，久必变生。故刘河间先生，以通圣、凉膈、神芎、益元治之，皆无毒之药。或曰：此大人所服之药，非小儿所宜也。余闻笑曰：大人小儿，虽年壮不同，其五脏六腑，岂复殊耶？大人服多，小儿服少，其实一也。故不可下者宜解毒，可下者宜调胃、泻心。然有逐湿为之方者，故余尝以牵牛、大黄、木通三味，末之为丸，以治小儿诸病皆效。盖食乳小儿，多湿热相兼故也。今之医者，多以此药谤予。彼既不明造化，难与力辩，故予书此方，以俟来世知道者。然善治小儿者，当察其贫富贵贱治之。

盖富贵之家，衣食有余，生子常夭；贫贱之家，衣食不足，生子常坚。贫家之子，不得纵其欲，虽不如意而不敢怒，怒少则肝病少；富家之子，得纵其欲，稍不如意则怒多，怒多则肝病多矣。夫肝者木也，甚则乘脾矣。又况贫家无财少药，故死少；富家有财多药，故死多。故贫家之育子，虽薄于富家，其成全小儿，反出于富家之右。其暗合育子之理者有四焉：薄衣淡食，少欲怒，一也；无财少药，其病自痊，不为庸医热药所攻，二也；在母腹中，其母作劳，气血动用，形得充实，三也；母既作劳，多易生产，四也。此四者，与富家相反也。

俚谚曰："儿哭即儿歌，不哭不偻偲[3]。"此言虽鄙，切中其病。世俗岂知号哭者，乃小儿所以泄气之热也？老子曰：终日号而不嗄[4]。余常授人以养子之法；儿未坐时，卧以赤地，及天寒时不与浓衣，布而不绵；及能坐时，以铁铃、木壶、杂戏之物，连以细绳，置之水盆中，使一浮一沉，弄之有声；

当炎暑之时，令坐其旁，掬水弄铃，以散诸热。《内经》曰：四肢者，诸阳之本也。手得寒水，阴气达于心中，乃不药之药也。余尝告于陈敬之：若小儿病缓急无药，不如不用庸医。但恐妻外家怪其不医，宜汤浸蒸饼令软，丸作白丸，给其妻外家，以为真药，使儿服之，以听天命，最为上药。忽岁在丙戌，群儿皆病泄泻，但用药者皆死，盖医者不达湿热之理，以温燥行之，故皆死。惟陈敬之不与药，用余之言，病儿独存。

噫！呜呼！班固真良史，尝曰：有病不治得中医。除暴得大疾病服药者，当谨熟阴阳，无与众谋，若未病之前，从予奉养之法，亦复不生病。纵有微疾，虽不服药可也。

【注释】

（1）所：原无，据《四库》本补入。

（2）潼乳：重乳。

（3）偻儸：同"喽啰"。

（4）嘎（shà）：嗓音嘶哑。

【按语】

张从正为攻邪派的代表人物，其对小儿养护有着独到的见解，本摘录围绕"过爱小儿反害小儿"展开论述。"过爱小儿"包括暖衣、过饱及乱用攻补之药等。作者通过生活观察发现"富贵之家，衣食有余，生子常夭；贫贱之家，衣食不足，生子常坚"，故主张小儿养护宜以薄衣淡食、少欲怒、微疾少用药为妙，与前代医家论述养护小儿的理念有异曲同工之处。

《活幼口议》

原文摘自《活幼口议》（曾世荣著，陈玉鹏校注，中国中医药出版社 2015 年版）第 7~18 页。

议参详

议曰：调理婴孩一科，天下之难事也。且古从今，著载未议其详，世有贤能之士，未尝废业，盖此等方脉之术也。然其参习至理，妙无它焉。所谓审察究详按考推备，既已定矣，不为虚设。夫苟瞑然⁽¹⁾者取次，应急相投，必致谬滥。噫！审者审契⁽²⁾表里，察者察实阴阳，究者究竟脏腑，详者详悉标本，按者按明虚实，考者考较轻重，推者推评前后，备者备准端的，八法千心，十全保命，口无泛语，意无滥思，脉无虚究，药无虚发。凡有婴儿先以视之为上，听声为次，察脉又为次，且以婴儿所受胎气未充，其色门，其形萎，其气怯，其声浊，焉得颅囟固实，稍长不任变蒸，既于变蒸不备，则形体萎而不壮，情性不舒，疾病无时不有？初生之儿所受胎气充足，其色紫，其形紧，其气壮，其声清，焉得颅囟虚旷？稍长渐受变蒸，既而变蒸满足，则体实形固，情宽性缓，疾病经年不作⁽³⁾。凡为医工，专诚守业，毋浪游，毋泛饮，毋傲恣，毋耽执，用之则专，遣之则稳，执而从机，奸而致轨。设意无太过，处性莫不及。凡遇临危赴急看候，一见使人怆然者，勿可徇众而说，但如前八法明度而已。若也视之为常，听之为妄，视听不专，浮泛致乱，虚作实，冷作热，表为里，壅为通，如此仓皇，安得不有疏谬。今述总要，须当致谨参详，乃谓成全日用，善工者耶。

【注释】

（1）瞑然：模模糊糊地。

（2）契：相合。

（3）作：明抄本同，日抄本作"仵"。

【按语】

本摘录主要论述了在调理小儿方面，医工应致谨参详、专诚守业，诊断病情须察实阴阳、究竟脏腑、详悉标本、按明虚实等。察色、听声、按脉等都是古代医者调治小儿的必备技能，其中以观察最为重要。作者不仅对医技有严格的要求，而且极其重视医德。《周易·系辞》说："地势坤，君子以厚德载物。"可见中国传统文化注重以德养性、以德修身、以德培艺，德行是身为良医的基本要求，是医者培养医技的前提。

议审究

议曰：幼幼方脉，在乎参审推详，究竟尽善，深明其理为得之矣。不以意竟为务，不以疑似为怯，不以未用试功，不以疏怠为向。每一证无不审究古意及师授之因，每一候无不察度准绳平善之理。所见至良，决定有路，无可疑者，方与投药，庶无勉强肆臆之为，岂有伤大坏证之害？或有之，盖其灭裂故也。初生之儿，审其胎气少稳；断乳之子，究其饮食伤脾；离母之孩，察其暑湿寒邪；总角髫童，觉其驰逐斗力。劳则伤气，动则伤神，役则伤形，饱则伤滞。母有四意，医工次焉，若也顺事致敬，婴孩何疾加之？一曰调护，谓调适其寒温，护令不受邪触，春不怯冻，秋不乘凉，夏知清冷，冬觉暖燠；二曰保摄，谓保娇情所欲，摄所经任之意，乳须及时，食无过剂，睡无令饫[1]，戏勿令饥，坐卧起止，惟母当知；三曰抚育，谓幼则顺其娇痴，长则变其情志，抚之乃常存其神而知其体，育之乃安其形而调其性；四曰鞠养，谓儿长成宜鞠问之，毋令纵恣，毋令忽暴，毋令悖逆，毋令顽慢。四者穷理尽性，可谓慈母之道。凡儿初生之后，出三日气脉定，已脱脐风之难；过七日精神全，方离锁肚之灾；越百日腠理壮，不致咳嗽之危；千日外胃气正，不泻青黑之咎。父亦有四焉，一曰和爱，二曰顺敬，三曰谨训，四曰宽责。和爱者，不恣儿男口腹；顺敬者，不听暴虐嬉戏；谨训者，至诚礼貌相持；宽责者，忠怒[2]叮咛举喻。若加鞭笞呵叱，不惟惊恐怖畏，此之用狠，彼之亦愚。若也父幼子相尚，温恭相顺，斯为善矣。

【注释】

（1）饫（yù）：《玉篇》曰："饫，食多也。"此引申为饱睡。

（2）忠怒：诸本同，怒疑为"恕"之误。

【按语】

本段摘录论述了小儿在不同年龄阶段相应的养护理念与方法，初生儿须细辨禀赋体质气息强弱，断乳儿须究饮食脾胃，离母儿须察四季寒暑，及长须观举止活动等；并把母亲和父亲的养护理念分别称为"母有四意，父有四意"。"母有四意"为调护、保摄、抚育、鞠养。"父有四意"为和爱、顺敬、谨训、宽责。父母在小儿养护中扮演着重要的角色，需要时时对小儿的身心状况仔细审究。

议辨理

议曰：古今天下同议者，贫富贵贱是也，所产男女，自幼及长，总曰小儿。然幼幼有牙儿、婴儿、孩儿，长曰髫童、兆童、稚童，殊不究竟富贵之风，贫贱之辱，二者人情间于中道，混而言之，盖胞胎气血之不同，故以辨之。贵者富者，风化同途；贫者贱者，门例⁽¹⁾一等。所以礼貌相远，日用致差，虽有少殊，宜审其偏正，度其亲疏。中等常情之家，礼貌未亏，日用得过者，又有大过不及之议。夫人之运神发性，惟心不可役，心役则气耗，气耗则血衰，血衰则虚，自此始肾堂不寒而且惫⁽²⁾，心室不足而且虚。原夫精元，假之为胚为胞，为形为骸，胎质藉之，乃气乃血，乃乳乃脉。贵富生子，顺养抚育之有余，贫贱生子，调摄固爱之不足。有余者大过之谓，无力者⁽³⁾不及之谓也，大过则伤之不节，不及则伤之失时。不节、失时，皆生病疾。寒暑冒之，或表或里，冷热攻之，或脾或胃，所谓审度渊源，医者必须知之。贵富生子，食之有伤于不精，寒之有伤于大燠，暑气有伤于风凉，泉流有伤于水冷，肠胃气血柔而⁽⁴⁾刚使之然也。贫贱生子，食之有伤于不时，寒之有伤于冻馁，暑之有伤于烦躁，脾胃有伤于湿腻，水谷不分，肠胃气血壮而不坚使之然也。父母不自责受胎禀气虚谬，况责子儒弱者耶？是故胎气不足，血脉荫籍之有亏，良由男岁方刚，情兴造次失节。儿生之后，牙婴儿固同，将护有乖，饥饱、寒暑⁽⁵⁾、劳逸之不同，又于变蒸之时，有伤于气血，及至行立⁽⁶⁾时，有伤于筋骨，由是抚养之失情，鞠育之不意⁽⁷⁾，调度之不宜，将理之无法，故易得其病，病易得虚，虚易得坏，坏易得失。贵富之子，疾之反是也。未寒先衣，未热先凉，未食先饱未至食时，余食过膈，未眠先睡，睡之恣晏，食之过隔，寒之重衾，热之就湿，故易得疾。疾之未虚，强食令之虚，脉气未坏，强药令之坏。学不究则不精，用不专则不妙矣。若执之得法，妄之为要，滞乎丸散不良，智者吁哉！

【注释】

（1）例：明抄本同，日抄本、类聚本皆作"列"。

（2）惫：极端疲乏。

（3）无力者：明抄本、日抄本作"不足者"。

（4）柔而：原缺，据日抄本补。

（5）寒暑：原缺，据日抄本补。

（6）行立：明抄本、日抄本作"立行"，义长。

（7）意：原作"者"，据明抄本改。

【按语】

中医讲求整体观念、天人合一，人作为自然界的一部分，自然界的任何因素都会对机体产生影响，作者认为小儿养护亦与此同理。《素问·气交变大论》曰："夫道者，上知天文，下知地理，中知人事，可以长久，此之谓也。"人之禀赋、阴阳、气血及出生家庭的贫贱富贵均由天地、父母所决定，已不能改变，但作者在本节中主要强调"中知人事"的重要性，主张发挥主观能动性。

小儿禀赋受气于父母，故小儿养护不仅要着眼于小儿自身，医者还要细辨了解父母的禀赋体质及气血阴阳的强弱，其对小儿的影响，亦不可忽视父母社会地位和经济条件。"贵富生子，顺养抚育之有余，贫贱生子，调摄固爱之不足。"富贵之家和贫寒之家各有其小儿养护特点，医者必须审度渊源，慎思明辨，告知父母谨守中和、过犹不及的道理。自然环境和社会环境对小儿的各种影响亦不可忽视。

《全幼心鉴》

原文及注释摘自《全幼心鉴》（寇平撰，王尊旺校注，中国中医药出版社2015年版）第41页。

伤 怜

老矣见孙，长大方子，不惟骄恣之甚，复加爱惜，伤夫不任用也。睡思既浓，犹令咀嚼；火阁既暖，犹令饮酌[1]；卧盖重衾，犹令衣著。抚拍顾爱，掌衣里作以手掌就衣服里拍背引风疾；指物言虫，惊因戏谑；莫觑庙貌，心情闪烁；危坐放手，我笑渠恶；欲令喜笑，胁肋指龊[2]；门非仕宦，莫与扎脚[3]；年不及时，莫常梳掠；表里无恙，莫频服药；戏谑之物，不可恣乐；刀剑凶具，勿可与捉；莫近猿猴伤志也，莫拘鸦雀损眼也；抱男看书，抱女观作女工作也；男方学行，勿纵绰略[4]；儿方学语，勿令挥霍；会坐莫久，腰背仰却；行莫令早，筋骨柔弱；恶莫与顾，善可与学；顺时调摄，自然安乐；雷鸣击鼓，莫与掩耳；眠卧过时，须令早起；饮食饱饫，须当戒止；非时莫衣，常时莫美；羹蔬宜淡，滋味脓脵；夜莫停灯，昼莫说鬼；睡莫当风，坐莫近水；笑极与和，哭极与喜；智者当知，抚育至理。

【注释】

（1）饮酌：斟酒而饮。

（2）欲令喜笑，胁肋指龊：挠小儿胳肢窝令其逗乐。

（3）扎脚：缠足。

（4）绰略：粗略。

【按语】

本节以"伤怜"为名，论述老人养儿的不足之处及理性养儿的重要性。作者开题即点明老人养子的弊端，老人爱孙心切，溺爱过度，不仅会致小儿性情骄奢任性，还会导致小儿筋骨柔弱，体质低下，不堪任用，这种说法极具现实意义。目前，随着国家人口老龄化、少子化程度的加深，以及农村留守儿童的增多，儿童的抚养与教育问题凸显，老人知识水平、精力有限，加之爱护心切，致使小儿养护不周，教育不当。作者又述及饮食穿衣、精神调摄及生活习惯等方面的注意事项。饮食宜清淡，勿过饱；睡前勿进食，睡觉处应选在无风处，勿在临水旁；穿衣勿过暖，不可在衣内扇风以免感受风邪。对于精神调摄的论述最多，如小儿神气怯弱，勿以猛禽鬼怪之说惊吓小儿

（古称"客忤"）。又对小儿初学言语坐行卧都提出了相应要求。小儿形神发育是协调同步的，其性格品行的塑造处在关键时期，父母在关注小儿身体发育的同时，不可忽略精神的调摄。研究表明，精神变化会对小儿的神经系统、内分泌系统、循环系统、消化系统等产生影响，如惊恐可以导致肾上腺分泌大量的肾上腺素和去甲肾上腺素，使血压增高、心率加快、精神紧张、食欲低下、外周血管收缩等。因此父母应言传身教，循循善诱，正确引导，培养小儿的性格和品德，使小儿身心全面发展。

《景岳全书·小儿则》

原文摘自《景岳全书·小儿则》（张景岳编著，中国医药科技出版社 2017 年版）第 2 页。

总　论

小儿之病，古人谓之哑科，以其言语不能通，病情不易测。故曰：宁治十男子，莫治一妇人；宁治十妇人，莫治一小儿。此甚言小儿之难也。然以余较之，则三者之中，又为小儿为最易。何以见之？盖小儿之病，非外感风寒，则内伤饮食，以至惊风吐泻，及寒热疳痫之类，不过数种，且其脏气清灵，随拨随应[1]，但能确得其本而撮取之，则一药可愈，非若男妇损伤，积痼痴顽者之比，余故谓其易也。第人谓其难，谓其难辨也；余谓其易，谓其易治也，设或辨之不真，则诚然难矣。然辨之之法，亦不过辨其表里寒热虚实，六者洞然，又何难治之有？故凡外感者，必有表证而无里证，如发热头痛、拘急无汗，或因风搐搦[2]之类是也；内伤者，只有里证而无表证，如吐泻腹痛、胀满惊疳[3]、积聚[4]之类是也；热者必有热证，如热渴躁烦、秘结痈疡之类是也；寒者必有寒证，如清冷吐泻、无热无烦、恶心喜热者是也。凡此四者，即表里寒热之证，极易辨也。然于四者之中，尤惟虚实二字最为紧要。盖有形色之虚实，有声音之虚实，有脉息之虚实，如体质强盛与柔弱者有异也，形色红赤与青白者有异也，声音雄壮与短怯者有异也，脉息滑实与虚细者有异也；故必内察其脉候，外观其形气，中审其病情，参此数者而精察之，又何虚实之难辨哉？必其果有实邪，果有火证，则不得不为治标，然治标之法，宜精简轻锐，适当其可，及病则已，毫毋犯其正气，斯为高手。但见虚象，便不可妄行攻击，任意消耗。若见之不真，不可谓姑去其邪，谅亦无害，不知小儿以柔嫩之体，气血未坚，脏腑甚脆，略受伤残，萎谢极易，一剂之谬尚不能堪，而况其甚乎？翘以方生之气，不思培植而但知剥削，近则为目下之害，远则遗终身之羸，良可叹也！凡此者，实求本之道，诚幼科最要之肯綮，虽言之若无奇异，而何知者之茫然也？故余于篇端，首以为言，然非有冥冥之见者，固不足以语此，此其所以不易也。

《阴阳应象大论》曰：善诊者，察色按脉，先别阴阳。审清浊而知部分，视喘息、听声音而知所苦，观权衡规矩而知病所主。按：此论虽通言诊法之要，然尤于小儿为最切也。

【注释】

（1）"脏气清灵，随拨随应"：是指小儿内脏反应灵敏，患病后若诊治得当，病邪能够及时祛除，易于康复的生理特点。

（2）搐搦：搐搦是不随意运动的表现，是神经–肌肉疾病的病理现象，表现为横纹肌的不随意收缩。指四肢抽搐，或两腕握固、腰膝挛缩，或十指开合、肌挛。《医碥·卷四》曰："抽搐者，手足频频收缩也。"或言抽搐者搦，谓十指频频开合，两拳紧捏也。

（3）疳：疳积，中医指小儿面黄肌瘦、腹部膨大的病，多由饮食没有节制或腹内有寄生虫引起。

（4）积聚：是腹内结块，或痛或胀的病证。积属有形，结块固定不移，痛有定处，病在血分，是为脏病；聚属无形，包块聚散无常，痛无定处，病在气分，是为腑病。因积与聚关系密切，故两者往往一并论述。

【按语】

张景岳是明代著名医家，温补派代表人物，主张护肾保精、培根固本、补益真阴元阳。小儿气血未充，元气未盛，更应培植小儿生生之气，不可妄行攻伐，任意消耗。张景岳推翻了小儿之病难于男子妇人的旧说，阐发了小儿病情单纯、生机旺盛的新旨，首先提出了"脏气清灵，随拨随应、易趋康复"的病理特点。据此阐释了小儿治疗要及时、正确和审慎的用药原则，在小儿的八纲辨证中，以表里寒热最为易辨、虚实最为重要，小儿为稚阴稚阳之体的同时又为纯阳之体，小儿感邪后邪气易实，正气易虚，常出现虚实夹杂证，故小儿虚实难辨，但也最为重要，无论何种治疗方法，治病必求于本是治病的总则，小儿元气稚弱，更要培根固本，固护元气。尾端引用《素问》之言，小儿辨证以阴阳为总纲，小儿口不能言，更应注重察色按脉、审清浊、视喘息、听声音等辨证手段，强调了小儿辨证要先辨阴阳，阴阳明则知权衡规矩。《笔花医镜·表里虚实寒热辨》曰："凡人之病，不外乎阴阳，而阴阳之分，总不离乎表、里、虚、实、寒、热六字尽之。夫里为阴，表为阳；虚为阴，实为阳；寒为阴，热为阳；良医之救人，不过能辨此阴阳而已；庸医之杀人，不过错认此阴阳而已。"可见审阴阳是医道之大纲。

《片玉心书》

《片玉心书》为明代万全（密斋）撰于嘉靖二十八年（1549）。主要概述幼科四诊辨证及儿科疾病治则。书中并以图文说明小儿颜面各部形色变化及所主病候，强调望诊之重要意义。书后附有秘传13方，系万氏祖传效方，流传较广。原文摘自《片玉心书》（万全著，湖北人民出版社1981年版）第1页。

活幼指南赋

小儿方术，号曰哑科，口不能言，脉无可施，惟形色以为凭，竭心思而施治。故善养子者，似蓼龙[1]以调护，不善养子者，如舐犊而爱惜。爱之愈勤，害之愈急。乍头温而足冷，忽多啼而不乳，差之毫厘，失之千里。此小儿方术专门，以补化工之不及。肠胃脆薄兮，饮食易伤，筋骨柔弱兮，风寒易袭，父母何知。看承大驰。重绵厚袄，反助阳以耗阴；流歠放饭[2]，徒败脾而损胃。闻异声，见异物。失于提防；深其居，简其出，过于周密。未期而行立兮，喜其长成；无事而嘻笑兮，谓之聪慧。一旦病生，双亲心戚，不信医而信巫，罔求药而求鬼，乃人事之弗修，谓天命之如此。

【注释】

（1）豢（huàn）龙：即养龙，龙是三栖动物，上可入天，下可潜海，还能在陆地上生活，是自由无羁的象征，此处喻指以养小儿应顺应其天性，不可过于约束。

（2）流歠放饭：肆意给予食物，不知节制。

【按语】

万全再次以"豢龙"和"舐犊"之喻强调了小儿养护切忌溺爱，应顺应小儿天性，以相对粗犷豪放的方式养儿，现代研究把此称为"放养式教育"，使小儿在宽松、舒适的环境中成长，有利于孩子亲近自然、接触社会，培养出小儿坚强独立的性格，但放养不等于放任，放任自流只会养成小儿缺少关爱，缺乏管教，形成自由散漫的性格。故作者提出小儿既要顺应其天性，不可重棉厚袄、流歠放饭，还要考虑到小儿体形娇嫩、神气怯弱的生理特点，强调提防小儿闻异声，见异物，避免受到惊吓。可见小儿养护不可过于谨小慎微，也不可过于粗心大意，体现了中医学灵活养儿、辨证施护及"谨守中和"的思维特点。

小 结

古人谓小儿科为"哑科"，可见调护婴孩对于医家及父母极具困难与挑战。经过历代医家反复临床和经验积累，概括了在调护小儿中需要注意的要点。

首先，本节内容涵盖小儿的日常生活养护，表现在天气、饮食、情志等方面。调护小儿需注意保证寒温适宜，饮食有时有节且不可妄加补益，保证情志舒畅。小儿与成人体质不同，脏腑功能尚未发育完善，任何一方面照顾不及都可招致病邪，如饮食过饱可致伤食积滞，情志过极可致惊风，张从正就此指出"过爱小儿"的表现即暖衣与过饱，他虽为攻邪派代表，但此见解也是对小儿调护的正确认识。

其次，本节也介绍了小儿得病的临床表现，如外感疾病多表现为发热头痛，恶寒无汗；内伤饮食表现为腹痛，吐泻，脘腹胀满；热证多为汗出，烦躁，大便秘结；寒证则为泻下清冷，恶寒喜温喜热；外感多为表证，内伤则是里证，以此表里寒热四方面审察疾病，判别虚实，则可诊治小儿病。

此外，本节还介绍小儿用药与成人不同，不可一概论之，亦不可妄投补益与过度攻下等，儿科治疗用药重在诊断明确，辨证准确，方能处方精准，随拨随应。

第二节　饮食起居

饮食起居主要包括小儿的饮食习惯、日常生活作息、衣着保暖、体格锻炼、言行举止及洗漱睡眠等。小儿如初升之太阳，出巢之雏鸟，生机蓬勃，活泼好动，小儿养护在顺应小儿天性的同时，应注意规范小儿的饮食习惯、生活作息及言行举止等，以养成良好的生活习惯和行为礼仪。小儿脾胃薄弱，饮食不知自节，而脾胃乃为后天之本，良好的饮食习惯对小儿正常的生长发育起着重要作用。当前随着生活水平及城镇化水平的提高，人们的生活模式发生了质的改变，在小儿饮食更为丰富、生活条件更为优渥的同时，不可避免地存在小儿日常零食过多、保暖过度及户外活动减少等问题，故通过挖掘古代医家关于小儿生活习惯的养护理念，对于指导小儿的饮食起居起着重要作用，也方便人们参考借鉴。

《诸病源候论》

原文摘自《诸病源候论》（宋白杨校注，中国医药科技出版社 2011 年版）

第 262 页。

伤饱候

小儿食不可过饱，饱则伤脾。脾伤不能磨消于食，令小儿四肢沉重，身体苦热，面黄腹大(1) 是也。

【注释】

（1）小儿四肢沉重，身体苦热，面黄腹大：即疳积，小儿疳病分为"疳气、疳积、干疳"，此为疳病中期的表现；小儿饮食积滞，脾胃不能运化，水谷精微不敷，则不能濡养四肢头面，故小儿四肢沉重、面黄，积滞久蕴易于化热，致身体苦热，积滞内停，壅塞气机，致脘腹胀满。

【按语】

小儿脾常不足，消化能力较弱，加之小儿生长发育旺盛，需要量相对增多，也加重了小儿的消化负担，故若小儿饮食不知自节，餐食过饱，或恣食生冷油腻肥甘之品，超过小儿的消化能力，易致脾胃虚弱，日久形成疳积，故《内经》有云"饮食自倍，脾胃乃伤"。

《太平圣惠方》

原文摘自《太平圣惠方》（王怀隐编，郑金生、汪惟刚、董志珍校点，人民卫生出版社 2016 年版）第 2159 页。

食治小儿诸方

夫生民之道，莫不以小为大。若无于小，卒不成大。故《易》曰：积小以成高硕也。凡小儿之病，状证甚多，造次之间，编载不尽。其诸方药，备在诸经。今聊举食治单方，以救仓卒之要。

治小儿心脏积热，烦躁恍惚，牛蒡粥方。

牛蒡根汁一合，粮米一合。上以水一大盏，煮粥，临熟投牛蒡汁，搅匀，空腹温温食之。

治小儿下痢不止，瘦弱，鸡子粥方。

鸡子一枚，糯米一合。上煮粥，临熟，破鸡子相合搅匀，空腹入少醋食之。

治小儿心脏风热，昏愦躁闷，不能下食。梨渴粥方。

梨三枚（切），粳米一合。上以水二升，煮梨取汁一盏，去滓，投米煮粥食之。

治小儿心脏风热，精神恍惚，淡竹叶粥方。

淡竹叶一握，粳米一合，茵陈半两。上以水二大盏，煎二味取汁一蓑，去滓，投米作粥贪之。

治小儿风热，呕吐，头痛，惊啼，葛根粥方。

葛根一两（锉）[1]，粳米一合。上以水二大盏，煎至一盏，去滓，投米煮粥，入生姜蜜少许食之。

治小儿呕吐心烦，热渴，芦根粥方。

生芦根二两（锉），粟米一合。上以水二大盏，煎至一盏，去滓，投米煮粥，入生姜蜜少许食之。

治小儿冷伤脾胃，呕逆及痢，惊痫，人参粥方。

人参半两（去芦头），白茯苓三分，粟米半合，麦冬一两（去心）。上件药，都细锉，每服半两，以水一大盏，煎诸药至七分盏，去滓，下米作粥食之。

治小儿水气，腹肚虚胀，头面浮肿，小便不利，郁李仁粥方。

郁李仁一两（汤浸去皮尖微炒），桑根白皮一两（锉），粟米一合。上件药，捣碎，每服半两，以水一大盏，煎至七分，去滓，下米作粥，入少生姜汁，任意食之。

治小儿下痢，日夜数十行，渐至困顿。黍米粥方。

黍米一合，鸡子一枚，黄蜡[2]半两。上煮粥临熟，下鸡子蜡，搅令匀，空腹食之。

【注释】

（1）锉：量词，段、截：吃一锉，剥一锉。

（2）黄蜡：春、秋季，将取去蜂蜜后的蜂巢，入水锅中加热融化，除去上层泡沫杂质，趁热过滤，放冷，蜂蜡即凝结成块，浮于水面，取出，即为黄蜡。具有解毒敛疮、生肌止痛之功效。常用于溃疡不敛，臁疮糜烂，外伤破溃，烧烫伤。

【按语】

食疗之法起于先秦时代，《素问·脏气法时论》说："五谷为养，五果为助，五畜为益，五菜为充，气味合而服之，以补精益气。"本节摘录了较多食疗之方，每个药方中主要添加了主粮（谷类为主），"粮米、糯米、粳米、粟米、黍米、梨、鸡子等"。《本草备要》记载粳米有甘、凉，有补脾、清肺之功；糯米甘、温，有温补脾肺之功；粟米甘、咸，微寒，有养肾益气之功；黍米甘温，有益气和中之功；梨甘、微酸，寒，有润肠、泻火清热之功；鸡子甘、平，有镇心、安五脏、益气补血之功。可见物各有偏性，即使如"粮米、糯米、粳米、粟米、黍米"之类，皆属谷物，但亦有所偏，小儿脏气轻灵，随拨随应，加入食补之品不仅可利用其偏性治疗疾患，还可以养中益气，固护脾胃，也体现了小儿用药要时时固护脾胃，日常饮食要五谷调和，营养均衡。

《小儿药证直诀》

原文摘自《小儿药证直诀》（钱乙著，阎孝忠编集，郭君双整理，人民卫生出版社2006版）第78页。

治小儿脾胃虚弱

小儿多因爱惜过当，往往两三岁未与饮食，致脾胃虚弱。平生多病，自半年以后，宜煎陈米稀粥，取粥面时时与之；十月以后，渐与稠粥烂饭，以助中气，自然易养少病，惟忌生冷油腻甜物等。

【笺正】慈幼而爱惜太过，两三岁不与谷食，则滋养之资仅仅饮乳，何能充长，其弊显而易知，然亦有谷肉蔬果恣其所嗜，甚至干饵油腻，坚硬不化者，亦复无厌[1]，则柔脆胃肠岂能消化？而疳、虫癖积，百病丛生，小儿无情欲，乃病多不可治者，皆饮食有以害之。孝忠是条，可为姑息爱儿者第一宝鉴。"稠粥烂饭"四字，最是孩提无上之珍。

【注释】

（1）餍（yàn）：满足。

【按语】

钱乙作为儿科之圣，创建了儿科五脏辨证体系，其弟子阎孝忠总结其理论及实践经验编汇成《小儿药证直诀》，钱氏治病喜用寒凉，却仍注意柔润清养，运补兼施，时时固护脾胃，此节阐述了小儿按时给予辅食对养护脾胃至关重要，还强调了"陈米稀粥"是扶助中气的重要手段。《小儿药证直诀》中蕴含着丰富的调理脾胃的理论观念，也为后世五脏辨证体系的丰富和完善奠定了基础。

《小儿卫生总微论方》

原文摘自《小儿卫生总微论方》（撰者不详，吴康健点校，人民卫生出版社1990年版）第41页。

食忌论

凡小儿有不可食之物，不可不知，今具于后，小儿不可多食栗子[1]，令儿气弱行迟，热食则气壅；小儿不可食蕨菜[2]，令儿立则无力，久不能行；小儿不可食芰[3]，令儿不能行；小儿不可食黍米[4]鸡肉[5]胡瓜[6]，令儿腹中生虫；经验方云：小儿未断乳，食鸡肉，令小儿腹中生蛔虫，小儿不可食越瓜[7]，令儿发瘤疾，小儿不可食麦，令儿发落（麦是荞麦[8]也）。

小儿不可食兔茇[9]，令儿脐下痛，小儿不可食鲟鱼[10]，令儿生症癖，小儿不可食炒豆猪肉[11]，令生气壅致死。

【注释】

（1）栗子：味咸，温，无毒。主益气，厚肠胃，补肾气，令人耐饥。小儿不可多食：生则难化，熟则滞气，膈食生虫，往往致病（《食物本草》郭君双等点校，人民卫生出版社 2018 年版，第 186 页）。

（2）蕨菜：气味甘，寒，滑，无毒，诜曰：久食令人目暗、鼻塞、发落。又冷气人食，多腹胀。小儿食之，脚弱不能行。思邈曰：久食成瘕（《金陵本〈本草纲目〉新校正》钱超尘等校，上海科学技术出版社 2008 年版，第 1056 页）。

（3）芡：为芡实，一名鸡头；芡实（芡的果实；种子的仁可食，经碾磨制成淀粉。亦称"鸡头米"），味甘，平、涩，无毒。弘景曰：小儿多食，令不长。诜曰：生食多，动风冷气。爽曰：食多，不益脾胃，兼难消化（《金陵本〈本草纲目〉新校正》钱超尘等校，上海科学技术出版社 2008 年版，第 1206 页）。

（4）黍米：黍，乃稷之黏者，味甘，温，无毒。主益气补中。久食令人多烦热，发故疾，昏五脏，令人多睡，缓人筋骨。小儿不宜多食，令久不能行。嚼浓汁，涂小儿鹅口疮（《食物本草》郭君双等点校，人民卫生出版社 2018 年版，第 103 页）。

（5）鸡肉：味甘温，无毒。主补虚，辟邪，能发宿食，不可多食（《食物本草》郭君双等点校，人民卫生出版社 2018 年版，第 280 页）。

（6）胡瓜：一名黄瓜，味甘，寒，有小毒，主清热解渴，利水道，小儿切忌，滑中生疳虫（《食物本草》郭君双等点校，人民卫生出版社 2018 年版，第 167 页）。

（7）越瓜：一名梢瓜，一名菜瓜，味甘、寒，无毒。主利肠胃，止烦渴，利小便，去烦渴，解酒毒，宣泄热气。又令人虚弱不能行，不宜小儿（《食物本草》郭君双等点校，人民卫生出版社 2018 年版，第 167 页）。

（8）荞麦：南北皆有。味甘，平，无毒。主实肠胃，益气力，续精神，能炼五脏滓秽。作饭食，压丹石毒，甚良。以醋调粉，涂小儿丹毒赤肿热疮。久食动风，令人头眩。和猪肉食，令人患热风，须眉脱落（《食物本草》郭君双等点校，人民卫生出版社 2018 年版，第 112 页）。

（9）凫茨（fú cí）：即荸荠。这里指野荸荠。甘，微寒，滑，有补中、泄热、消食之功（《本草备要》），古时多野生，荒年或青黄不接之时，贫苦农民采之以充饥。

（10）鲟鱼：无鳞鱼类，味甘，平，无毒。主补虚益气，令人肥健。其子，食之肥美，杀腹内小虫。俱不可多食，久食发一切疮疥，动风气，令人心痛、腰痛。小儿食之，成咳嗽及癥瘕（《食物本草》郭君双等点校，人民卫生出版社2018年版，第246页）。

（11）炒豆猪肉：李时珍曰：合黄豆、荞麦、葵菜、生姜、胡荽、吴茱、牛肉、羊肝、龟、鳖、鲫鱼、鸡子食之，皆有忌，然肴馔中合食者多，未见丝毫作害也。大抵肉能补肉，其味隽永，食之润肠胃，生精液，丰肌体，泽皮肤，固其所也。惟多食则助热生痰，动风作湿，伤风寒及病初起认为大忌耳（《本草备要》）。

【按语】

文中论及不可食的蔬菜果实包括栗子、蕨菜、芡、黍米、胡瓜、越瓜、凫茨、荞麦等，蕨菜多服可中毒，黄瓜、野荸荠、菜瓜等皆属夏季时常食用的蔬菜瓜果（特别是农村地区），但因为这些食品皆为偏寒、生冷之品，小儿脾胃虚弱，多食会损伤脾胃，致脾胃虚冷。鸡肉、鲟鱼、炒豆猪肉，皆属于荤腥厚味之品，难以消化，日久可致食积。蕨菜、黍米、越瓜、荞麦等被列为不可多食，故小儿日常饮食宜营养丰富，但不可刻意追求稀罕珍稀之品，偏食恣食，以免导致疳积。

《小儿病源方论》

原文摘自《陈氏小儿病源方论》（宋代陈文中著，林慧光校注，中国中医药出版社2015年版）第1~4页。

养子调摄

养子若要无病，在乎摄养调和。吃热、吃软、吃少则不病。吃冷、吃硬、吃多则生病。

忍三分寒，吃七分饱，频揉肚，少洗澡。

妇人乳汁者，血也。其血属阴，味甘而性冷，饮乳小儿，因用汤水揾缴唇口，致令冷气入腹，伤动脾胃，遂成大患也。

【按语】

若要小儿康健无病，关键在于吃热、吃软、吃少，要忍三分寒，吃七分饱，频揉肚，少洗澡。陈氏认为母乳属阴，味甘而性寒。若在喂养小儿前，用汤水蘸润唇口，易致冷气入腹伤及脾胃，而成大患。

养子十法

一要背暖

经云：其背脊骨第三椎下，去骨两傍各一寸半，是肺腧二穴也。若背被风寒，伤于肺腧经，使人毫毛耸直，皮肤闭而为病。其证或咳，或嗽，或喘，或呕哕，或吐逆，乃胸满，憎寒壮热，皆肺经受寒而得之，故宜常令温暖。

二要肚暖

俗曰：肚无热肚。肚者，是胃也，为水谷之海。若冷，则物不腐化，肠鸣、腹痛、呕哕、泄泻等疾生焉。经云：胃热，能消谷，必能饮食，故肚宜暖。

三要足暖

经云：足是阳明胃经之所主也，俗曰寒从下起，此之谓也。

四要头凉

经云：头者，六阳之会，诸阳所凑也，头脑为髓之海。若热，则髓溢汗泄，或囟颅肿起，或头缝开解，或头疮目疾。俗曰：头无凉头。故头宜凉。

五要心胸凉

其心属内火，若外受客热，内接心火，则外俱热也。其证轻则口干舌燥，腮红面赤。重则啼叫惊掣，故心胸宜凉。

六者，勿令忽见非常之物

小儿忽见非常之物，或见未识之人，或鸡鸣犬吠，或见牛马等兽，或嬉戏惊触，或闻大声，因而作搐者，缘心气乘虚，则精神中散故也。常用补心温气药治之，如用镇心法，水银、牛黄、朱砂、金、银、脑子等药，则成慢惊风搐。如腹胀足冷者，难治也。

七者，脾胃要温

经云：脾为黄婆，胃为金翁，主养五脏六腑。

若脾胃全固，则津液通行，气血流转，使表里冲和，一身康健。盖脾胃属土而恶湿冷。饮乳小儿多因变蒸，上唇肿而头热，或上气身热，父母不晓，妄作伤风、伤食治之，或以解药出汗，或以食药宣利，或以凉药镇心，或以帛蘸汤水撮缴唇口，致令冷气入儿腹内，伤儿脾胃，抟于大肠，故粪便青色。久而不已者，即吐。吐而不已者，作搐。见儿作搐，又言热即生风，转用凉药治之，因此败伤真气而不救者多矣。经云：脾土虚弱，肝木盛冷，故筋挛而作搐，宜用补脾温胃下气药治之。

药性既温则固养元阳，冷则败伤真气，是以脾土宜温，不可不知也。

八者，儿啼未定勿便饮乳

呕奶粪青色，缘儿在胎之时，其母取冷过度。冷气入于胎胞之中，儿生之后，因悲啼未定，便与乳奶，与冷气蕴搐于腹内，久而不散，伤儿脾胃。轻则呕奶，粪青，重则腹胀肚鸣，气逆涎潮，以致难愈，急宜服（长生圆）以治之。

九者，勿服轻朱，轻粉（味辛性冷）下痰损心气。朱砂（味甘性寒）下涎，损神气。二味相合，虽下痰涎，其性寒冷，损心损神，亦不可独用也。

若儿胎受壮实，服之软弱也。

若儿胎受怯弱，服之易伤也。

新生婴儿下胎毒，坠痰涎，多致损害，皆是轻、朱二味之所误也。

十者，宜少洗浴

小儿一周之内，皮毛、肌肉、筋骨、髓脑、五脏六腑、荣卫气血皆未坚固，譬如草木茸芽之状，未经寒暑，娇嫩软弱，今婴孩称为芽儿故也。

一周之内，切不可频频洗浴，恐湿热之气郁蒸不散，身生赤游丹毒，俗谓之赤流，片片如胭脂涂染，皆肿而壮热。若毒入腹者，则腹胀哽气，以致杀儿，此因洗浴而得也。

若肌肉宽缓，腠理开泄，包裹失宜，复为风邪所乘，而身生白流，皆肿而壮热也，或憎寒壮热，鼻塞脑闷，或上气痰喘，咳嗽吐逆，种种之疾皆因洗浴脱着而得也。为儿父母宜鉴之哉。

【按语】

陈文中是温补派的代表人物，养子十法是在前代医家的基础上汇总出来的养护理念，主要强调肚暖、背暖、足暖、脾胃暖、头凉、心胸凉六大护理理念。对于"儿啼未定勿与饮乳，勿服轻朱、轻粉，宜少洗浴及少见非常之物"，在当时来看极具临床实用意义。而陈氏"少洗浴"与《幼幼新书·洗浴论》中的"常洗浴"可令儿体滑舒畅、血脉通流、及长少病的观点有不同之处，不过陈文中认为频洗浴会使肌肉宽缓、腠理开泄，易感风寒之邪。《幼幼新书》中浴儿法注意事项较多，如处安静无风之地、少淋水等，有其科学合理性。

《脾胃论》

《脾胃论》为李东垣（1180—1251）撰于公元1249年，共三卷。卷上为基本部分，引用大量《内经》原文以阐述其脾胃论的主要观点和治疗方药。卷中阐述脾胃病的具体论治。卷下详述脾胃病与天地阴阳、升降浮沉的密切关系，并提出多种治疗方法，列方60余首，并附方义及服用法。所创补中益气汤、调中益气汤、升阳益胃汤、升阳散火汤等至今为临床所常用。原文摘自《脾胃论》（李杲撰，王庆其主编，中国人民大学出版社2010年版）第13页。

脾胃虚实传变论

历观诸篇而参考之，则元气[1]之充足，皆由脾胃之气无所伤，而后能滋养元气；若胃气之本弱，饮食自倍[2]，则脾胃之气既伤，而元气亦不能充，而诸病之所由生也。

【注释】

（1）元气：元气又叫真气，包括宗气、营气和卫气。

（2）饮食自倍：见《素问·痹论》，饮食过量的意思。

【按语】

李东垣属于金元四大家，是脾胃派的代表人物。"内伤脾胃，百病由生"的观点是李东垣据《内经》"饮食自倍，脾胃乃伤"等总结出来的。脾胃为后天之本，先天肾精的充盈依赖后天之精气的充养，而小儿的生长发育皆依赖于肾中精气的推动，故小儿的生长发育与脾胃功能密切相关。因顾护脾胃是小儿疾病防治的重要理念之一，故将此论摘录于此。

《活幼口议》

原文摘自《活幼口议》（曾世荣著，陈玉鹏校注，中国中医药出版社 2015 年版）第 21 页。

议食忌

议曰：溥天之下，产育既同，将护之因有所不同者，贫富之谓欤？然富与贵，饮食卧具，有所益于儿母，贫贱又何以言之？古人有云：病不服药谓之中医，正如此说。外护寒邪，内节饮食，审物顺时，何疾之有？前云富与贵伤其大过，贫与贱用所不及，然不及之意，乃与中医之言，得其所哉。且如变蒸[1] 之候，数至其时，温热有作，令儿渐固，舒展筋骨，生长百脉，和顺经络，自然之理，何必加药。凡儿渐长，必渐饮食，东西南北，地产果瓜，田种粳稻，山有粟麦，野有蕨笋，鱼有溪池，水有清浊。人之所生，随土地之所宜，饮食亦随其所有。南人不堪食北物，以面为膳，以枣为蔬。北人何可食南物，以鱼为菜，以詹为饭詹城米。近海啖之咸醝[2]，居山食之野味。北果多凉，南果多热，东果多酸，西果多涩，岂宜多食？五脏六腑强纳，疾病生焉。凡小儿心之有病，不可食咸卤；肺之有病，不宜食焦；若肝之有病，不宜食辛辣；脾之有病，不宜食馊酸；肾之有病，不宜食甘甜。盖由助其它气而害于我也。莲子鸡头[3]，能通心气；石榴余甘，大涩肠胃；干柿煮蔗，犹能益肺；蒸藕炊豆，于肝宜利；五味淮枣五味子是，脾家可意。肺病忌食肥腻、鹅鸭、鱼虾、油盐、膻腥、咸醝之类；脾病忌食生冷、甘甜、包气之物，谓馒头、包子、馄饨、鸭卵、肚脏、夹饼，皆包气之物⁽⁴⁾；心病忌食心血、髓肾、鸡羊、炙煿、烧炒、煎爆等；议肝病忌食肺头、肚猪、雀、油腻、湿面。应小儿不问有病无病，并不可与食腰子及肚髓心血，令患走马疳候⁽⁵⁾。葱韭薤蒜菤薳⁽⁶⁾亦不可与食，令儿心气壅结，水窦⁽⁷⁾不通，三焦虚竭，神情昏昧。飞禽瓦雀，不可与食，令儿生疮癣瘑⁽⁸⁾疥，烦躁遁闷。鲑鮤、虾蟹、鳗鳝、螺蛳、螃蚬之类，不可与食，令儿肠胃不禁，或泄或痢，或通或闭。食甜成疳，食饱伤气，食冷成积，食酸损智，食苦耗神，食咸闭气，食肥生痰，食辣伤肺。食味淡薄，脏腑清气，乃是爱其子，惜其儿，故与禁忌。若也恣与饱饫，重与滋味，乃是惜而不爱，怜之有伤，以至丁奚哺露，疾作无辜，救疗无门，悔之不及。育子之家，当宜知之，理宜戒之。

【注释】

（1）变蒸：是我国古代医家用来解释小儿生长发育规律，阐述婴幼儿生长发育期间生理现象的一种学说。变者，变其情智，发其聪明；蒸者，蒸其血脉，长其百骸；小儿生长发育旺盛，其形体、神智都在不断变异，蒸蒸日上，故称变蒸。

（2）醝（cuó）：指盐或有咸味的东西。

（3）鸡头：芡实。

（4）包气之物：馒头、包子、馄饨、鸭卵、肚脏、夹饼皆为包气之物。

（5）疳候：即疳证，是指由于喂养不当，或因多种疾病的影响，导致脾胃受损，气液耗伤而形成的一种小儿慢性病证。临床以形体消瘦、面黄发枯、精神萎靡或烦躁、饮食异常、大便不调为特征。

（6）薳（lěi）：本草称蓬薳，一名陵薳，一名阴薳，可作食品。古同"菇"，为百合科葱属，与蒜、葱等同属辛香类蔬菜。

（7）水窦：作水道，指人体内运行水液的通道。

（8）瘑（guō）：疮病。

【按语】

前人认为贫富对小儿养护有着重要影响，而作者深究其因，更深入地进行了探讨。作者推崇古人"病不服药谓之中医"的用药理念，而贫贱之家所用不及，与中医之言理念相合。因此曾世荣主张小儿养护的关键在于"审物顺时"，还强调了小儿养护与富贵贫贱无关，主要在于养护理念及方法细节。小儿发育迅速，在变蒸过程中，不仅其形体不断地发展，其脏腑功能、精神意识也在不断地完善，而作者认为变蒸时会出现温热时作的症状，这是变蒸的自然现象，不需要用药治疗。而目前看来，这种说法争议较大。

俗话说"一方水土养一方人"。人作为自然界的一部分，受当地水土、饮食及气候的影响，养成了独具地方特色的生活习惯，体质也相应有着地域性的差异。正如《伤寒杂病论·伤寒例》所说："土地温凉，高下不同，物性刚柔，餐居亦异。"因此作者主张小儿饮食应因地取材，随地所产，不宜多食他乡之物，以免饮食不能适应。而且还强调小儿心病禁食咸卤，忌食心血、髓肾、鸡羊、炙煿、烧炒、煎爆等；肺病禁食焦，忌食肥腻、鹅鸭、鱼虾、油盐、膻腥、咸醝之类；肝病禁食辛辣，忌食肺头、猪肚、雀、油腻、湿面等；脾病禁食馊酸，忌食生冷、甘甜、包气之物，谓馒头、包子、馄饨、鸭卵、肚脏、夹饼，皆包气之物等。总之少吃生冷辛辣、肥甘厚腻、煎炸炙煿之品，以防"食甜成疳，食饱伤气，食冷成积，食酸损智，食苦耗神，食咸闭气，食肥生痰，食辣伤肺"，多予淡薄、少予饱饫才是爱子育子之道。

《活幼心书》

《活幼心书》为元代曾世荣所撰。刊于1294年。相对于《活幼口议》侧重理论的论述，本书重点介绍曾氏的临证心得。全书共三卷，卷上将儿科疾病编成歌赋75首，便于习诵。卷中本论，将儿科病证分别立论43篇（附补遗8篇），对小儿诸病的特点、发病规律、治疗原则等论述颇详，并介绍了作者的临床心得；卷下信效方，选录切于实用的儿科验方。原文摘自《活幼心书》（曾世荣编撰，翁宁榕校注，中国中医药出版社2016年版，17及72页）。

小儿常安七十四

四时欲得小儿安,常要一分饥与寒,但愿人皆依此法,自然诸疾不相干。

【按语】

本段以诗赋形式简练地总结了中医儿科的养护精要,即薄衣、淡食。若能做好这两方面,小儿自然无疾可干。薄衣淡食调护小儿的理念可以追溯到隋代的《诸病源候论·养小儿候》"小儿始生,肌肤未成,不可暖衣,暖衣则令筋骨缓弱,宜时见风日"。历代儿科古籍对此均有引述。可见薄衣淡食之法是对小儿养生保健的精练总结,其在中医小儿养护中有着重要意义,已得到历代医家的充分认可。

小儿常安四十三

康节[1]曰:与其病后求良药,不若病前能自防。然致疾之始,必有所因。大凡幼稚,要其常安,在乎谨寒暄[2],节饮食,夫复何虑。

每见婴孩目有所睹,心有所欲,但不能言,惟啼泣而已。父母不察其详,便谓饥渴,遂哺之以乳食,强之以杂味,不亦多乎?有数岁者,娇惜太过,不问生冷、甘肥、时果,听其贪食,岂能知足。爱之实以害之,遂伤脾胃,不吐则泻,或成疳积浮肿,传作异证。此则得于太饱之故。

有遇清朝薄暮,偶见阴晦,便加以浓衣重衾,或近于红炉烈焰,又且拘之怀抱,惟恐受冷,及长成者,所爱亦复如是,遂致积温成热,热极生风,面赤唇红,惊掣烦躁,变证多出。此乃失于太暖之故。

殊不知忍一分饥,胜服调脾之剂,耐一分寒,不须发表之功。余故曰:孩提之童,食不可过伤,衣不可太浓。此安乐法也。为父母者,切宜深省。

【注释】

(1)康节:即邵雍,又称邵康节、百源先生,字尧夫,北宋著名理学家、数学家、道士、诗人,著有《皇极经世》《观物内外篇》《先天图》《渔樵问对》《伊川击壤集》《梅花诗》等。

(2)暄(xuān):温暖。

【按语】

本摘录仍在强调小儿养护薄衣淡食的重要性，与《小儿常安七十四》的内容相似。小儿为纯阳之体，生机蓬勃，代谢旺盛，不可暖衣，过于保暖易致小儿筋骨柔弱、腠理疏松、汗出过多；薄衣一方面可锻炼小儿适应寒冷环境的能力，另一方面可以避免小儿因汗出过多伤及阴液，而且气随津脱，易致小儿体弱易感。薄衣之法的应用，在巢氏《诸病源候论》中已有阐述，故小儿薄衣应该循序渐进，逐渐练习，冬天宜穿两件薄短袄，一套下装，但在春夏两季不可卒减衣服以免感受风寒，凡此种种皆为薄衣之法的要领。现代研究表明，小儿耐寒能力增强可使皮肤更好地适应外界环境的变化。西医学认为，薄衣之法这种体格锻炼方法属于空气浴的范畴。研究发现，接受空气浴的儿童，特别是北方儿童，空气浴对其身体素质的提高及促进生长发育效果更为显著，其精神状态、食欲和睡眠均获得明显改善，特别是对小儿胸围的发育有明显的促进作用，空气中的离子对小儿的呼吸系统、循环系统、中枢神经系统、血液、内分泌及代谢过程有良好的兴奋作用，而且可以提高儿童机体免疫力。可见薄衣之法充分体现了古代医家利用大自然锻炼小儿体格的非凡智慧和中医天人一体的整体观。

小儿神气未全，不知饥饱，饥则哭闹索食，加之现代生活物资丰富，且小儿多由祖父祖母照顾，因爱子心切，宠溺过当，急予零食止其哭闹，时间日久易形成积滞，积滞不化致使脾胃虚弱，体虚易感，重则成疳证。张从正通过对比"富贵之家，衣食有余生子常夭""贫贱人家，衣食不足，生子常坚"发现衣食不足、忍七分饱的小儿身体更为健康，曾世荣于《活幼心法》中云："每见婴孩目有所睹，心有所欲，但不能言惟啼泣而已。父母不察其详，便谓饥渴，遂哺之以乳食，强之以杂味，不亦多乎？有数岁者，娇惜太过，不问生冷、甘肥、时果，听其贪食，岂能知足。爱之实以害之，遂伤脾胃，不吐则泻，或成疳积浮肿，传作异证。此则得于太饱之故。"寇平于《全幼心鉴》中亦有云："乳多终损胃，食壅即伤脾。"万全于《幼科发挥》云："一小儿周岁，因初食鸡肉太早，自此成积，日渐羸瘦，不思乳食。"民国吴克潜《儿科要略》云："盖儿生六个月内，尚无消化米粉质之能力，十个月内，尚无消化肉类等之能力也。小儿两岁以上，每日四餐，禁绝零食，十岁以上，只可三餐，略佐点心，夜间更宜严格禁食，则疳积等症，可以永绝。"可见脾胃作为小儿生长发育的后天之本，调理好脾胃是小儿养护的关键，而淡食是顾护脾胃的重中之重。这也与现代保健学认为食物尽量清淡、少盐、少糖、少油、不食用蜂蜜水或糖水、尽量不喝饮料的观点有相似之处。

对小儿薄衣淡食的养护理念，历代医家均认为要因人而异，适其寒热，察其饥饱，不可过暖过饱，以忍三分寒、七分饱最为适当。

《全幼心鉴》

原文摘自《全幼心鉴》（寇平撰，王尊旺校注，中国中医药出版社 2015 年版）第 21~36 页。

乳子歌

养小须调护，看承莫纵弛。乳多终损胃，食壅即伤脾。
衾厚非为益，衣单正所宜。无风频见日，寒暑顺天时。

【按语】

本节首先阐明了小儿养护的基本观点，即需要细心调养护理，勿粗心大意，放纵姑息。还将小儿护养之法做了简要的概括，编成歌诀，方便人们理解记忆，即乳食有节、衣着宜薄、时见风日、顺应四时四个方面。

护养之法

巢氏曰：将养小儿，衣不可太暖，热则汗出而虚，风邪易入；乳不可太饱，饱则胃弱易伤，积滞难化。《千金》论曰：夏不去热乳乳儿，令儿呕逆；冬不去冷乳乳儿，令儿咳痢[1]。葛氏曰：乳者，奶也；哺者，食也。乳后不可与食，食后不可与乳。缘小儿脾胃怯弱，乳食易伤，难以消化，初得成积，久则成癖[2]成疳[3]，自我致寇，又何咎焉。张焕曰：小儿周岁膝骨成，能行，此乃定法。今之富家，但令襁褓，不令见地气，藏之帷帐，不令见风日，致令筋力缓弱，但岁不行，诚非爱护之法。汤氏曰：譬之草木，生于山林，容易合抱，至若园圃，奇果异花，常加培植，秀而不实者有矣。

【注释】

（1）痢：古称滞下。

（2）癖：潜匿在两胁间的积块。

（3）疳：小儿面黄肌瘦、腹部膨大的病，多由饮食没有节制或腹内有寄生虫引起。

【按语】

明代医家寇平通过引述众多医家对小儿养护之法的论述，介绍了小儿日常护养之法。首先乳食力求有节，切忌过饱，而且《千金》还对不同季节乳制品的温度提出了要求，夏季乳品不可过热，冬季乳品不可过寒；其次还要求小儿要时见风日，亲近自然，不可过于圈养优渥。还描述了山林草木处于险峻贫乏之地，无人问津，却能拔地参天，而园圃花果，地处优渥，常加培植，却华而不实，通过此种现象说明小儿养护不能溺爱，应多增加户外活动，接触自然，使小儿不断接受大自然中的阳光、风和空气的刺激，可增强小儿体质，促进小儿生长发育，避免佝偻病的发生。

养子日用无病在乎摄养

吃热、吃软、吃少，则不病。

吃冷、吃硬、吃多，则生病。

忍三分寒，吃七分饱，频揉肚，少澡洗。

【按语】

本节介绍小儿喂养注意事项。小儿脾常不足，乳牙尚未出齐，消化功能尚未完善，食物应细、软、烂、碎。而且温热柔软，不可生冷过量，以便脾胃正常受纳腐熟，保证其生理需求，又不至于损伤脾胃。揉肚可促进小儿胃肠蠕动，有助于食物的消化吸收，洗澡过多会导致小儿腠理疏松，抵抗力低下，容易感受风寒。

考味知病法

好食酸则肝病，好食苦则心病，好食甘则脾病，好食辛则肺病，好食咸则肾病，好食热则内寒，好食冷则内热。

小儿匍匐以后，逢物便吃，父母喜之，或饮食之间，必须以口物饲之，此非爱惜之法，乃成害之一端。殊不知小儿脾胃嫩弱，肠胃脆软，不禁杂物，未能克化。今之患食癖疳积，肚疼面黄，肚大胫小，好覆冷地[1]者，得患皆由此也。

【注释】

（1）好覆冷地：指小儿匍匐，以腹部贴地于冷地面。多见于小儿食积不化导致的腹部积热。

【按语】

相对于西医学注重营养平衡，中医学特别注重五味调和，《灵枢·宣明五气》说："五味所入：酸入肝、辛入肺、苦入心、咸入肾、甘入脾，是为五入。"故饮食五味对人体五脏的影响有主次之分，五味偏嗜也会引起相应脏腑的功能失调，如《素问·生气通天论》说："味过于酸，肝气以津，脾气乃绝；味过于咸，大骨气劳，短肌，心气抑；味过于甘，心气喘满，色黑，肾气不衡；味过于苦，脾气不濡，胃气乃厚；味过于辛，筋脉沮弛，精神乃央。"对于小儿而言，《活幼口议》说："食甜成疳，食饱伤气，食冷成积，食酸损智，食苦耗神，食咸闭气，食肥生痰，食辣伤肺。"曾世荣在五味的基础上添加了冷热饥饱，可见小儿的饮食选择不仅要注意性状、温度、口味，还要在量上有所节制。

《幼科类萃》

原文及部分注释摘自《增订幼科类萃》（王銮著，何世英主编，人民军医出版社2012年版）第6页。

护养论

《格致余论》云：童子不衣裘帛。下体属阴，得寒凉则阴易长，得温暖则阴暗消。是以下体不与帛绢夹浓之服，恐妨阴气。又小儿血气俱盛，食物易消，肠胃尚脆而窄，若稠黏干硬，咸酸辛辣，一切鱼肉水果湿面，烧炙煨炒，但是发热难化之物，皆亦禁绝。妇人无知，畏其啼哭，无所不与，积成痼疾[1]，虽悔何及？所以富贵娇养，有子多疾，何者？盖富贵之家，久藏于帏帐之内，重裀叠被，令儿筋骨缓弱，譬如阴地草木，不见风日，少有坚实者也，诚非保育之法。而田舍婴儿，未尝爱护，终日暴露，或饥或寒，绝无他病者，此皆见风日、着地气之力也。岂贵贱之理有异哉。明乎此，则护养之道得矣。

【注释】

（1）痼（gù）疾：指经久难治愈的病。

【按语】

朱丹溪为"滋阴派"代表人，提出了"阳常有余，阴常不足"的体质学说。结合"纯阳"学说，表达了小儿生机蓬勃、发育迅速，如旭日之初升，草木之初萌，蒸蒸日上，欣欣向荣，体现为小儿活泼好动、新陈代谢旺盛、饮食易消的特点。故主张数见风日，接触自然，可使筋骨坚实，但不可着衣过暖（特别是下体衣物），以免汗出过多，阴液暗消，伤及气血。又结合小儿脏腑娇嫩、肠胃脆薄的特点，"发热难化之物"应当禁绝，免生痼疾。故小儿养护应遵循"天人合一"的养护理念，正如田舍小儿，终日暴露，坐卧地上，或饥或寒，却体质康健，极少生病，可见小儿养护不仅要数见天日，还要接触地气，以应"天时、地利、人和"之道。

《万氏家藏育婴秘诀》

原文摘录及部分注释选自《万氏家藏育婴秘诀》（万全著，湖北科学技术出版社1986年版）第9页。

鞠养以慎其疾

养子须调护，看成莫纵弛。

乳多终损胃，食壅即伤脾。

丹溪曰：人生十六岁以前，血气俱盛，如日方升，如月将圆。惟阴长不足，肠胃尚脆而窄，养之之道不可不谨。童子不衣裘帛，前哲格言，具在人耳。裳，下体之服。帛，温软甚于布也。盖下体主阴，得寒凉则阴易长，得温暖则阴暗消。是以下体不与帛绢夹浓温暖之服，恐妨阴气，实为确论。

小儿始生，肌肤未实，不可暖衣，暖衣则令筋骨缓弱。宜频时见风日。若不见风日，则肌肤脆软，易得损伤。当以父母著过破絮旧衣，莫用新绵，天和暖无风之时，宜抱向日中嬉戏，数见风日，则血凝易刚，肌肤坚实，可耐风寒，不致疾病。若藏于帐帷之内，重衣温暖，譬如阴地草木，不见风日，软脆不任风寒。当以薄衣，但令温暖。薄衣之法，当初秋习之，不可卒减其衣，否则令中风寒。所以从初秋习之者，以渐稍寒，如此则必耐寒。冬月但当著两薄襦一复裳耳，若不忍其寒，适当略加耳。若爱而暖之，所以害之也。又当消息，忽令汗出。如汗出则表虚，风邪易入也。昼夜寤寐，常常慎之。

丹溪曰：小儿血气俱盛，食物易消，故食无时。然肠胃尚脆而窄，若稠黏干哽，酸咸甜辣，一切鱼肉木果温面，烧炙煨炒，但是发热难化之物，皆宜禁绝。只与生栗、干柿、热菜、白粥，非惟不能纵其口，且可养其德。此外生栗味咸，干柿性凉，可为养阴之助。然栗大补，柿大涩，俱为难化，亦宜少与。妇人无知，惟务姑息，畏其啼哭，无所不与。积成痼疾，虽悔何及。所以富贵骄养，有子多疾。

按陈氏曰，小儿宜吃七分饱者，谓节之也。小儿无知，见物则爱，岂能节之？节之者，父母也。父母不知，纵其所欲，如甜腻粑饼、瓜果生冷之类，无不与之，任其无度，以致生疾，虽曰爱之，其实害之。

丹溪曰：乳子之母，尤宜谨节。饮食下咽，乳汁便通；情欲动中，乳脉便应。病气到，乳汁必凝滞。儿得此乳，疾病立至，不吐则泄，不疮则热，或为口糜，或为惊搐，或为夜啼，或为腹胀。病之初来，其溺必少，便须询问，随证调治。母安子亦安，可消患于未形也。

小儿啼哭正甚，其母强以乳哺之，啼哭未息，逆气未定，被乳所阻，乳又被气滞积于胸中，便成疾也。吐泻、疟疾、腹痛、痞满、疳癖之病从此起矣。

小儿在腹中，赖血以养之，及其生也，赖乳以养之。乳，积血所化也。未及一岁之后，不可便以肉果啖之，胃薄脾脆，不能消化也。乳者，饮食之津液。其母亦当淡滋味，一切酒面肥甘之热物，瓜果生冷之寒物，皆当禁之。苟不知禁，气通于乳，犹儿食之，以成寒热之病，乳母之过也。

凡乳母大醉后勿乳，大劳后勿乳，大怒后勿乳，房事后勿乳，有热病勿乳，其子啼哭未止勿乳，睡未醒勿乳，饱后勿乳。夜间母必起坐床上，抱起儿乳之，勿侧卧乳。乳后抱其子，使其身直，恐软弱倾侧，致乳溢出也。不尔，皆令儿病。

陈氏养子十法云：一要背暖，二要肚暖，三要足暖，四要头凉，五要心胸凉，六勿令忽见一非常之人，七脾胃要温，八儿哭未定勿使饮乳，九勿服轻砂，十宜少洗浴。大凡小儿冬不可久浴，浴则伤冷；夏不可久浴，浴则伤热。频浴则背冷而发惊。若遇热时，以软绢蘸汤拭之可也。

小儿脐带未落时，不可频浴，浴则水入脐中，脐风、撮口皆从此起……

父母常将幼子怜，儿因爱恤取愁烦。

育婴家秘无多术，要受三分饥与寒。

人之无子者，置姬妾，觅方术，向命卜，祷鬼神，其心劳矣。及其生子，爱恤之深，保养之失。过于热也，热则生风。过于饱，饱则成积。医不择良药，或犯毒不可救也。柳子种术传云：虽曰爱之，其实害之。所以取辟也。

谚云：若要小儿安，常受三分饥与寒。饥，谓节其饮食也，寒，谓适其寒温也，勿令太饱太暖之意，非不食不衣之谬说也。

头要清凉背要温，露其下体养真阴。

天时勿犯如春候，寒热乖违客气侵。

此言适其寒温之法也。头者六阳之会，常要凉，不可缠裹。腹为阴，背为阳，皆脏腑之俞募也。常要和暖，不可使露。小儿纯阳之气，嫌于无阴，故下体要露，使近地气，以养其阴也。天时者，即寒热也。春者，温和之气。万物皆赖以生长也。谓襁褓之中，寒不犯寒，热不犯热，常如春气温和时，以长养儿之身体，若有乖违，寒热之客气来侵矣。

乳为血化美如饴，肉谷虽甘更乱真。

到得后来能食日，莫教纵恣损脾阴。

此言节其饮食之法也。儿在母腹之时，赖血以养。既生之后，饮食之乳，亦血之所化也。虽有谷肉，不可与之，以乱其肠胃中和之气。至于能食，犹当节之，不可纵其所好，以快其心。因而致病者多矣。《内经》曰："饮食自倍，肠胃乃伤。"不可不慎也。

【按语】

本节主要引述了金元医家朱丹溪与南宋医家陈文中的养护摘要，朱丹溪为滋阴派的代表人物，万全力崇朱丹溪，其在朱丹溪的学术思想基础上，系统提出了"阳常有余，阴常不足，肝常有余，脾常不足，心常有余，肺常不足，肾常不足"的观点，即"三有余，四不足"的小儿生理病理学说。

在小儿寒热调摄上，结合隋朝医家巢元方的理念，主张小儿应该薄衣耐寒，特别是小儿下体属阴，最宜寒凉，得寒凉养真阴。陈文中为儿科温补派代表人物，力主温补扶正，固护元阳，在寒温调摄上论述最为细致，在"养子十法"中有六法论及小儿的寒温调摄，云："一要背暖，二要肚暖，三要足暖，四要头凉，五要心胸凉……七脾胃要温。"可见寒温调摄在小儿养护中的重要地位。背部乃足太阳膀胱经所过、脏腑腧穴所在。膀胱经主外感病证及脏腑诸症，肺俞穴属脏腑腧穴之一。若经络受寒，肺俞穴感邪伤于肺经，皆可使邪气由表及里，伤人致病，故背要暖。腹部为足太阴脾经与足阳明胃经所过，肚是脾胃之所，"肚暖"还包括"脾胃要温"，故寇平于《全幼心鉴》中强调"吃热、吃软、吃少则不病"，不仅体现在小儿衣着保暖上，还体现在小儿用药上，要力避寒凉之品。足部为足阳明胃经与足少阴肾经所主，足部保暖，可以温煦先后天之气，促进小儿的生长发育。头为诸阳之会，过暖易致汗出过多，故头部宜凉；心胸为心脏之居所，心为火脏，心常有余，故心胸要凉。

　　小儿胃薄脾嫩，肠胃脆窄，故饮食要有所节制，主要体现在食物选择、辅食添加有序、乳母调摄及喂养食量等方面，食物应谨忌发热难化、甜腻粑饼、瓜果生冷之类。小儿初生之后辅食应逐一添加，不可猝与谷肉，以免乱及肠胃中和之气。乳母不管在精神状态还是饮食上都需要精心调理，以免影响乳下婴儿。在保证小儿满足足够营养需求的基础上，喂养量不可过饱，以吃七分饱为宜。

《幼科发挥》

　　原文摘自《幼科发挥》（万全著，傅沛藩校注，中国中医药出版社 2007 年版）第 107 页。

调理脾胃

　　人以脾胃为本，所当调理。小儿脾常不足，尤不可不调理也。调理之法，不专在医，唯调乳母，节饮食，慎医药，使脾胃无伤，则根本常固矣。

　　脾喜温而恶寒，胃喜清而恶热，故用药者偏寒则伤脾，偏热则伤胃也。制方之法，宜五味相济，四气俱备可也。故积温则成热，积凉则成寒。偏热偏寒，食也，食多则饱，饱伤胃；食少则饥，饥伤脾。故调脾胃，宜节饮食，适寒温也。今之调脾胃者，不知中和之道，偏之为害，喜补而恶攻。害于攻者大，害于补者岂小小哉……

　　乳母者儿之所依为命者也。如母壮则乳多而子肥，母弱则乳少而子瘠，母安则子安，母病则子病，其干系匪轻。盖乳者血所化也，血者水谷之精气所生也。饮食入胃，气通于乳，母食热则乳亦热，母食冷则乳亦冷……

　　乳食，儿之赖以养命者也。《养子歌》云：乳多终损胃，食壅即伤脾。甚矣，乳食之不可不节也。《难经》云：补其脾者，节其饮食，适其寒温，诚调理脾胃之大法也。盖饱则伤胃，饥则伤脾，热则伤胃，寒则伤脾。今之养子者，谷肉果菜，顺其自欲，唯恐儿之饥也。儿不知节，必至饱方足。富贵之儿，脾胃之病，多伤饮食也。贫贱之子无所嗜，而脾胃中和之气不损也。

【按语】

本节着重论述了小儿固护脾胃的重要性，小儿脾常不足，不管用药寒热、攻补，饮食过饥过饱、过寒过热，还是乳母体质强壮、饮食寒热等都会对小儿脾胃产生重要影响，故小儿调理脾胃，审慎医药、调乳母、节饮食，如此则脾胃中和之气无伤，根本常固矣。

《婴童类萃》

原文摘自《婴童类萃》（王大纶著，人民卫生出版社 1983 年版）第 8~10 页。

慎护论

巢氏曰：将养小儿，衣不可大暖，热则汗出，而表虚风邪易入。乳不可大饱，则胃弱而易伤，积滞难化。千金论云：夏不去热，乳儿令呕逆[1]。冬不去冷，乳儿令咳痢[2]。葛氏云：乳者，奶也。哺者，食也。乳后不可与食，食后不可与乳。

小儿曰芽儿者，犹草初生之芽。脾胃怯弱[3]，乳食易伤，难以消化，初得成积[4]，久则成癖[5]。自我致寇，又何咎焉。张焕曰：小儿周岁，膝骨[6]成乃能行，此乃是定法。若襁褓不令占地气藏之，房帐之中使之不教见风日，致令筋骨缓弱，过岁不行，诚非爱护之法。譬如草木，生于山林容易合抱；至若园圃异果奇花，常加培植，秀而不实者有矣。

【注释】

（1）呕逆：是指胃气上逆动膈，气逆上冲，出于喉间，呃呃连声，声短而频，不能自制的一种病症。

（2）咳痢：咳嗽和下痢。

（3）脾胃怯弱：指小儿脾胃功能发育未全、易被损伤的特点。

（4）积：是指小儿乳食过量，损伤脾胃，使乳食停滞于中焦所形成的胃肠疾患。

（5）癖：指潜匿在两胁间的积块，分为食癖、饮癖、寒癖、痰癖、血癖等。

（6）膝骨：俗称膝盖骨，是股四头肌肌腱中形成的一块籽骨。

【按语】

小儿五脏六腑成而未全，全而未壮，饮食应以母乳为主，且乳母要注意饮食起居和精神情欲的调节，"乳贵有时，食贵有节"，原文中"夏不去热，乳儿令呕逆，冬不去冷，乳儿令咳痢"，是指乳母应当节制饮食，以免儿食热乳导致吐逆、食寒乳导致咳痢等疾病。小儿"脏腑娇嫩，形气未充"的生理特点要求调适寒温，时见风日，不可"不占地气而藏之"，致使"筋骨缓弱"，不耐邪气的侵染。

护持歌

养子须调护，看承莫纵弛；乳多终损胃，食壅则伤脾；衾厚非为益，衣单正所宜；无风频见日，寒暑顺天时。

调理五法

一要背暖

经云：其背脊三椎，六节两傍，是肺俞二穴。若风伤于肺俞，使人毫毛卓立，皮肤闭塞而为病。其症或咳、或嗽、或喘、或呕哕、或吐逆，及胸满、憎寒、壮热皆肺俞受寒而得也。故曰背宜暖。

二要肚暖

俗云：肚无热肚，肚者胃也。胃为水谷之海[1]，若冷则物不腐化，肠鸣腹痛，呕吐、泄泻等疾生焉。经云：胃热则消谷善饥[2]，所以能饮食也。故曰肚宜暖。

三要足暖

经云：其足阳明胃经，乃胃经经络之所主也，故云寒从下起此之谓也。故曰足宜暖。

四要头凉

经云：头乃六阳之会，诸阳之所凑也。头脑为髓之海，若热则髓溢汗出，或颅囟肿起，或颅囟开解，或头疮目疾。故云头无凉头。故曰头宜凉。

五要心胸凉

其心属丙火，若外受客热，内接心火，则内外俱热也。其症轻则口干舌燥腮红，重则啼叫惊掣。故心胸宜凉。

【注释】

（1）胃为水谷之海：胃主受纳，饮食入口，容纳于胃，故称胃为水谷之海。

（2）胃热则消谷善饥：指胃热或胃火等引起腐熟水谷功能亢进。

【按语】

小儿体温调节功能尚未完善，易受气温变化的影响。"适寒温"是小儿调护的重要内容，寒温得当可以预防或祛除疾病。"调理五法"总括寒温调适之方向，认为头为阳所会，则宜凉；心胸属火亦要凉。背为阳、腹为阴，背为督脉、肺脏之所在，正如《养生四要·慎动》云："背者五脏之附也，背欲常暖，暖则肺脏不伤。"《摄生消息论·春季摄生消息论》又说："不可令背寒，寒即伤肺，令鼻寒咳嗽。"小儿阳气未充、肺脏娇嫩，故保护背部是避免风寒伤肺的关键所在。腹部为任脉、脾胃之所在，小儿脾常不足，肠胃脆薄，腹暖则助脾气健运，饮食易消。足为人体的第二心脏，离心脏最远，处于血液循环的末端，故要足暖。调理五法虽在身体的不同部位保暖有所侧重，但仍注重全身整体的温度调摄，遵守"阴平阳秘""以平为期"的原则。

《幼科折衷》

原文及部分注释摘自《幼科折衷》（秦昌遇著，李凌空校注，中国中医药出版社2016年版）第1页。

小儿食物所宜

鲫鱼、鳗鱼（杀虫）、田鸡、鸭、肚子、肺头⁽¹⁾、大肉、风鱼⁽²⁾、莲肉、芡实、榧子（杀虫）、熟枣、熟栗、圆眼（炖）⁽³⁾、山药、扁豆小甑糕⁽⁴⁾。

小儿食物所忌

蜜同⁽⁵⁾ 瓜水、红菱、白蒲枣⁽⁶⁾、硬蚕豆、油腻物、汁淘饭⁽⁷⁾、荔枝⁽⁸⁾、粽子、面食、鸡（生虫）、糯食、蛋、桃子。

【注释】

（1）肺头：即猪肺。

（2）风鱼：淡水鱼经腌制后风干而成。

（3）圆眼：桂圆，又称龙眼。

（4）小甑（zèng）糕：以红枣、糯米为原料，用甑蒸制而成的糕。甑，一种炊具。

（5）蜜同：原书漫漶不清，据沪影清抄本补。

（6）白蒲枣：未成熟的枣子。

（7）汁淘饭：用开水、菜、汤水拌成的饭。用此喂儿，食易下，但因咀不细而难消化。

（8）荔枝：原书漫漶不清，据沪影清抄本补。

【按语】

小儿体质不同于成人，不能单纯视为成人的缩影。成人饮食所喜之物，对于小儿则可能有害。医家列举了一些常见的适宜或不适宜小儿食用的食物。总的来看，甘平中和之物多所宜，性味有所偏颇则多不当。近年来，饮食习惯改变，可选择的食物种类大大增加，而小儿食物过敏性疾病逐年上升，食物宜忌也越来越受重视。

《婴儿论》

《婴儿论》为清代周士祢于乾隆四十三年（1778）撰写，原稿未刊行。此书十九年后传入日本，受到日本医学界的高度重视，对其有较高的评价，认为"周氏之精哑科，犹叶生鉴病于镜，脏腑癥结，了然可知也"。此书论及范围较广，凡属儿科疾病多有论及，对常见疾病辨证准确，立法处方精当，用药合理。原文摘录自《婴儿论》（清·周士祢著，江月斐校注，中国中医药出版社2015年版）第105页。

护 养

儿护养，皆失于姑息，富家过爱，遂多夭横，贫家不及，反得寿长。

儿受三分冷，吃七分饱，此为护养之要。

儿心胸要冷，背腹要温，哭是歌，不哭不偻罗也。

儿有胸无心，病多从口成，乳后勿与食，食后勿与乳。

儿乳养缺者，必致疳病，药补是不如食补也。

儿头以凉为要，足以温为要。体易虚易实，勿服多寒，勿服多热。

儿敏解人意，是真阳发泄，恐难养。

儿瘦，先捡乳饵，一碗粥胜一斤参。

儿肌肤鲜明者，有留饮，宜渗泄方；青暗者，有寒毒，宜温散方。

儿额有筋而颈细，身体乏力者，属疳病也，宜赤风蛤唉之。

风者，百病之长；食者，百治之原。饮食不能者，不可治。

儿妄笑者，为心虚；笑少者，为心实。

儿谷肠多虫，乳肠少虫，有病者，胎毒也。

儿谷气胜于元气者，体肥而多病；元气胜于谷气者，体瘦而少病。

诸病解后，脾胃必衰弱，强食则发热而腹满，是食复也。

病人贪食者，当减也。若恶者反要强，何以论之？曰：贪即之基，恶者，真元不支故也……

儿吃热勿吃寒，吃软勿吃硬，吃少勿吃多。

【按语】

本节论述了小儿养护的精要，主要包含乳食调养和机体寒温的调摄。首先仍强调了"受三分冷，吃七分饱"的益处，此为中医小儿养护的核心理念。乳食调养要吃少、吃软、吃热，乳食不可并进以免过饱形成积滞，养护脾胃以食补为要，不可乱投补益，长期补益（如用人参）可能导致性早熟，而且药物皆靠脾胃之气来推动运行周身。若本身脾胃虚弱，乱投补益，不仅消耗中气，更易壅遏不化，正如江育仁教授所说"脾健不在补贵在运"。故疳积之症，"一碗粥胜一斤参"。小儿腠理疏松、脏器娇嫩，易为风邪侵袭，故小儿足部、背部、腹部要以暖为要，头部、心胸要以凉为要，但小儿体质易虚易实，寒凉不可过度，要以平为期，因人、因时制宜。

《鬻婴提要说》

原文摘自《近代中医珍本集》（《儿科要略》，吴克潜编著，收录于《近代中医珍本集》儿科分册，陆拯等主编，浙江科学技术出版社 1994 年版）第973~983 页。《鬻婴提要说》医学丛书，清代张振鋆著，刊于1889 年，是论小儿调护的专著，属于《述古斋幼科新书三种》之一。《述古斋幼科新书三种》内容有《厘正按摩要术》《鬻婴提要说》《痧吼正义》三种。

《养子真诀》云：吃热莫吃冷，吃软莫吃硬，吃少莫吃多，自然无恙。故黏腻、干硬、酸碱、辛辣，一切鱼[1]肉、水果、湿面[2]、烧炙、煨炒、煎难化之物，皆宜禁绝。小儿无知，岂能知节，知节者父母也（《保婴易知录》）。

儿如爱惜太过，三两岁犹未饮食，致令脾胃虚弱，一生多病。但儿生半年后，煎陈米稀粥，粥面时时与之，十月后渐与稠粥烂饭，以助中气。但不与乳并，自然无病易养（《保婴易知录》）。

俗云：要得小儿安，常带三分饥与寒。此说甚伪。要知小儿脏腑脆薄，饥饱寒暑皆不能耐，全赖调养得宜。若带三分饥寒，恐带饥则多啼哭，带寒则多感冒，诚不宜也。盖要得小儿安，须常调饥与寒。大约调养之法，只要先饥与食，不可过饱；先寒与衣，不可太暖。非独小儿为然，凡虚弱衰老病后之人，俱当如此调养（《传家宝》）。

凡乳母与儿睡时，切勿以手膀与儿枕头，恐胸膊热气，紧蒸小儿头脑，致生痈毒疮疖，此一弊也。况又儿头与母面相对，乳母鼻息出入，吹儿囟门，日后长大时，易感风寒，动辄鼻流清涕，药不能治。惟用新绿豆作枕，与儿枕之，最清凉，去胎毒热毒（石天基）。

幼时酷嗜甘饴，忽一日见饴中有蚯蚓，伸头而出，自此不敢食饴，至长始知长上为之，此可为节戒之妙法（王隐君）。

小儿脾胃柔弱，其母或以口物饲之，不能克化，必致成疾。小儿于天气和暖，宜抱出日中嬉戏，频见风日，则血肉因之紧固，可耐风寒，不致生痰（《按摩经》）。

小儿宜用菊花作枕，则清头目（《按摩经》）。

小儿不宜食肉太早，致伤脾胃。鸡肉能生蛔虫，成疳积证，非三岁以上勿食（《按摩经》）。

小儿勿令入神庙，恐精神闪灼致生怖畏（《按摩经》）。

小儿临浴时，须择无风密处，汤须不冷不热，适可而止，不可久在水中。冬月防其受寒，夏月恐其伤热。但儿在周岁内，切忌频浴，以致湿热郁聚（《医宗金鉴》）。

凡儿切忌食肉，鸡肉尤忌，过食则生蛔虫。螺蛳蚌蚬鳗鳖虾蟹等类食之，则或泄或痢（《保婴易知录》）。

小儿同母睡时，切忌鼻风口气，吹儿囟门，恐成风疾（《琐碎录》）。

小儿衣裳被衲，日晒日收，不宜在外过夜，因天上有飞星恶鸟，不可干犯，小儿染着戾气，生无辜疳，或则啼哭不止。须用醋炭熏过，或日光照过方可衣（钱仲阳）。

初生小儿，不得用油腻手绷裹。春忌覆顶裹足，夏忌饮冷食冰，冬忌火炙衣被（《小儿精要》）。

凡小儿于戏谑之物，不令恣乐。刀刃凶具，无使摸捉。莫近猿猴，近则伤意。莫抱鸦雀，抱恐伤眼。男方学语，勿令挥霍。会坐勿久，致令腰折。行莫令早，筋骨柔弱。雷鸣击鼓，莫为掩耳。睡卧须节，须令早起。饮食休过饱，衣无重袭。常食疏羹，休哺美味。甘肥酸冷，姜蒜瓜菜，油腻生茄，切勿过食。夜莫停灯，昼莫说鬼。睡莫当风，坐莫近水。笑极与和，哭极与喜，笑哭之后，莫即与乳（《冯氏锦囊》）。

卧儿冬用水桶，夏用竹筐，必须直身向明而卧。倘背明向暗，则儿眠仰看亮光，易致目睛上窜。卧旁切近之处，不可有悦目引看之物，致儿侧视，目睛左窜右窜。儿帽面前亦不可用五彩之饰，亦恐惹儿仰视也（《查儿录》）。

衣儿用父故衣，女用母故衣改作，切不可过浓，恐令儿壮热，生疮发痈，皆自此始（《千金论》）。

初生小儿，未剃胎头，不与戴帽，则自幼至长，可以无伤风之患，亦永无鼻塞流涕之病（《大生要旨》）。

凡养儿寒则加衣，热则除棉，过寒则气滞儿血凝，过热则汗出而腠理泄，以致风邪易入穴，皆系于背，肺脏尤娇，风寒一感，毫毛毕直，皮肤闭而为病，咳嗽喘呕，肚热憎寒，故儿背宜暖也。足系阳明谓脉所络，故曰寒从下起，故儿足宜温也。头者六阳所会也，脑为髓海，凉则坚凝，热则流泄，或囟颅肿起，头缝开解，目疾头疮，故头宜凉也。心属离火，若外有客热，则内动心火，表里合热，轻则口干舌燥，腮红面赤，重则啼叫惊掣，多燥烦渴，故心胸宜凉也（《冯氏锦囊》）。

儿生六十日后，则瞳子成而能笑认人，切忌生人怀抱，及见非常物类。百日则任脉成，自能反复，一百八十日，则尻骨成，母当令儿学坐。二百四十日，则掌骨成，母当扶教匍匐。三百日则膑骨成，母当扶教儿立。周岁之后，则膝骨成，母当扶教儿行，皆育儿一定之法。若日捧怀抱，不见风日，不着地气，以致筋骨缓弱，数岁不行，一失调护，疾病乃生，此皆保育太过之失（张涣）。

小儿玩弄嬉戏，常在目前之物，不可抢夺去之，使其生恐，但勿令弄刀刃，衔铜钱，近水火，入庙堂，见鬼神耳（《育婴家秘》）。

凡乳母抱儿，切勿哭泣，泪如儿眼，令儿眼枯（《冯氏锦囊》）。

小儿能言，必教之以正言，如鄙俚之言勿语也。能食，则教之恭敬，如褒慢之习勿作也。能坐能行，则扶持之，勿使倾跌也。宗族乡党之人，则教以亲疏尊卑长幼之分，勿使也。言语问答，教以诚实，勿使欺妄也。宾客往来，教以拜揖迎送，勿使退避也。衣服器用，五谷六畜之类，遇物则教之，使其知之也。或教以数目，或教以方隅，或教以岁月时日之类。如此则不但无疾，而知识亦早矣（《育婴家秘》）。

儿初生形骸虽具，犹草木之柔条软梗，可曲可直，或仰或俯也。故百日之内不可竖抱，竖抱则宜于惹惊。且必致头倾项软，有天柱倒侧之虞。半岁前不可独坐，独坐则风邪入背，脊骨受伤，有龟背伛偻之疾（《大生要旨》）。

【注释】

（1）鱼：《素问·异法方宜论》曰："鱼者使人热中。"《备急千金要方》也认为食鱼"令子多疮"，可能是以取象比类思维方法认为鱼外形为鳞状而产生的联想。

（2）湿面：争议较大，一认为含水多的面，比如面条、面疙瘩之类，一指未发酵的面。

【按语】

《鬻婴提要说》是一部儿童调护专著，本段提到小儿应时见风日，可耐风寒，不易致病，根据天气变化而适当增减衣物，不可过厚或过薄。还重点强调小儿在饮食方面的注意事项，内容详尽。小儿脾胃薄弱，饮食应当有时亦有节，不可恣食辛辣肥甘、难以消化之物，这些护养理念都与前文中所描述的内容一致，其宗旨概括起来不外乎"若要小儿安，须得三分饥与寒"。还提到了小儿睡觉姿态的宜忌，睡觉时勿以手臂与儿枕，以免乳母热气传于乳儿，致痫毒疮疖等，以及新绿豆作枕可清热气、解胎毒。

文中一些摘述对一些经典的养护理念有更进一步的阐述，令人耳目一新，更有实用意义，如《保婴易知录》中对乳食添加的顺序更符合现代认知，6个月时予"陈米稀粥"，10个月渐予"稠粥烂饭"，"三岁后方可食糕粥，五岁后方可食荤腥"（《慈幼外编》），如此则一生永无脾胃之疾患。旧说中"要得小儿安，常带三分饥与寒"的理念，真正实践起来却有困难，会出现"带饥则多啼哭，带寒则多感冒"的状况，故《传家宝全集》主张待寒冷饥饿时，不可急予衣物乳食，要先寒后予衣，先饥后予食，而且着衣不可过暖，喂哺不可过饱，如此才为小儿寒饥调养之法。《鬻婴提要说》为清代医家张振鋆所著，本书摘录了清代以前的养护理念和方法，很多养护思想直到现在仍有很强的指导意义，用时应当视具体情况予以扬弃。

《养生三要》

《养生三要》是清末医家袁开昌所撰的一部养生学专著，成书于 1910 年，作者在继承前人养生理论的基础上，阐述了自己的养生观点，可谓集清以前养生之大成。内容分为"卫生精义""病家须知""医师箴言"三部分。"卫生精义"部分主要强调养生重在养心养德。原文摘自《养生三要》（清·袁开昌著，林燕，李建主编，中国医药科技出版社 2017 年版）第 60~63 页。

贫家有暗合养子之道

裴子[1]曰：贫家有暗合养子之道，与富家异[2]。盖小儿受病有五。

一曰暖[3]。小儿质禀纯阳[4]，而火偏胜，保护无容过暖。《礼》曰：童子不衣裘裳，此其义也。富家之子，一出母胎，即蒙头裹足，燠[5]室藏之，稍长则未寒先寒，叠加绒纩[6]，更日置之于火，烁其未足之阴，积热[7]之病，从此变生。贫家之子，则薄被单衣，随地而掷，正得抑阳扶阴[8]之至理。

二曰饱[9]。人身肠胃，以清虚[10]为和顺，在小儿则尤要。小儿肠胃柔窄，受盛无多，且不自知饥饱，旋[11]与旅啖[12]。而富有之家，则有脂味充盈，恣情多啖，脾胃诸病，从此变生。贫家之子，则无物可食，即食亦清简有常，正得肠胃清虚之至理。

三曰怒[13]。小儿独阳无阴，恒易躁而多怒，惟抑怒可使全阴。富家之子，骄恣之习，越于恒情。怒动肝木，木旺生风，风木乘脾[14]，惊痫[15]诸病，从此变生。贫家之子，则素居穷蹇[16]，无怒敢发，正得抑怒全阴之至理。

四曰遏号[17]。谚云：儿号即儿歌。老子云，终日号而不哑。则知儿之号，出手不自知、不自识，莫或使然，犹天籁也。岂有遏之之理。况阳气为小儿偏隆，最多火病，藉此呼号以泄之，不为无益。而富家之父若母者，反生不忍，动以食慰，而遏其号，郁滞⁽¹⁸⁾诸病，从此变生。贫家之子，则听呼号而勿恤，正得顺通天和之至理。

五日伤药⁽¹⁹⁾。药乃攻邪物，非养生物也。多服久服，鲜有不致伤生者。富家之子，则不论有病无病，日饵无虚，甚至旦暮更医，乱投汤剂而不知忌，有谓无伤，吾勿信也。贫家不暇求医，无资取药，纵儿有疾，安意守之，正得有病不服药为中医之至理。(《言医》⁽²⁰⁾)

【注释】

（1）裴子：裴一中，字兆期，号复庵居士，海宁（今属浙江）人。明末医家。世业医。谙熟《灵枢经》《黄帝内经素问》及诸家论著，医术精湛。其治重脾胃，倡调摄养生以防病。撰有《裴子言医》四卷。

（2）贫家有暗合养子之道，与富家异：穷人穷养孩子的方式，不知不觉中正吻合养子之道，与富人家孩子不同。现代社会，"富家"在养育孩子方面，经常遇到各种各样的问题，意在强调父母要了解孩子的体质特点，掌握养育孩子的正确方法。

（3）暖：意在强调小儿的衣被不必过暖。

（4）质禀纯阳：指小儿体质的特点。小儿生长发育正盛，生机蓬勃，其阳气当发，与体内属阴的物质相比，处于相对优势地位。表现在病理上，小儿在发病过程中，易患热病，阴津易伤。

（5）燠（yù）：暖，热。

（6）纩（kuàng）：泛指棉絮。

（7）积热：病证名，指小儿表里遍身俱热，日久不止，颊赤口干，大小便涩。大多数是由过食乳食肥甘，加之重被厚棉、炉火侵迫所致。

（8）抑阳扶阴：根据阴阳平衡的理念，抑制阳气，扶助阴气，使阴阳达到和谐的状态。

（9）饱：意在强调小儿的饮食不必过饱。

（10）清虚：清淡虚空，此处指胃肠处于虚空状态。

（11）旋：屡次。

（12）啖（dàn）：吃或拿给别人吃。

（13）怒：意在强调对于小儿的怒气，要适当克制。

（14）风木乘脾：指肝木乘脾土，即肝气侵犯脾胃。乘，即乘虚侵袭之意。相乘即相克太过，超过正常的制约程度而发生病变。肝在五行属木，脾在五行属土，木能克土，因此，如果肝木过于亢盛，则容易侵犯脾土。

（15）惊痫：病证名，一是指小儿痫证，因惊恐而发作；二是指急惊风发作，轻者症见身热面赤，睡眠不安，惊惕上窜，不发抽搐；重者症见两目上视，角弓反张，手足握拳，抽搐；三是泛指各种惊风、痫证。

（16）蹇（jiǎn）：不顺利。

（17）遏号：意在强调对于小儿的哭号，不必专门制止。

（18）郁滞：病证名，又称郁病。由于气机不调、脏腑功能失调而致心情抑郁，情绪不宁，胸部满闷，胸胁胀痛，或易怒欲哭，或咽中有异物感等症。

（19）伤药：意在强调对于小儿生病，正确调护很重要，不必多服久服药物。

（20）《言医》：裴一中所撰之《裴子言医》，四卷。

【按语】

本节主要强调了小儿养生的五个方面，勿过饱、过暖、过怒、遏号及伤药。不管在寒热、饮食、情志、医药等各个方面，小儿养护贵在阴阳平衡，以取中和，勿要过于宠溺、过于关切。此种道理正暗合了贫穷家庭简单自然的养护方法。

小　结

自古以来饮食起居对人们防病治病与保健的重要性就受到世人的关注与重视，对于小儿调护则尤为重要。胎儿出生后依赖于母乳喂养，且现代研究也表明母乳包含婴儿生长发育所需的各种营养物质与多种免疫因子，且在喂养过程中可增进母儿的情感交流，其优势远远大于人工喂养，随着婴儿的成长，添加辅食也成为必不可少的部分。古代医家在总结小儿养护的过程中，就已提出小儿若未在两三岁时期添加辅食，脾胃功能得不到激发，可致脾胃运化功能薄弱，体质削弱，强调适时添加辅食的重要性。

父母可根据婴儿的体质强弱增加辅食，如在小儿半岁之时可以添加稀粥、面食等，十月以后可以渐加米饭、肉食之类，以保证小儿在生长发育过程中日渐所需的营养物质，激发肠胃功能，但要注意不可投以生冷油腻之物，以免导致胃肠积滞。在相继添加辅食之后，随着小儿消化系统功能的日渐完善，可以按照成人的饮食习惯逐渐增加食物种类，但食多易伤胃，食少易伤脾，热则伤胃，寒则伤脾，因此在此过程中仍要遵循古人"多吃热、吃软、吃少；少吃冷、吃硬、吃多"的原则。脾胃乃人体后天之本，脾喜温而恶寒，胃喜清而恶热，在饮食方面要讲究五味相济，不能偏食嗜食，"好食酸则肝病，好食苦则心病，好食甘则脾病，好食辛则肺病，好食咸则肾病，好食热则内寒，好食冷则内热"，即此理。

饮食因素对小儿调护起着至关重要的作用，况且小儿常不知饥饱，因此需要父母的格外看护，遵循时时顾护脾胃的原则。

第三节　精神调摄

古代医家极其重视小儿精神状态的调摄。《荀子·天论》中说"形具而神生"，形神是相互依附、协作统一的，而且神对机体的功能具有统帅作用。如《淮南子》云："神贵于形也，主张神主形从。"小儿形神的生长发育是同步进行的，小儿脏腑娇嫩，形气未充，因此小儿的神志也处于怯弱未全的状态。但古代医家认为小儿心、肝常有余，心主神明，肝主调节情志，外界各种刺激因素对于小儿情绪变化反应灵敏，且神气怯弱，智慧未充，易出现惊吓、郁结等症。但也有人认为小儿秉性单纯，智识未全，思想简单，"小儿无情欲"（《小儿药证直诀》），故不易出现情志的异常。但目前随着外界环境的变化，各种刺激的增加，小儿的精神、心理状态的调摄显得尤为重要，需要引起父母、医者的高度重视。

《活幼口议》

原文摘自《活幼口议》（演山省翁著，陈玉鹏校注，中国中医药出版社
2015 年版）第 20 页。

议伤怜

议曰：老矣见孙，长大方子，不惟骄恣之甚，复加爱惜，伤天不任用
也……指物言虫，惊凶戏谑；莫觑庙貌，心情闪烁；危坐放手，我笑渠恶；
欲令嬉笑，胁胁指龊[1]……表里无恙，莫频服药；戏谑之物，不可恣乐；刀
剑凶具，勿可与捉；莫近猿猴（伤志也），莫抱鸦雀（损眼也）；抱男观书，
抱女观作（女工作也）；男方学行，勿令绰略；儿方学语，勿令挥霍……恶
莫与辨，善可与学；顺时调摄，自然安乐；雷鸣击鼓，莫与掩耳……夜莫停
灯，昼莫说鬼；睡莫当风，坐莫近水；笑极与和，哭极与喜。智者当知，抚
育至理。

【注释】

（1）龊（chuò）：局促，拘谨。

【按语】

本节摘录与《全幼心鉴·伤怜》的内容基本相同，从多方面论述了小儿
的养护理念，内容精详，言辞简单明了，包括日常护理细节均有涉及，如
抚拍小儿时勿以衣服裹手拍、平素莫惊吓小儿、食时勿饱、抱时勿工作看书
等小细节，都体现了对小儿的爱怜及精心呵护。本节主要选取与精神调摄相
关的内容，首先，小儿不可溺爱娇纵，以免小儿任性冲动，情绪不稳定，急
躁易怒。其次，小儿勿要接近庙宇鬼怪之地，或者父母勿以猛禽刀剑之类恐
吓小儿，或闻特异声响，致使小儿心神不宁，神志不安。最后要注重培养小
儿的认知沟通能力，教育小儿辨识善恶是非，要给予小儿足够的理解和尊重。
总的来说，这些教育理念对小儿性格的塑造和培养具有重要意义。

《泰定养生主论》

原文摘自《泰定养生主论》新注（王珪著，沈澍农、李珊丽校注，人民卫生出版社 2017 年版）第 11~15 页。

论婴幼

凡婴儿六十日后，瞳仁将成而能和人情，自此为有识之初，便当诱其正性。父母尊长，渐渐令其别之。母勿令其侧目视父，父勿教其指抵其母。亲族长幼邻里侍妾，皆不可训其手舞足蹈，无礼骂人。时间聊发一笑，则为日后不禁之端。高举放手，闪避猛出，扶起放倒，儿虽强笑而面无人色。乖张恶性，自此万端，惊气入心，触机而发。乳母嗜啖厚味酒醪烧炙煎煿，儿亦爱食甘酸异味，是以有惊疳积癖吐泻之疾。唯恐儿啼，恣其所以，及其成病，又不忍忌其所好，犹不忍饵以辛苦之药。借使病危，则针刺火灸，莫甚于此。况或不料，爱亦徒然。大抵爱子之偏，无出于母，其说有四：正室则姑息其嫡，妾宠辈各私其庶有。父爱长子，母怜幼婴。才有所偏则所闻不正。偏食至病，偏爱无尊，习以性成，戕贼患害，其出乎此。

余自思襁褓之时，酷嗜食甜，一日得饴，喜而欲食，中有蚯蚓引颈而出，自此不敢见饴。直至长大，方悟长上为之，然食之亦疑矣。夜卧闻钟声，则长上必教令侧卧，今虽为无碍，则亦不能不上心。幼习之义，善恶之种也。可不警之哉……

大抵庠序[1]之教，礼义节文之诲，幼稚幼学，通字未真，须自《千文》《蒙求》[2]，调其句读。俟其舌便语通，始可学《孝经》[3]，令其熟知孝行。然后学《论语》，必试其日课，使其备晓纲常大体。外则师友教授，内则父兄训习，令其耳闻心解。观其资质强弱利钝，然后授以科业，抑扬其性。纵不成才，则亦不至失身于分外也。今也，家庭妄诞，加以姑息，使其先有所恃，而藐视其师。且不自本至末而学，即欲多读诗书，广闻小传，以为儿能。善言不记，恶事染心。遂致助桀为虐，文过饰非而恕己责人，聪明自负，更无以为制之者。构长篇，赋短策，嘲诮[4]为能，精神错谬，不能自持。一旦染患，则痫疚[5]蜂起。原其所自，则过在其亲。盖幼稚无知，而善恶系乎有识之初。故正大先入其心者，他日纵有嚚[6]猾狡狠，则亦畏首畏尾而回向之地矣。是故婴幼摄养，其习其父母之习也。

大概治法，除颅、囟、惊、疳、斑、痘，各类其次外，诸余服饵，并为通法。

【注释】

（1）庠序：古代的地方学校，殷代称庠，周代叫序。后泛指学校。

（2）千文蒙求：《千字文》与《蒙求》。前者为南朝梁代周兴嗣撰，后者为唐代李翰撰，皆为古代启蒙课本。

（3）《孝经》：儒家经典之一，讲述封建孝道，宣传宗法思想的书，汉代列为七经之一。

（4）诮：责备，嘲讽。

（5）痫疚：亦作"痫疹"，指热性病，又泛指疾病。宋代欧阳修《亳州乞致仕第五表》曰："夏秋之际，痫疹日增。"

（6）嚚（yín）：暴虐，愚顽。

【按语】

婴儿60天时，瞳仁就可以识人，能应和人情，故小儿早教应起于有识之初（2个月大），应当诱其正性，童蒙养正。需要学习《千字文》《蒙求》《孝经》《论语》等经典著作，使正大先入其心，树其性。即使日后纵有嚚猾狡狠，亦能迷途知返。若小时不受教育，聪明自负，无以为制，迟早会"精神错缪，不能自持"。一旦患病，则形神相离，五脏不调，诸病蜂起。

论童壮

未弱冠为童，过三十为壮。夫寿夭贫富，天也。去就邪正，人也。共叔段[1]以母偏爱而失身于不法；孟母三迁而孟子终为亚圣。今夫少者，甜处着嘴，稳处着脚，不趋过庭之训[2]，复厌舞雩之风[3]。谗师佞友，左右瞰亡[4]，萧墙夹壁[5]，沽酒市脯[6]，困极告医，惟务速效，怨天尤人，莫知反躬[7]。孟子曰：学问之道无他，在乎收其放心而已[8]。心神守舍，则饥渴寒温之外，自不多事也。孔子曰：人之少也，血气未定，戒之在色[9]。古法以男三十而婚，女二十而嫁。又当观其血色强弱而抑扬之；察其禀性淳漓[10]而权变之，则无旷夫怨女过时之瘰[11]也。孔子曰：及其壮也，血气方刚，戒之在斗。夫斗者，非特斗狠相持为斗，胸中才有胜心，即自伤和。学未明而傲，养未成而骄，志不成则郁而病矣，自暴自弃言不及义而狂矣。孟子曰：由仁义行，非行仁义也[12]。如欲行仁义以求安乐者，吾见其为不安乐也。少壮摄养之道，弃此大道而别求，旁蹊曲径以资分外者，必致废事荡家而怪诞无耻也。大抵血气盛旺之时，难以制抑，凡事当先知心是吾之灵明主人，一切好欲欺侮凌夺肆恣，皆是血气所使。倘犯刑名灾害，则是灵明主人自受苦辱也。常作此想者，自然渐成调伏[13]。古今修性养命之术，恐名利之事难行，并不抄入。

凡除夏日之外，五日一沐，十日一浴。若频浴，则外觉调畅而内实散气泄真也。年二十者，必不得已，则四日一施泄；三十者，八日一施泄；四十者，十六日一施泄。其人弱者，更宜慎之。毋恣生乐以贻[14]父母之忧，而自取枉夭之祸，而雷同众人也。能保始终者，却疾延年，老当益壮，则名曰地行仙[15]。虽有贫富之异，而荣卫冲融，四时若春，比之抱病而富且贵，则已为霄壤之间矣。况能进进不已，则非常人所可知也。但于名利场中，得失任命，知止知足，则渐入道乡也。道者，非特寂寥枯槁之谓也，如所谓素富贵则行此道于富贵；素贫贱则行此道于贫贱耳。关尹子[16]曰："圆尔道，方尔德，平尔行，锐尔事。"孔子曰："志于道，据于德，依于仁，游于艺。[17]"故内外二圣之言未尝不契。盖艺为应世之术，故能锐利乃事；仁为泛爱之常，故曰平尔行。德方则不移，其有所得于心，有所据于事。道丸则通而不执，故无所不容而德行广大，志无不在也。何尝尽废诸事而然后谓之摄养哉？特消息[18]否泰而行之藏之，量其才能而负之荷之，以不流于物故谓之摄。以安其分故谓之养。抱朴子[19]云：若才不逮而强思，力不胜而强举，深忧重恚[20]，悲哀憔悴，喜乐过度，汲汲所欲，戚戚所患，谈笑不节，兴寝失时，挽弓引弩，沉醉呕吐，饱食即卧，跳走喘乏，欢呼哭泣，皆为过伤[21]。此古人所戒之节文。况夫风前月下，竹径花边，俯仰伤怀，杯余疏散，或进退维$^{(22)}$谷而干禄，或冲烟冒瘴以求荣，呼吸杂邪，停留宠辱，饮食异味，荏苒暴患，各有治条。当斯之时，即回光返照，少驻元神以行药力，毋复纵聪明，以凌烁粗工而自取多事也。

呜呼！三皇大圣日总万机而又能拳拳于天下民瘼$^{(23)}$，下礼折节于方外士而讲道论医，以广其传。今之学者，一身未知所以自治而以人治之，则孰为多乎！而况又欲为治人者，难矣哉。余尝作《返朴论》$^{(24)}$，其辞有云：倏与忽$^{(25)}$，欲报混沌之德。而相与谋曰：人皆有七窍以为食息，而混沌独无。尝试凿之，日凿一窍，七日而混沌死。有客对余曰：吾有术以起混沌之死。但一年修一窍，七年而混沌复生。余曰：固哉，之学也，何以为夸尚乎！吾能以一息回混沌之生，而息息与之俱生。故视斯明，听斯聪，言斯辩，而余未尝以有视听与言，而人亦未尝以余为聪明与辩。故不补其凿而混沌自全。夫是之谓聪明与辩。高明之士，能于此处具眼，则养生必有主也。不摄之方，并类其次。

【注释】

（1）共叔段：春秋时期郑国人，姓姬，名段。郑武公次子。后因逃奔于共邑（今河南辉县）居住，故称共叔段。恃母偏爱而骄横，终为其兄所灭。

（2）过庭之训：指父亲的训导。出自《论语·季氏》，曰："尝独立，鲤趋而过庭。"

（3）舞雩之风：语本《论语·先进》曰："浴乎沂，风乎舞雩，咏而归。"此指老师的训导。

（4）瞰亡："瞰亡往拜"之省。窥看对方不在家而走过场的拜访。亡，不在家。语本《孟子·滕文公下》曰："孔子亦瞰其亡也，而往拜之。"此指对师长表面奉承。

（5）萧墙夹壁：内墙和夹墙。此指暗地里（做坏事）。

（6）沽酒市脯：（吃）街市上买的酒肉。《论语·乡党》中孔子罗列的"十不食"之一。文中谓"今夫少者"不守规矩。

（7）反躬：反省自己，自我约束。

（8）放心而已：语出《孟子·告子上》"在乎收其"，《孟子》作"求其"。

（9）人之……在色：语本《孔子·季氏》。下条同出。

（10）淳漓：厚与薄。多指风俗的淳厚与浇薄。

（11）瘵：病，多指痨病。

（12）由仁……义也：语出《孟子·离娄下》。

（13）调伏：佛教谓调和身口意三业，以制伏诸恶。《维摩经·香积佛品》曰："以难化之人，心如猿猴，故以若干种法，制御其心，乃可调伏。"

（14）贻：遗留。

（15）地行仙：出自宋代陆游的《楞严经》卷八，又写作"地行先"。原为佛典中所记的一种长寿神仙，名为阿难，是释迦牟尼佛的十大弟子之一。后人用"地行仙"比喻高寿的人或隐士。

（16）关尹子：老子出函关，守关人之官职称为关令尹，其名为"喜"，所以称为关令尹喜，后人尊称为关尹子，道教尊为"无上真人"。相传其得老子《道德经》五千言，研读后著成《关尹子》九篇，为道教的五大经之一。原书已佚，今见之《关尹子》，是唐宋间人托名之作。以下引文见《关尹子·药》。

（17）志于……于艺：语出《论语·述而》。

（18）消息：斟的。

（19）抱朴子：葛洪，字稚川，自号抱朴子，东晋著名医药学家，著有《肘后备急方》《抱朴子内外篇》等。

（20）恚：愤怒、怨恨。

（21）若才……过伤：语本《抱朴子·极言》。

（22）维：原作"惟"，据常例改。

（23）癠：病，疾苦。《说文》曰："癠，病也。"

（24）《返朴论》：王珪著作之一，已佚。

（25）倏与忽：《庄子》寓言中的两个神名。《庄子·应帝王》曰："南海之帝为倏，北海之帝为忽。"

【按语】

中医学认为精神由血气所化，精神情志状态是血气涌动的综合反映，故作者认为童壮气血未定，宜吟经诵典，学习孔孟之道以养心定性，平和气血。根据血色强弱、禀性淳漓而抑仰权衡，此为童壮养生之大道。

《万氏家藏育婴秘诀》

原文摘录及部分注释选自《万氏家藏育婴秘诀》（万全著，湖北科学技术出版社 1986 年版）第 9 页。

鞠养以慎其疾

小儿神气衰弱，忽见非常之物，或见未识之人，或闻鸡鸣犬吠，或见牛马禽兽，嬉戏惊吓，或闻人之叫呼，雷霆铳爆之声，未有不惊动者也，皆成客忤惊痫之病。盖心藏神，惊则伤神，肾藏志，恐则志失，大人皆然，小儿为甚也。凡小儿嬉戏，不可妄指他物，作虫作蛇，小儿啼哭，不可令人装扮欺诈，以止其啼使神志昏乱，心小胆怯成客忤也。不可不慎。

小儿玩弄嬉戏，常在目前之物，不可去之，但勿使之弄刀剑，衔铜铁，近水火，见鬼神耳。

小儿能言，必教之以正言，如鄙俚之言勿语也。能食则教以恭敬，如亵慢之习勿作也。能坐能行则扶持之，勿使倾跌也。宗族乡党之人，则教以亲疏尊卑长幼之分，勿使谍嫚。言语问答，教以诚实，勿使欺妄也。宾客往来，教以拜揖迎送，勿使退避也。衣服器用五谷六畜之类，遇物则教之，使其知之也。或教以数目，或教以方隅，或教以岁月时日之类。如此则不但无疾，而知识亦早矣。

凡小儿专爱一人怀抱，见他人则避之，此神怯弱也。抱之则喜，放之行坐则哭者，此气虚弱也。喜食甘味，腹有虫也……

耳目之神寄在心，异闻异见易生惊。

痰生气逆因成痫，恨煞终身作废人。

初生小儿未与物接，卒有见闻，必惊其神。为父母者，必慎之可也。若失防间，致成惊痫，为终身之痼疾，有子何益。

【按语】

中医学极其重视小儿精神的护理，自古即有"客忤"之病名，唐代孙思邈《备急千金要方·客忤》说"客忤病者，是外人来气息忤之，一名中人，是为客忤也。虽是家人，或别房异户，虽是乳母及父母，或从外还衣服、经履，鬼神粗恶暴气，或牛马之气，皆为忤也……中客为病者，无时不有此病也"。可见客忤是小儿患病的重要病理因素之一。万全从多个角度阐述了小儿精神调摄的方法和理念，首先强调了呵护关爱的重要性，小儿神气怯弱，勿以异常之物、异常之声或者恐吓之言吓唬孩子，不仅会导致小儿胆小怯懦，缺乏自信心等心理异常。研究表明儿童时期的惊吓会对小儿的心理健康及性格塑造产生深远的影响，还会对身体产生不良的影响，易形成惊痫之症。其次强调了教育引导的重要性，小儿的精神心理都处于发展形成阶段，父母亲属需重视对小儿言行举止的教导，说话必须诚实恭谨，举止要礼貌庄重，作者还表达了小儿教育要"遇物而教"的理念，值得后人参考借鉴。

小 结

幼儿时期是小儿生长发育与性格形成的关键时期，在此阶段，小儿的活动范围扩大，体格生长、智力发育、活动能力、语言表达各方面都逐渐增强，需做好小儿情志心理健康工作。

小儿七情致病有别于成人。七情之中，小儿最易被惊恐所伤，怒病亦多。小儿胆怯神弱，如遇情志刺激较成人反应更为迅速。如果情志过极，可导致气机逆乱。小儿心、肝两脏未臻充盛，功能尚不健全。心主血脉、主神明，小儿心气未充、心神怯弱，易受惊吓，而且思维及行为的约束能力较差。肝主疏泄、主风，肝气尚未充实、经筋刚柔未济，易出现好动、惊惕、抽风等症。

小儿阳常有余，阴常不足，心、肝之脏的生理功能未发育完全，若乍闻异声，乍见异物，对小儿的精神影响很大。心藏神，肾藏志，若小儿忽见未识之人，或闻鸡鸣犬吠，嬉戏惊吓，可导致小儿神智慌乱，严重者可致惊风、夜啼之证。因此要避免小儿接触异声异物，保证其健康的生长环境。另外，在小儿性格形成的关键时期，父母需要做好正确的指导工作，教其礼貌用语，对人恭敬，并教以亲疏尊卑长幼之分，这些对小儿的性格发育有着重要的影响。

第四节　用药参详

小儿用药关系甚大，小儿形气稚嫩，误用药物不仅会使小儿的疾患症状得不到改善，而且会使小儿产生不良反应，影响小儿的生发之气。故一般古代医家认为1岁以下应慎用药物，3岁以下要用药轻灵，《医述·幼科集要》曰："小儿勿轻服药，药性偏，易损萌芽之冲和；小儿勿多服药，多服耗散真气。"应"以中和为贵"。用药是医家思辨参详、辨证论治的总体现，辨证过程环环相扣，相互制约，缺一不可，掌握疾病的发生、发展和变化是小儿用药的基本法则，如《景岳全书·传忠录·论治篇》说："治病之则，当知邪正，当权重轻。"故准确把握病因病机，用药及时审慎、先证而治是小儿用药的首要原则，治疗过程中注意用药的时机、法度和剂量，治疗用药才能达到中病即止。本节对于小儿用药参详总结明细，可供参习。

《小儿药证直决》

原文摘自《小儿药证直诀》（钱乙著、阎孝忠编集，郭君双整理，人民卫生出版社2006年版）第80页。

治小儿脾胃虚弱

胡荽酒

疮疹忌外人及秽触之物，虽不可受风冷，然亦不可壅遏，常令衣服得中，并虚凉处坐卧。

【笺正】痘疮忌触秽气，故宜藏之深闺，以防受空气之不洁。然此是热毒，必不可闭塞户牖⁽¹⁾，反增炭气，吾乡谚语，有窨⁽²⁾痧凉痘一说，盖以麻疹宜温暖，而从汗透，痘则宜疏通，以受清气也。然麻痘固皆以透达为贵，亦皆无壅遏太过之理，而近今麻疹，且多来势甚剧者，热焰猖狂，更不可闭塞窗牖，遏抑不宣，否则热毒郁结，变幻极速。

【注释】

（1）牖（yǒu）：窗户。

（2）窨（xūn）：黑也。《集韵》曰："窨，黑也。"

【按语】

该摘要介绍了痘疹的预防养护理念，痘疹忌外人及污秽之物，不可感受风冷，亦不可温暖壅遏，以免遏抑不宣，变证突现。

《幼幼新书》

原文摘自《幼幼新书》（刘昉著，白极校注，中国医药科技出版社2011年版）第52页。

治病要法

凡小儿取积药，便下匀气汤⁽¹⁾随之，乃不损小儿。

《惠眼观证》⁽²⁾又云：调治小儿之法，当须慎护肾胃气也。缘小儿未有天癸之旺而常依四时也。胃气一虚，病皆滋长，轻者至重，重者必死，此决然之理也。观今医者，不深念虑，而云小儿纯阳之气。凡有疾病须当疏下，是以世之为医者执此而妄资疏泄，因此而死毙者不可胜纪，良可叹也。虽然疏下在乎审谛而不可过，调理小儿之要也。

【注释】

（1）匀气汤：出自《圣济总录·卷四十五》，组成：厚朴、陈橘皮、白术、甘草、白茯苓、麦糵、高良姜、沉香、甘松。具有止痰逆、思饮食之功效。

（2）《惠眼观证》：宋代医书，已佚，作者不详。

【按语】

本段强调了调治小儿需护肾胃之气。因天癸未至，故肾虚；因脾胃脆薄，故脾常不足。肾为先天之本，胃为后天之本，两者皆为小儿生长发育的核心动力。若医家固守小儿为纯阳之体，妄用攻下，伤及肾胃之滋养生发之气，影响小儿的生长发育，则贻害甚大。故作者主张养护小儿要注重培肾保精，固护脾胃。

《小儿病源方论》

原文摘自《陈氏小儿病源方论》（宋·陈文中著，林慧光校注，中国中医药出版社 2015 年版）第 2~3 页。

辨儿虚实

小儿面红如桃花色，大粪黄稠，小便清澈，手足和暖，乃表里俱实，其子易养也，不宜服药。切不可撮缴唇口，亦不可服镇心凉药，恐伤动脾胃，呕奶粪青，而生惊掣之患。小儿面红色，乃为童颜，外实也。小儿大粪黄稠，内实也。

已上三证并不宜服药。

小儿吐乳食者，胃冷也。小儿乳食不消化者，脾虚也。小儿大便酸臭气者，饱伤也。

已上三证宜多服长生丸。

小儿面㿠白色者，气血衰少也。更加木香、当归入木香散内。

小儿粪青色，胃与大肠虚冷也。加丁香、厚朴入木香散内。

小儿呕者，胸中寒也。加丁香、陈皮入木香散内。

已上三证并宜服长生丸、木香散。木香散内依前证各加二味。

【按语】

小儿治病防病首辨虚实，明虚实则知凶吉顺逆，而摘录中"表里俱实"是指身强体健，与《素问·通评虚实论》中"邪气盛则实"有不同之处。而面色红润、手足和暖、小便清澈、大便黄稠为小儿表里康健无病的重要标志。

辨儿冷热

小儿热证

两腮红，大便秘，小便黄，渴不止。上气急，脉息急，足胫热。

已上不可服热药。

小儿冷证

面㿠白，粪青色，腹虚胀，呕乳奶。眼珠青，脉微沉，足胫冷。

已上不可服冷药。

病宜早医

昔韩伯林有病不服药，先当择医，若不择医，恐不死于病，而死于药。

经云：谈方论药易，明脉识证难。

古语云：贫无达士，将金赠，病有闲人论药方。

病不早治，治不对证，迷邪谤正，顺同恶异。

病淹日久，困乃求医，纵得良医，活者几希。

孙真人云：能医十男子，莫治一妇人，能治十妇人，莫疗一小儿。医有十三科，最莫难于小儿也。

【按语】

本摘录论述了小儿热证、寒证的症状。着重强调了小儿证型辨识之重要，小儿患病要选择良医，尽早用药，准确用药，先证而治，避免病情转变，贻误病情。

《活幼口议》

原文摘自《活幼口议》（曾世荣著，陈玉鹏校注，中国中医药出版社 2015 年版）第 6~20 页。

议通变

议曰：愚谓初生婴孩至于童稚，血气柔弱，疾病危虚。夫疾之在急，不可仓皇，医之欲安，岂可灭裂[1]。至于垣平则可行，有其巅恹[2]则防蹶。医学得中，务令胜善，良工进药，药用在人，通变为医。医行存志，志若通则医不繁，机能变[3]则药不紊音问，乱也，通变者为奇，得志者为妙。古云：心通方学通。愚曰：志变作良医。仆辄著此书，殊无文墨，但实虽则喽喽嗦嗦，其意乃欲使学人通变而已。通者，正理广博，触受咸知；变者，实明根源，开发胸臆。若只按古调理今人，处用乖方，饮食坐卧不问，饥饱劳逸不便，然其天时地利岂可不知？犬吠鸡鸣尤宜尽意。春夏秋冬，四时有正邪之令；吐利惊疳，五脏传久暴之疾。所谓可以进则进，可以止则止，犹甚堪行即行，不堪行即转转其意用，别当后议，是谓通变之道、聪慧之施。谋机策略，智度攻讨，此乃兵家之权，杀罚为用；审察详辨、诊切视听，此乃医家之业。

【注释】

（1）灭裂：草率，粗略。

（2）巅恹（xiān）：意为病情模棱两可，易误诊。

（3）变：原作"通"，据明抄本、日抄本改。

【按语】

本摘要论述了为医者应全方位综合考虑问题，要"上知天文，下知地理，中知人事"。通应婴童养护变化之道，力求参察详辨、诊切视听，要根据因时、因地、因人随机应变，不可按古方古法生搬硬套。

议投药

议曰：水有浅涸而可深，山有颓荒而可林，地有倾陷而可固，物有损益而可珍。药有贵贱，人有尊卑，心存至理，道究弗迷。然其贵贱长幼婴孩所患疾病，异端传变。异证者，受气禀赋，资质厚薄故也，由是根不固而体不备，气不充而志不宁。贵者则骄多，贱者则劳盛，骄多即胚胎而得之，劳盛乃孕育而招之。凡儿气受之不定，或芘[1]荫之有余，月期过满，或看承之有亏，所袭刚柔而然，犹抱虚实而已，从生成应有别，假造亦无违，察贵贱各体其根，较长幼皆循其理。凡疗小儿，非以一体之谓，不可同常之见。所言投药者，或用投之于简径也，投之于端的也，投之久练纯熟也，投之穷研精粹也，投之益后，投之胜前，良工用心之至，是为投药之专。若以重剂投于雏乳小也，或以峻药投于贵峻，谓严紧药，直不可混淆而设，造次而施。合以通利者，审问扶而下之，当用益补者，察详按而调之，孰谓恣妄之有耶？所谓不可攻击者：曰虚，曰幼，曰娇，曰重，不宜冒[2]致者：曰久，曰闭不言所受，曰冗用药众多，曰竞争与攻击。复加之以母之情僻执滞也，父之性急愚憨也，子之意顽不服药也，病之候难传遇坏证，母之滞神，父之遣祟，如此人事，曷可勉强而与劳心枉究哉？不惟无补，而反无恩。观其病家，情意相顺，礼貌相倾看倾也，功归于我，行著于先谓根据先贤所行，是使信医即愈，重药即瘥，用其汤剂，得[3]为之良者，诚在彼此，毋忽之之谓也。

【注释】

（1）芘（bì）：通"庇"。庇，《说文解字》曰："荫也，或作'芘'。"

（2）冒：原作"胃"，据日抄本、类聚本改。

（3）得：原脱，据明抄本、日抄本补。

【按语】

本摘录论述了小儿用药需辨证论治、辨体论治。要注意多方面因素的影响，如儿之禀赋资质、家庭贫贱富贵及体质刚强柔弱等，要特别关注父母情志对小儿用药的影响。父母情意相顺、礼貌相倾，更有利于患儿病情的恢复。良工投药也应至真至诚，不可散漫懈怠。

议调理

议曰：医与调理其意等差，参详虚实之宜，究竟缓远之理。若明疾之轻重，当察病之远迩，为其所患传变稍重，证候稍逆，直取其功而全其效者。医之良工，可以扶持循症，解利宽缓，服药次第瘳愈[1]，毋令加进，克日[2]安苏，此乃善能调治。譬如水流就下，逆流迟疾，澄则自清，深则自渊，狭则自湍，岸则自泻，洄涡潋伏、滩濑流者，乃自然而然，不可得使之然也。脉气之流行，遇冷热寒凉风温燥湿，亦由水之就坎也[3]。调理谓疾作尚未传变，气行在乎怯弱，传变亦循其法度，怯弱即缓与扶持。是以调谓守节，理谓有序，节者无太过不及，序者已得其所宜，然后谓之理，无太过不及，可以谓之调。调者而有度，知度而在于形容，理者须可法，正法而全于规矩。譬之丝不及络，头不得梳，斯皆乱也。络之取其条直，梳之析其通解，无毫发之遗，有纯复之庆者，诚谓调理之工也。夫苟以危而用急见愈，而用缓者乃失度也。斟酌权衡，勿随偏坠，先约其轻重，察其进退，药与病势相乘，病与丸散相及，医自意设，智与医同，药与疾谐，疾与药等，用之无忽，何虑疾不瘳，病不愈哉。呜呼！学人理幼，勿恃其自能，执其偏见，事有优长，须预学问，尽心而后已。

【注释】

（1）瘳（chōu）愈：指疾病痊愈。

（2）克日：限定日期。

（3）水之就坎也：指水向低处流。坎，低陷不平的地方。

【按语】

曾世荣在中医儿科领域占有重要地位，其简明扼要地阐明了中医儿科的优势在于调理，也透彻地说明了中医儿童养护的核心思维。作者用水性趋下、遇宽则缓、遇窄则急、"澄则自清，深则自渊"之理，来说明小儿用药要把握小儿体质之胖瘦虚实，病情之表里寒热、轻重缓急，以发展变化的动态观认识疾病的传变，顺应自然之理，要因势利导，或者截断病程，达到未病先防、既病防变的目的，不可不明就里，粗暴攻伐。曾氏还阐释了调理之深义，"调"即有节制、勿太过不及之意；突显了小儿养护"谨守中和"的核心思维，"理"即代表着法度规矩，详情度理才能处之有节，蕴含着小儿养护中"辨证施护"的理念。正如《素问·阴阳应象大论》所说："善诊者，察色按脉，先别阴阳，审清浊而知部分；视喘息，听音声，而知所苦；观权衡规矩，而知病所主；按尺寸，观浮沉滑涩，而知病所生。以治无过，以诊则不失矣。"

《全幼心鉴》

原文摘自《全幼心鉴》（寇平撰，王尊旺校注，中国中医药出版社 2015 年版）第 32、36 及 44 页。

调理之法

圣朝十三科，小儿亦一科也。前贤不曰医而曰调理，盖小儿脏腑娇嫩[1]，易虚易实，易冷易热[2]，犹难调治。是以胡氏曰：乳下婴儿，荣卫[3] 未足，胃气未全，风邪易入，乳食易伤。如水之泡，草头之露，一旦受疾，不得已而用药。盖药性不寒则热，不表则下，不若令乳母服饵，酿乳乳儿，间以少许与儿，中病则止。能食童子，肉食无不备尝，血气充实，治病与大人稍同，但小其剂料尔。古言老人之病必先助火，谓其阴盛而阳微；小儿必先泻火，谓其阳多而阴少。亦有老而实少而虚者，用药不可执一。治病之法，当以胃气[4] 为本。《明理论》曰：胃气，津液之府。必待胃气施布，药力虽仙丹，亦难收汗下温之之功。杨氏曰：胃为水谷之海，五脏六腑受气于胃，灌溉经络，长养百骸，胃气有亏，则五脏六腑之气亦馁矣。

【注释】

（1）脏腑娇嫩：脏腑是指五脏六腑；娇，是指娇弱，不耐攻伐；嫩，是指柔嫩。

（2）易虚易实，易冷易热：指小儿因稚阳未充，则肌肤疏松，卫外之力薄弱，而易于感邪的特点。小儿年龄愈小，稚阴稚阳越明显，越易感触外邪，故发病率愈高。清代石寿棠《医原·儿科论》曰："稚阳未充，则肌肤疏薄，易于感触；稚阴未长，则脏腑柔嫩，易于传变，易于伤阴。"

（3）荣卫：泛指气血。

（4）胃气：脾胃之气。胃气充足是机体健康的体现。

【按语】

本段阐述小儿调治之法，与成人调理不同的是，乳下婴儿脏腑娇嫩，易虚易实，需要谨慎用药。一旦患病，可通过乳母服药。经乳汁传于胎儿，避免药性之偏伤及婴儿。对于能独立进食的小儿，气血相对充实，用药之法与成人相似，但需要注意剂量的大小。小儿的用药原则在于谨守中和，不可偏执，不可固守小儿阴盛阳微必先温阳，或小儿阳多阴少必先泻火，或者小儿体质虚弱过用补益等偏执旧说。调治之法在于时时顾护胃气，胃为后天之本，处中焦，五脏六腑受气于胃，且脾胃为人体津液输布之枢纽，脾气健则五脏六腑得以灌溉，胃气和则生命之枢机周转运行，小儿身体自然常健。

养子十法

六者精神未全

小儿忽见非常之物，或见未识之人，或鸡鸣犬吠，或见牛马等兽，或嬉戏惊吓，或闻大声，因而作搐者，缘心气乘虚而精神离散故也。当用补心温气药治之。如用镇心法，水银、牛黄、朱砂、金银、脑、麝等药，则成慢惊风搐。如腹胀足冷者，难救也。

七者慢惊

经云：脾为黄婆，胃为金翁，主养五脏六腑。若脾胃全固则津液通行，气血流转，使表里冲和，一身康健。盖脾胃属土而恶湿冷，饮乳小儿，多因变蒸，上唇肿而头热，或上气身热。父母不晓，妄作伤风伤食治之。或以解药出汗，或以食药宣泄，或以凉药镇心，或以帛蘸汤水振缴[1]唇口，致令冷气入儿腹内，伤儿脾胃，搏于大肠，故粪便青色。久不已者即吐，吐而不已者作搐。见儿作搐，又言热即生风，转用凉药治之，因此败伤真气而不救者多矣。经云：脾土虚弱，肝木盛冷，故筋挛而作搐。宜用补脾温胃下气药治之。其药性温则固养元阳，冷则败伤真气，不可不知此理也。

八者呕奶粪青色

小儿在胎之时，其母取冷过度，冷气入于胎胞之中，儿生之后，因悲啼未定便与乳奶，使乳奶与冷气蕴蓄于腹内，久而不散，伤儿脾胃。轻则呕奶粪青，重则腹中气响，逆气涎潮，以致难愈。

九者勿服轻朱

水银粉：轻粉，味辛，性冷，下痰，损心气。辰砂：朱砂，味甘，性寒，下涎，损神。二味相合，虽下痰涎，其性又寒又冷，损心损神，不可独用也。小儿胎受壮实，服之软弱；小儿胎受怯弱，服之易伤。新生襁褓婴孩，下胎毒，坠痰涎，多致损害，皆轻粉、朱砂二味之所误也。

十者因洗浴生赤白丹毒

小儿一周之内，皮毛肌肉、筋骨髓脑、五脏六腑、荣卫气血皆未坚固，臂如草木茸芽之状，未经寒暑，娇嫩软弱，今婴孩称为芽儿故也。一周之内，切不可频频洗浴。恐湿热之气郁蒸不散，身生赤游丹毒，俗谓之赤[2]流，片片如胭脂涂染，皆肿而壮热。若毒入腹者，则腹胀哽气以致杀儿，此因洗浴而得也。若肌肉宽缓，腠理开泄，包裹失宜，复为风邪所乘，而身生白流，皆肿而壮热也。或憎寒壮热，鼻塞脑闷，或上气痰喘，咳嗽吐逆。种种之疾，因洗浴脱着而得也。

【注释】

（1）挋（zhǎn）缴：用松软的东西轻轻擦拭或按压。

（2）赤：原脱，据《小儿病源方论》卷一《养子真诀·养子十法》补。

【按语】

养子十法是古代医家在小儿养护方面的经验总结，最早记载于陈文中的《小儿病源方论》，两者具体内容基本相似。陈文中为温补派的代表人物，注重固护小儿元阳，纵观养子十法的内容，无不揭示了陈氏注重小儿生理上阳气不足和病理上易虚易寒的特点。首先阐述了小儿神气怯弱，精神未全，心气不足，若因"客忤"惊吓致精神离散，可选用温补心气之品，慎用重镇安神之剂；其次作者论述了小儿慢惊、呕奶粪青色在于脾胃虚冷，需温补脾胃，固养元阳；最后阐发了新生儿忌用轻粉、朱砂之品，避免损心伤神，还强调了新生儿肌肤疏薄，不可频频洗浴，致使肌肤宽缓开泄，招致湿热及风寒之邪的侵袭，变生他病。综上所述，养子十法概括了养子护子的注意事项，至今仍为人们广泛受用，对于小儿护养有着深刻的指导意义。

及幼攻补

察病必须明表里，更详虚实在初分。恶攻喜补人皆信，谁识攻中有补存。

张子和曰：人身不过表里，血气不过虚实。此言其大略尔。

惟庸工之治病，纯补其虚，不敢治其实，举世皆曰平稳，误人不见其迹，渠亦不自省其过，虽终老而不悔。且曰：吾用补药也，何罪焉？病人亦曰：彼以补药补我，彼何罪焉？虽死亦不知觉。此庸工误人最深，如鲧湮洪水⁽¹⁾，不知五行之道。夫补者人所喜，攻者人所恶。医者以其逆病人之心而不见用，不若顺病人之心而获利也，岂复计病者之死生乎！盖医有贤愚，人多谬误，以贤为非，以愚为是，不明标本，妄投药饵，自取危困，徒切感慨。所谓攻者，万病先须发散外邪，表之义也；外邪既去，而元气自复，即攻中有补存焉，里之义也。然察其表里虚实，尤在临机权变，毋执一定之规矣。

【注释】

（1）鲧（gǔn）湮（yān）洪水：鲧，禹的父亲。湮，堵塞。亦指大禹的父亲鲧治理洪水。

【按语】

本节仍在强调良医临证在于权衡变通，不可偏执，固守己见。作者主要阐述了当时的用药风气，喜用补益，忌用攻下，描述了当时医家为追求平稳、但求不过的心态。在医患关系紧张的今天，此种风气仍在广泛盛行，愚医学艺不精，惧怕用药偏执伤及小儿，其实不知攻补皆可害人。因此，医者治病关键在于察明表里标本虚实，辨证准确，然后才能精准用药，药到病除。

《幼科类萃》

原文及部分注释摘自《增订幼科类萃》（王銮著，何世英主编，人民军医出版社 2012 年版）第 11 页。

论小儿轻易服药戒

罗谦甫曰：一小儿五月间，因食伤冷粉，腹中作痛，遂于市药铺中赎得神芎丸[1]服之，脐腹渐加冷疼，时发时止，逾七八年不已。因思古人云：寒者热之[2]。治寒以热，良医不能废其绳墨而更其道也。据所伤之物，寒也；所攻之药亦寒也，重寒伤胃，其为冷痛可知矣。凡人之脾胃喜温而恶冷，况小儿血气尚弱，不任其寒，故阳气潜伏，寒毒留连，久而不除也。治病必先其本，当用和中养气之药以救前失，服之月余方愈。呜呼，康子馈药，孔子拜而受之，以未达，不敢尝[3]。此保生之重者也。奈何常人拱默而令切脉，以谓能知病否。且脉者，人之血气附行经络之间，热胜则脉疾，寒胜则脉迟、实则有力、虚则无力，至于所伤何物，岂能别其形象乎？医者不可不审其病源，而主家亦不可不说其病源。且此子之父不以病源告医，而求药于市铺中，发药者亦不审病源而以药付之，以致七八年之病。皆昧此理也。

孙真人云：未诊先问，最为有准。东垣云：只图愈疾，不欲困医。二公之语其有功于世大矣。

【注释】

（1）神芎丸：中医方剂名。出自《黄帝素问宣明论方》卷四。具有保养、除痰饮、消酒食、清头目、利咽膈、宣通结滞、强神健体、耐伤省病、推陈致新之功效。主治痰火内郁、风热上侵、烦躁多渴、心神不宁、口舌生疮、咽喉干痛、胸脘痞闷、肢体麻痹、皮肤瘙痒、大便干结、小便赤涩、小儿积热惊风等病症。

（2）寒者热之：寒者热之是一个医学术语，指寒性的疾病宜用温热的方药治疗。

（3）康子馈药……不敢尝：语出《论语·乡党》，有一个叫康子的人送药给孔子，孔子恭敬地接受后说："因为没有明了药性，所以不敢贸然先尝。"

【按语】

本节举例说明用药不当对于患儿造成的不良后果。早在《内经》中就提到"治病必求于本"，说明治病必先审其病源而治之。若小儿病因于寒，若治以寒药，必会加重其原本病证，反之病因于热而治以热药，更会加重热证，甚者会产生各种变证或迁延而成慢性病变。中医治则强调治寒以热，治热以寒，即以温热性药物治疗寒性病证，温阳驱邪扶正；以寒凉药物治疗热性病证，清热解毒以祛邪。此外，小儿先天元阳不足，脾胃常虚，喜温而恶寒，施以寒凉治法更要谨慎。除此之外，治病当需参考脉象，据脉论理，实则泻之，虚则补之。总而言之，小儿身体功能尚未发育完善，治病需治本，方可后患无忧。

《万氏家藏育婴秘诀》

原文摘自《万氏家藏育婴秘诀》（万全著，湖北科学技术出版社 1986 年版）第 12~14 页。

鞠养以慎其疾

小儿周岁有病者，勿妄用药，调其乳母可也。不得已而用，必中病之药。病衰则已，勿过其剂也。

幼科有拿掐法者，乃按摩之变也。小儿未周岁者，难以药饵治，诚宜之则可以治外邪，而不能治内病也，能治小疾及气实者，如大病气虚者用之，必误儿也。为父母者，喜拿而恶药，致令夭折者，是谁之过欤？

医不执泥曰上工，能知富贵与贫穷。

生来气体分清浊，居来看承又不同。

人有恒言，富贵之子多病者，其气清，其体薄，而过于饱暖也。贫贱之子少病者，其气浊，其体厚，而常受饥寒也。上智之医识得此意。观父母，而知其气禀之厚薄；观形色，而知脏腑之虚实。猛峻之药，不可妄加；和平之方，亦不可执用也。

人之受病者，有富贵贫贱之殊。自天地视之，皆其所生者也，无一人不养焉，则无一人不爱矣。医者，仁术也。博爱之心也，当以天地之心为心，视人之子犹己之子，勿以势利之心易之也。如使救人之疾，而有所得，此一时之利也。苟能活人之多，则一世之功也。一时之利小，一世之功大。与其积利，不若积功。故曰："古来医道通仙道，半积阴功半养身。"

小儿初诞多胎疾，能食过多为食积。

于斯二者作提纲，仲阳复起从吾议。

小儿之疾。如痘疹、丹瘤、脐风、变蒸、斑黄、虫疥、解颅、五软之类，皆胎疾也。如吐泻、疟痢、肿胀、癖积、疳痨之类，皆伤食之疾也。惟发热咳嗽，或有外感风寒者。故曰小儿之疾，属胎毒者十之四，属食伤者十之五，外感者十之一二。

惊痫原来肝有余，脾常不足致疳虚。

形体不全知肾弱，上医会得谨其初。

大抵小儿脾常不足，肝常有余。肾主虚，亦不足也。故小儿之病，惊风属肝。疳痨属脾，胎气不足属肾。上医治病，必先所属而预防之。故曰"不治已病治未病"。

【按语】

本文主要介绍小儿医治及用药方面的注意事项。治疗小儿疾病除予以中药，推拿也是重要的治疗手段。推拿手法常用于治疗外感、食积等疾病，疗效显著，但对脏腑病症应当谨慎运用。古代儿科医家治病应注意观察小儿贫富差异，富儿常过于饱暖，贫儿则常受饥寒，治法当有所区别。另外，医家治病当谨遵仁术，不可图一己私利。文章最后介绍小儿疾病多由胎毒和食积引起，西医学对胎毒的认识不一，考虑其与胎儿体质有关，仍值得考究。

《幼科发挥》

原文摘自《幼科发挥》（万全著，傅沛藩校注，中国中医药出版社 2007年版）第 111 页。

调理脾胃

医药者，儿之所以保命者也。无病之时，不可服药。一旦有病，必请专门之良，老成忠厚者，浮诞之粗工，勿信也。如有外感风寒则发散之，不可过汗亡其阳也；内伤饮食则消导之，不可过下亡其阴也。小儿易虚易实，虚则补之，实则泻之，药必对证，中病勿过剂也。病有可攻者急攻之，不可喜补恶攻，以夭儿命。虽有可攻者，犹不可犯其胃气也。小儿用药，贵用和平，偏热、偏寒之剂，不可多服。如轻粉之祛痰，硇砂之消积，硫黄之回阳，有毒之药，皆宜远之。

【按语】

小儿生理特点总体概括为脏腑娇嫩、形气未充、发病容易、传变迅速。小儿机体尚未发育完善，极易感邪，在用药治疗中也应当格外谨慎，稍不注意则会产生其他变证。若小儿外感风寒，宜合理运用发散药物，不可致药力过猛，发散太过，伤其元阳；若为实邪则应用攻下药，不可乱投补益，助长邪气。总之，小儿用药应及时、正确、审慎，处方轻巧灵活，不可乱投补益，还应注意顾护脾胃。

《寿世保元》

原文摘自《寿世保元》（龚廷贤著，王均宁点校，天津科学技术出版社 2000 年版）第 549 页。

小儿形色论

夫小儿，半周两岁为婴儿，三四岁为孩儿，五六岁为小儿，七八岁为龆

龀⁽¹⁾，九岁为童子，十岁为稚子矣。小儿半岁之间有病，当于额前眉端、发
际之间，以名、中、食三指，轻手满额按之。儿头在左用右手，在右用左手，
食指为上，中指为中，名指为下。若三指俱热。主感受风邪，鼻塞气粗，发
热咳嗽。若三指俱冷，主外感内伤，发热吐泻。若食、中指热，主上热下冷。
名、中指热，主夹惊。食指热，主胸膈气满，乳食不消。又要观形察色，假
如肝之为病则面青，心之为病则面赤，脾之为病则面黄，肺之为病则面白，
肾之为病则面黑。先要分别五脏形症，次看禀受盈亏，胎气虚实，明其标本
而治之，无不可者。

【注释】

（1）龆龀：指孩童换齿之时。

【按语】

摘要首先介绍古代小儿年龄分期，虽年龄界限与西医学划分有所差异，
但大都概括出婴儿、幼儿、学童的年龄划分。后半部分主要介绍通过小儿指
纹观测疾病部位之所在。中医强调五脏主五色，肝病主青，心病主赤，脾
病主黄，肺病主白，肾病主黑，通过小儿面色变化也可初步判断疾病部位
所在，本文强调治疗疾病应先判断病位，再考虑小儿体质虚实，根据标本
论治。

《补要袖珍小儿方论》

《补要袖珍小儿方论》为明代庄应祺所撰，以明代徐用宣《袖珍小儿方》
为蓝本进行增补而成。全书分十卷，前五卷在《袖珍小儿方》六卷内容的基
础上增补了营热、卫热等各种常见热证的治疗方药，以及诸疳方论中人参散、
地骨皮散等内容；后五卷为增补内容，包括秘传看惊掐惊口授手法诀、穴道
诀、男左女右图、穴道脚面图、家传秘诀、总穴图·辨证穴法、入门看法秘
诀、杂症诀法、消肿方等。原文及部分注释摘自《补要袖珍小儿方论》（庄应
祺撰，中国中医药出版社 2015 年版）。

忌食毒物

痘之发系乎气血也尚矣。苟气血盛，则能归附成浆，而毒可解；若气血弱，则无所乘负其毒，而毒难痊。所以有内剥不起，有起而不圆混，有圆混而不成浆，有顶陷而不起发之恶症，是皆气血之不自任故也。世之人不悟其理，以虫鱼腥膻毛血牙骨鳞甲等毒药投之，发其中气，以毒攻毒，理难并胜，痘亦不得已而出矣，少顷中气归复，气血不外旺，药气如少歇，则其毒反攻于内，其势转烈，更将何法可以治哉？以此论之，可见血气有乘载之效，用药有王道之大也。间有百数儿中，稍得一者，特其儿之气血本厚耳，治痘者可以一例行之乎？

【按语】

小儿病发痘疹由多种原因导致，母亲妊娠不知禁忌，恣食肥甘辛辣厚味，酿生热毒之气，胎儿出生随之携带则成为痘疹发病的因素。根据痘疹发病原因不同，其部位也不尽相同。小儿得痘疹之患症状繁多，稍加不注意则会产生各种变证，所以小儿发痘疹时在饮食、用药上应当谨慎，守护气血，防止产生变证，使痘疹尽快痊愈；另外，若痘疹疮发则不可误用药物使其邪气内陷而发他证，应顺从疾病发展趋势，使邪气渐退。此文重在强调小儿痘疹的防治之法，具有重要的预防和指导意义。

《针灸大成》

原文摘自《针灸大成》（明·杨继洲原著，靳贤补辑重编，黄龙祥整理，人民卫生出版社 2006 年版）第 434 页。

保婴神术（按摩经）

夫小儿之疾，并无七情所干，不在肝经，则在脾经；不在脾经，则在肝经。其疾多在肝、脾两脏。

【按语】

本段简要介绍小儿发病缘由，主要概括为发病多由肝脾两脏受累。现代小儿的发病原因种类繁多，远不止肝脾受病。但常见病大多归因于外感和饮食因素。

《幼幼集成》

原文摘自《幼幼集成》（陈复正编撰，杨金萍等整理，人民卫生出版社2006年版）第49~52页。

勿轻服药

初诞之儿，未可轻药。盖无情草木，气味不纯，原非娇嫩者所宜，且问切无因，惟凭望色。粗疏之辈，寒热二字且不能辨，而欲其识证无差，未易得也。凡有微疾，不用仓忙，但令乳母严戒油腻荤酒，能得乳汁清和，一二日间，不药自愈。所谓不药为中医，至哉言也！每见愚人，儿稍不快，即忙觅医，练达者或不致误，疏略者惟以通套惊风药治之。此无事之中生出有事，伐及无辜，病反致重。父母见其无效，是必更医，卒无善手，相与任意揣度：曰风、曰痰、曰惊、曰热？前药未行，后药继至，甚至日易数医，各为臆说，汤丸叠进，刻不容缓。嗟乎，药性不同，见识各异，娇嫩肠胃，岂堪此无情恶味扰攘于中！不必病能伤人，而药即可以死之矣。予每见不听劝戒，杂药妄投者，百无一救，哀哉！

冯楚瞻曰：凡为幼科，犹宜参看方脉诸书。盖幼稚名曰哑科，疾病痛苦，勿能告人，全赖治者细心详察。况幼科诸书，理浅言略，难明病源。惟以小儿不节饮食为执见，最重消磨。更以纯阳之子为定论，恣投寒苦。孰知易停滞者，脾气必虚，若图见小效于目前，则便遗大害于日后。况芽儿易虚易实，言虚者，正气易于虚也；言实者，邪气易于实也。然邪凑之实，必乘正气之虚，若周顾正气之虚，惟逐邪气之实，其有不败者几希！如寒伤荣也，但温养荣阴；风伤卫也，惟辛调卫气。但使荣卫和平而宣行，则客邪不攻而自散。

使正气自行逐贼，则邪退而正气安然，如浮云一过，天日昭明也；若专投与气血无情之猛剂，客邪虽散，正气亦伤，乘虚之邪，将接踵而至矣。岂知正气不至空虚，邪必不能凑而为实！至于云纯阳者，以无阴而谓，乃稚阳耳，其阳几何？

阴气未全，而复败其阳，将何以望其生长耶？况天地之气化日薄，男女之情性日漓，幼稚之禀受日弱。有禀父之气不足者，多犯气虚中满；有禀母之阴血不足者，多犯阴虚发热。患痘则多犯肾虚内溃之证。此皆先天不足所致，近来比比皆然，若徒效上古克削寒凉，如肥儿丸、芦荟丸之类，则千中千死，莫能挽也。至云小儿阳火有余，不知火之有余，实由水之不足，壮水以制阳光，先贤至论，服寒凉百不一生，古哲格言。以不生之药，投欲生之儿，心何忍哉！凡小儿脾胃自能消谷，今偶有停滞，则脾胃受伤，只健其脾胃，而谷自化矣。故方有助脾消化，推荡谷气者，有禀命门火衰，生火补土者，有一消一补者，有以补为消者，诚恐宽一分即耗一分元气也。夫人有生，惟此一气，易亏难复，何可轻耗？况幼稚之禀，尤为易亏。惟必根究先天之薄弱，而从方脉诸书，求源探本以为治，斯能补救当代赤子元气于后天，便亦培植后代赤子元气于先天，而寿世于无疆矣。若徒宗上古幼科浅略方论，则犹灌溉树木者，罔顾根本，而惟洒润枝叶，欲望其生长，未之有也，而况复加划削者乎！

【按语】

小儿"脏气清灵，易趋康复"，且小儿疾病大多因饮食或外感因素引起，病情轻微，切勿轻易服药，要善于调动自身的身体功能，从饮食等方面来调理。小儿为纯阳之体，成而未全、全而未壮，患病易致"易虚易实"，所以治病不可主观臆断，若起初医治不见效，更不可妄自更换治法，以免药物叠加使用产生不良反应。古代方剂有丸散汤剂之分，"汤者荡也，丸者缓也"，急病重病可用汤剂治疗，缓病轻病可用丸散剂治疗，若各种剂型同时使用则会治病太过，产生不良影响。但若采取恰当的防护治疗手段，处方轻巧灵活，从日常起居和饮食方面入手，则易恢复机体健康，而不至于"病急乱投医"。

药饵之误[1]

小儿气血未充，一生盛衰之基，全在幼时，此饮食之宜调，而药饵尤当慎也。今举世幼科，既不知此大本，又无的确明见，而惟苟全目前。故凡遇一病，则无论虚实寒热，但用海底兜法，而悉以散风消食、清痰降火、行滞利水之剂，总不出二十余味，一套混用，谬称稳当，何其诞也！夫有是病而用是药，则病受之；无是病而用是药，则元气受之。小儿元气几何？能无阴受其损而变生不测？此当今幼科之大病，而医之不可轻任者，正以此也。又见有爱子者，因其清瘦，每以为虑，而询之庸流，则不云痰火，必云食积，动以肥儿丸、保和丸之类，使之常服。不知肥儿丸以苦寒之品，最败元阳；保和丸以消导之物，极损胃气。谓其肥儿也，适足以瘦儿；谓其保和也，适足以违和耳。即如抱龙丸之类，亦不可轻易屡用。予尝见一富翁之子，每多痰气，或时惊叫，凡遇疾作，辄用此丸，一投而愈，彼时以为神丹，如此者不啻十余次。及其长也，则一无所知，凝然一痴物而已。岂非暗损元神所致耶？凡此克伐之剂，最当慎用。故必有真正火证疳热，乃宜肥儿丸及寒凉等剂；真正食积胀满，乃宜保和丸及消导等剂；真正痰火喘急，乃宜抱龙丸及化痰等剂。即用此者，亦不过中病则止，非可过也。倘不知此，而徒以肥儿、保和等名，乃欲借为保障，不知小儿之元气无多，病已伤之，而医复伐之，其有不萎败者，鲜矣！

【注释】

（1）药饵之误：本节原出于张景岳的《景岳全书·小儿则》，节后未有遗漏，内容为"此外，如大黄、芒硝、黑丑、芫花、大戟、三棱、蓬术之类，若非必不得已，皆不可轻易投也"。

【按语】

本段强调治病必求于本，即根据疾病的病因病机及其性质来采取恰当的治疗方法。有病用药，可以使邪气尽除，无病而用药，则易伤机体元气。风、火、暑、湿、痰等病理因素均可致病，相应的治法有发散、降火、祛暑、除湿、清痰等，但这些治法不可一并运用，否则用药太多，杂乱无章，不仅不能起到疗效，反而会加重病情。文中举例说明肥儿丸、保和丸等的用法用量，旨在进一步说明用药还需对症，中病即止。

《幼科释谜》

《幼科释谜》是清代医家沈金鳌所著，全书六卷，刊于 1774 年。先叙述儿科诊断大法，列述了儿科 24 种病症及其原由，后论述证治、脏腑，确定大法，并附韵语。全书不仅简明扼要，且容易诵读，每证附历代医论、医案，前后参看，可以相互引申、说明，深入浅出，有很高的参考价值。原文摘自《幼科释谜》（清·沈金鳌著，杜慧芳等校补，余瀛鳌等为顾问，人民军医出版社 2012 年版）第 1 页。

凡　例

芽儿[1]脏气未全，不胜药力，周岁内，非重症，勿轻易投药，须酌法治之。既二三岁内，形气毕竟嫩弱，用药亦不可太猛，峻攻骤补，反受药累。

儿病多由食积，固是要语，医家不可不知。然亦有禀受薄弱，或病后虚怯，其所生病，有全无食积者，不得以此语横亘心中，仍为消导，即或有之，亦当扶正，而使积自消，消息甚微，当意会毋执。

古人治幼儿，或专攻，或专补，或专凉，或专热，皆有偏处。是书宗旨。以中和当病为归，不敢偏于攻补凉热。

【注释】

（1）芽儿：指稚嫩小儿。

【按语】

此篇从小儿生理特点出发，论述小儿疾病的用药特点。1 岁以内小儿脏气未全、不胜药力，不可轻易用药。2~3 岁以下形气嫩弱，用药不宜过于峻猛。食积虽常见，但用药不可刻板呆滞，全用消导，亦当注意扶正。小儿病不可偏于攻补寒凉，说明治小儿病当灵活辨证，不可拘泥于一种思路。从虚实角度来看，小儿脏腑娇嫩、形气未全，总体属虚，即使感受实邪，也属于本虚标实之证，"治病必求于本"。小儿体质为本，邪气为标，小儿用药无论何时都应考虑小儿稚阴稚阳之体，注意固护小儿正气，或者兼顾脾胃。可见中医学的"辨体施护"理念不仅体现在小儿饮食起居养护上，而且在用药上也要特别注意。

《婴儿论》

原文摘自《婴儿论》（清·周士祢著，江月斐校注，中国中医药出版社2015年版）第105~107页。

护 养

寒热必有真假，真者勿慢治，假者勿拘泥。

病候有真假。真者隐伏，多在里；假者发见，多在表。

儿吃热勿吃寒，吃软勿吃硬，吃少勿吃多。

医有常变，有宽急。勿以常为变，勿以变为常，勿以宽为急，勿以急为宽。

方有君臣，有佐使。勿以君为臣，勿以臣为君，勿以佐为使，勿以使为佐。

方有多有单。多者，补泽所用也。单者，攻击所用也。致偏废者，有偏见也。

剂有寒因热用，有热因寒用，有寒因寒用，有热因热用。寒因热用，热因寒用，此为从治所用也。寒因寒用，热因热用，为反治所用也。

医有反治，有从治。体实者，反治所宜。体虚者，从治所宜。反治者为常治，从治者为变治。

问曰：医有逐机，有持重，何也？答曰：逐机者，逐病候而转方也。持重者，重病因而不转方也。若识逐机者，假令一日转百方，不为以误也。若识持重者，假令百岁用一方，亦不为以误也。

凡诊病者，当以一级重决之也。若以轻决之者，必取败缺也。

医之为技，剂也易处，病也难诊。若置其诊，而欲拟其剂者，未可与论也。

儿病始吐蛔者，为热，病当差。终吐蛔者，为寒，病不可治。

问曰：病热，用寒方益盛，用热方反安者，何也？答曰：夏月体热，然反灌热汤，后身自凉也。假令如火烧疮，急忍痛而灸，后痛顿减，此皆从治之类也。

问曰：医有从治，有反治，何谓也？答曰：热用寒，寒用热，此为反治。热用热，寒用寒，此为从治。病轻者，反治所宜也。病重者，从治所宜也。

儿暴泻昏沉，脉微弦而四肢冷，若惊惕者，冬月易治，夏月难治。

病始为实，终为虚。暴虚者易治，渐虚者难治。儿病多兼蛔，以脾虫故也。始吐蛔者佳，终吐蛔者不佳。

儿未期月而生者，致脚弱，以筋骨有所缺也。

医技，非剂而在匕，以剂说治者，未可与论也。

诊病要在气息，气息安静者生，短息者死。

癖块，有磨法无泻法，若妄攻者，真元必伤，不可治。

儿腹有块者，不问食癖、虫块，俱为恶候，须急论治。

诊病以银海[1]为要，虚实必显，以精粹所奏[2]故也。

病五实者死，五虚者亦死。

病多反复者，不可治也。

【注释】

（1）银海：指人的眼睛。

（2）奏：通"凑"。

【按语】

《婴儿论》为清代医家周士祢所著，本书重点阐述了小儿的各类疾病及用药方略。本节养护之论附录于该书尾页，独立成篇，凸显了作者对小儿调护的重视。本节虽为调护之论，却主要论述了辨病识证的方法心得和疾病的防治原则。强调了不管是治病还是调护，察色按脉、辨别虚实才是辨体施护和辨证用药的根本，如此才能做到有的放矢，精准防治。医者识病断证要胸有成竹、了然于心，临证用药才能及时准确。小儿之病症，首重望诊，望诊又以望神为要，而眼为心神之外候，故望神又重在望眼（银海），其次为气息。这与当前美国儿科学会主张的儿童三角评估法（外观、呼吸、循环）评估患儿病情的认识有相似之处，体现了作者长期临床实践总结的独到经验。作者还阐述了为医者宜准确把握病情病性中的常变、宽急、轻重和寒热，以及治法治则中从治与反治、常治与变治、逐机与持重之间的辩证关系。小儿脏腑娇嫩、形气未充，发病容易，传变迅速，明确小儿疾病的病因、病机、病位、病性，是防患未然、扼挽救逆的必备条件。在作者阐述的立法治则中，从治是指顺从疾病的征象而治的法则，反治指逆疾病的征象而治的法则，这与《素问·至真要大论》"逆者正治，从者反治"的描述有所不同，但不管何种称谓，实质上仍是"治病求本"的具体运用。而且作者认为寒热假象之证多为病重之人所有，病重者多虚，病轻者多实，故主张病重者从治，病轻者反治，病虚者从治，病实者反治。逐机是针对不断变化的病情证候，为了捕捉有利的治疗时机而采用的机动灵活、短暂有力的治疗措施。方药要随机应变、及时更改。持重主要针对深层次的病因而治，是在病程较长，或病根较重的疾患中长期守方，不改治法，以期量变引起质变。可以说，逐机是一种权宜之计或权变之法，主要是治标。持重则是一种长久之计，主要是治本。两者是对立统一的辩证关系，相互为用，彼此补充。总体体现了"急则治标、缓则治本"或者"标本兼治"的治疗理念。

《温病条辨》

原文摘自《温病条辨》（吴瑭著，李长秦、孙守才主编，贵州教育出版社2010 年版）第 379~381 页。

儿科用药论

世人以小儿为纯阳也，故重用苦寒。夫苦寒药，儿科之大禁也。丹溪谓产妇用白芍，伐生生之气，不知儿科用苦寒，最伐生生之气也。小儿，春令也，东方也，木德也，其味酸甘，酸味人或知之，甘则人多不识。盖弦脉者，木脉也，《经》谓弦无胃气者死[1]。胃气者，甘味也，木离土则死，再验之木实，则更知其所以然矣，木实惟初春之梅子，酸多甘少，其他皆甘多酸少者也。故调小儿之味，宜甘多酸少，如钱仲阳[2]之六味丸是也。苦寒之所以不可轻用者何？炎上作苦，万物见火而化，苦能渗湿。人，倮虫也，体属湿土，湿淫固为人害，人无湿则死。故湿重者肥，湿少者瘦；小儿之湿可尽渗哉！在用药者以为泻火，不知愈泻愈瘦，愈化愈燥。苦先入心，其化以燥也，而且重伐胃汁，直致痉厥而死者有之。小儿之火，惟壮火[3]可减；若少火[4]则所赖以生者，何可恣用苦寒以清之哉！故存阴退热为第一妙法，存阴退热，莫过六味之酸甘化阴也。惟湿温门中，与辛淡合用，燥火则不可也。余前序温热，虽在大人，凡用苦寒，必多用甘寒监之，惟酒客不禁。

【注释】

（1）无胃气者死：脉弦而无胃气的主死。弦脉是肝木的脉象；胃气，指中焦脾胃之气，在五行中属土而主甘味，故胃气有赖于甘味的滋养才能充实，若无甘味的充养，胃气必然衰败，如果脉无胃气，就好像树木离开了土壤一样，必然会导致死亡；小儿属木，亦赖胃气和甘味滋养，以此说明甘味药对小儿的重要作用。

（2）钱仲阳：钱乙，宋代著名儿科医家，著有《小儿药证直诀》。

（3）壮火：《素问·阴阳应象大论》"壮火之气衰"。壮火是一种亢奋的、过盛的病理之火，多为实火，能耗正气，影响人体的正常生理机能。壮火与少火往往相对而言。

（4）少火：《素问·阴阳应象大论》"少火之气壮"。少火是一种正常的、具有生气的火，是维持正常生理活动所必需的。

【按语】

古代医家指出小儿为纯阳之体，并非说小儿单纯阳气旺盛，而是指小儿正处于快速的生长发育阶段，尚为稚阴稚阳之体，切不可误以为小儿阳气旺盛而滥用苦寒药品。药有酸苦甘辛咸五味，用药宜兼顾性味，不可某一性味药物用量太过，反而适得其反。

儿科风药⁽¹⁾禁

近日行方脉者⁽²⁾，无论四时所感为何气，一概羌、防、柴、葛。不知仲景先师，有风家⁽³⁾禁汗，亡血家⁽⁴⁾禁汗，湿家⁽⁵⁾禁汗，疮家⁽⁶⁾禁汗四条，皆为其血虚致痉也。然则小儿痉病，多半为医所造，皆不识六气之故。

【注释】

（1）风药：指具有祛风发汗解表的药物。

（2）方脉者：指从事处方诊脉的医生。

（3）风家：一指平素容易伤风感冒的人。二指中风或伤风感冒的患者。

（4）亡血家：指平素患有呕血、衄血、尿血、便血、崩漏和金疮等失血性疾病的患者。

（5）湿家：指平素易感受湿邪或患有湿病的人。

（6）疮家：一指由于刀剑所伤，失血过多的病人。二指平素经常有疮、疡、疖、痈的病人。

【按语】

本段介绍小儿用药禁忌。风药有发散升清祛邪的功效，羌活、防风、葛根皆为发汗解表药物。根据《伤寒杂病论》提出风家、亡血家、湿家、疮家应禁用此类药物的原则，应当谨遵。

《幼科指归》

原文摘自《幼科指归》（曾鼎著，黄颖校注，中国中医药出版社 2015 年版）第 49~51 页。

通论幼科用药之宜

医原以决证，非以猜病也。决证，即文之立意也。为文若能立意，则经史子集各书皆由意用。证若能决，则辛苦温咸等药，尽从证合，罔不神妙化裁，又何须拘泥古方，昉⁽¹⁾自某人耶？况婴儿在抱，并无劳苦情欲之事，纵有疾病，不过外感风寒，内伤乳食而已。决证不难，为治亦易。法先开解，信可万救万生。即幼科书中，每日惊生心，风生肝。是亦心主火，火喜发越，开解宜也；肝主木，木喜条达，开解宜也。倘专以"惊风"二字，横踞胸中，无论有风无风，有惊无惊，而辄曰先定惊，先截风。夫定者，固结之谓也；截者，邀遏之谓也。遂使邪气久羁营卫经络，一变而诸症皆出，良可慨矣。余临证五十年，凡诊视小儿，愈加兢惕，幸无大误。而最得力者，惟上清方⁽²⁾，取效尤多，故编辑是书内。每因原方不甚稳当者，概以上清方移之。再仲景地黄丸，原治肾水亏损，故立是方，壮水以制阳也。钱仲阳、薛立斋因用是方以补泻小儿，谓小儿阳有余而阴不足，亦未尝不卓然有识。然据鄙见而论，不禁复为哓舌⁽³⁾。小儿一团生机，无所谓其亏损，虽偶为病耗，而转机甚快。况曰小儿惟阳有余，既阳有余，则阴自生，正合天一生水之义，奚庸过增补剂耶。且地黄阴凝之质，小儿脏气未充，更易腻滞，是无补于肾，而反有阻于脾矣。再丹皮、泽泻，泻力皆重，小儿纵属纯阳，倘稚阳耳，何曾有亢燥之弊，究非可以用泻。故又于集内，核其原用之地黄丸。或有龃龉，间为删改，非敢妄逞臆说，訾议前贤，而实以析疑辨难，原学问中求进之功，想前贤亦肯荣我登堂一请。

【注释】

（1）昉（fǎng）：起始。

（2）上清方：上清追风化痰丸，专治小儿惊风痰迷等症。组成：川羌活一两，北防风一两，龙脑叶三钱，川郁金一两，制胆星二钱，大全蝎三十个，直僵蚕六十个，巴豆霜一钱，浮青黛五钱，上麝香六分，制辰砂（分用）一钱入药、一钱五分为衣，上化红三钱，粉甘草五钱。

（3）哓（xiāo）舌：唠叨，多嘴。

【按语】

喻嘉言云："医者，意也，如对敌之将，操舟之工，贵乎临机应变。"古代医家常把治病用药比作对弈、用兵。而在本节中，作者将辨证施治比作作文立意，若能明病证之要义，则能知常达变、圆机活法，而不必拘泥于古方。况且小儿内无七情六欲之扰，外无五味八珍之侵，病因病机单纯，辨证用药都相对简单。而且小儿生机蓬勃，即使有所亏损，或者偶为病耗，也能康复。作者认为小儿一团生气，代偿较强，阴阳互根互用，即使小儿阳有余，根据天一生水之义，则阴自生也。故地黄丸主要用于阳有余而阴不足之证，用此方壮水以制阳。而小儿脏气未充，滥用地黄丸等阴凝之品补泻小儿，易腻滞碍脾胃，影响后天之充养。

小 结

"天有四时五行，人有五脏化五气。"小儿为稚阴稚阳之体，五脏六腑功能尚未健全，因此在治疗中应当准确辨证，用药也应谨慎顾护胃气，这是由于小儿脾胃稚弱，必须顾护后天脾胃之本以保证气血生化有源。历代医家都强调顾护小儿脾胃，这不仅贯穿疾病治疗的始终，在小儿日常养护中亦要受到重视。同时，小儿养护应谨遵天地四时气候变化，不得违背自然生长规律。而古代医家亦有偏执于小儿"纯阳之体"，善用寒凉攻下之药，此法并不值得提倡。古代医家提倡小儿患病首以调理为主，包括饮食调理、情绪调理、运动调理等，若未起效再施以药物治疗。在治疗疾病时，古人亦总结出用药特点，遵从疾病的寒热虚实，治寒以热，治热以寒，不可妄用攻补，且在药物用量上与成人有所不同，西医学根据小儿不同年龄阶段划分用药剂量，与古籍中用药思路相一致。除此之外，诸如轻粉、硫黄类有毒药物，小儿皆应远之。

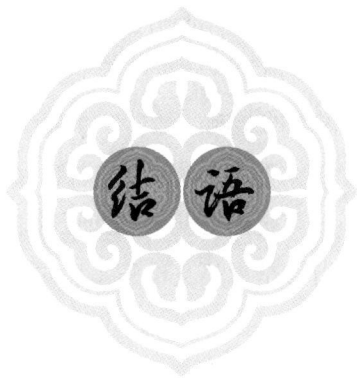

结语

　　中国传统喂养保健小儿的经验自古以来就得到了学习与传承，其中仍有很多思想在现代被倡导运用。万全倡导的"育婴四法"——"预养以培其元，胎养以保其真，蓐养以防其变，鞠养以慎其疾"，形成了中医儿童保健学的系统理论，以此指导小儿的养护与保健。

　　小儿生长发育、生理病理等方面的若干理论不外乎"纯阳"、"稚阴稚阳"、"少阳"、"变蒸"、五脏"不足"、"有余"等理念，其强调的内容大体相同。关于小儿体质特点，现代在总结传统认识的基础上，明确了小儿生长发育迅速、脏腑娇嫩、发病容易、传变迅速的特点。

　　小儿防病的关键在于饮食起居、精神调摄、用药指导等方面。饮食有节是小儿饮食保健的基本原则。《管子·形势》说："起居时，饮食节，寒暑适，则身利而寿命益，起居不时，饮食不节，寒温不适，则形体累而寿命损。"提出了饮食节制的重要性。古人常说忍三分饥与寒，即饮食量上的节制，不可过饥或过饱。正如《万氏家藏育婴秘诀·鞠养以慎其疾四》所谓："小儿宜吃七分饱，谓节之也。"《素问·痹论》中早已指出："饮食自倍，肠胃乃伤。"就是指饮食过量，加重肠胃负担，会损伤其功能。首先应注意顾护脾胃，不可多食辛辣肥甘厚味，损伤脏腑功能。其次应注意小儿的日常情绪变化，注意保护小儿避免接近异声异物，小儿心肝生理功能未发育完善，易受外界物质刺激而引发疾病，如乍闻异声易导致夜啼等症；乍见异物易致惊风等疾病，对小儿的生理、心理都有很大的影响。最后在小儿用药方面，老子云："专气至柔，能如婴儿乎？"小儿禀气娇柔幼稚，脏器轻灵，随拨随应，药食同源，很多医者以食代药来调和小儿阴阳之偏颇，如近代著名医家彭子益不仅严重批判了"小儿是纯阳体，出疹是胃热，出痘是胎毒"的理论认知，还喜用食物来治疗小儿外感，如"用黄豆、黑豆以代芍药，用葱头、豆豉以代麻黄。豆类又能固中，功效既大，流弊全无，此为小儿外感最妥之法也""葡萄干，能温补肝肾，性极和平，出疹时每日服一钱，最保平安，七日痊愈"（《圆运动的古中医学》），充分体现了中医学蕴含着丰富的食养疗法。本章还提到治病应遵循治病求本、注意顾护小儿禀赋的特点，还应根据药物性能谨慎用药，不可乱投补益、处方轻巧灵活等方面。

现代提倡小儿母乳喂养，及时添加辅食，清淡饮食，不可过食营养价值太高的食物；同时小儿应自幼进行体格锻炼，适时进行户外活动，增强锻炼，提高机体预防疾病的能力，还应加强运动锻炼以促进小儿的体格发育；此外也倡导小儿多与人沟通，接触新鲜事物，促进小儿智力发展与学习的自主能动性，推动其全面发展。

主要参考书目

［1］田代华,刘更生. 灵枢经[M]. 北京:人民卫生出版社,2017.

［2］巢元方. 诸病源候论[M]. 北京:中国医药科技出版社,2011.

［3］赵佶. 圣济总录(下册)[M]. 北京:人民卫生出版社,2013.

［4］赵佶. 圣济经[M]. 北京:人民卫生出版社,1990.

［5］刘昉. 幼幼新书[M]. 北京:中国医药科技出版社,2011.

［6］吴康健校. 小儿卫生总微论方[M]. 北京:人民卫生出版社,1990.

［7］刘完素. 素问病机气宜保命集[M]. 北京:人民卫生出版社,2017.

［8］张从正. 儒门事亲[M]. 北京:人民卫生出版社,2005.

［9］朱震亨. 朱丹溪医学全书[M]. 北京:中国中医药出版社,2015.

［10］寇平. 全幼心鉴[M]. 北京:中国中医药出版社,2015.

［11］王銮. 增订幼科类萃[M]. 北京:人民军医出版社,2012.

［12］叶天士. 临床医案指南[M]. 北京:中国医药科技出版社,2011.

［13］刘洋. 徐灵胎医学全书[M]. 北京:中国中医药出版社,1999.

［14］吴瑭. 温病条辨[M]贵阳:贵州教育出版社,2010.

［15］曾鼎. 幼科指归[M]. 北京:中国中医药出版社,2015.

［16］王洪图. 内经[M]. 北京:人民卫生出版社,2011.

［17］胡国臣. 孙思邈医学全书[M]. 北京:中国中医药出版社,2015.

［18］曾世荣. 活幼口议[M]. 北京:中国中医药出版社,2015.

［19］王珪. 泰定养生定论[M]. 北京:人民卫生出版社,2017.

［20］俞桥. 广嗣要语[M]. 北京:中国中医药出版社,2015.

［21］万全. 万氏家藏育婴秘诀［M］. 武汉：湖北科学技术出版社，1986.

［22］孙一奎. 医旨余绪［M］. 北京：中国医药科技出版社，2012.

［23］胡文焕. 广嗣须知［M］. 北京：中国中医药出版社，2015.

［24］陈复正. 幼幼集成［M］. 北京：人民卫生出版社，2006.

［25］孟蜀. 仁寿镜［M］. 北京：中国中医药出版社，2015.

［26］陈广忠. 淮南子［M］. 北京：中华书局，2012.

［27］唐王焘. 外台秘要方校注（下册）［M］. 北京：学苑出版社，2010.

［28］李鹏飞. 三元参赞延寿书［M］. 北京：中国书店出版社，1987.

［29］万全. 幼科发挥［M］. 北京：中国中医药出版社，2007.

［30］王大纶. 婴童类萃［M］. 北京：人民卫生出版社，1983.

［31］沈金鳌. 幼科释谜［M］. 北京：人民军医出版社，2012.

［32］王怀隐. 太平圣惠方［M］. 北京：人民卫生出版社，2016.

［33］程云鹏. 慈幼新书［M］. 北京：人民军医出版社，2012.

［34］叶风. 呕斋急应奇方［M］. 北京：中国中医药出版社，2015.

［35］郑玉坛. 彤园妇人科［M］. 北京：中国中医药出版社，2015.

［36］陈文中. 陈氏小儿病源方论［M］. 北京：中国中医药出版社，2015.

［37］陆拯. 近代中医珍本集［M］. 杭州：浙江科学技术出版社，1994.

［38］赵贞观. 绛雪丹书［M］. 北京：人民军医出版社，2010.

［39］钱乙. 小儿药证直诀［M］. 北京：人民卫生出版社，2006.

［40］鲁伯嗣. 婴童百问［M］. 北京：人民卫生出版社，1961.

［41］张景岳. 景岳全书［M］. 北京：中国医药科技出版社，2017.

［42］秦昌遇. 幼科折衷［M］. 北京：中国中医药出版社，2016.

［43］龚廷贤. 寿世保元［M］. 天津：天津科学技术出版社，2000.

［44］杨继洲. 针灸大成［M］. 北京：人民卫生出版社，2006.

［45］裘庆元. 三三医书（秘本医学丛书）［M］. 北京：中国中医药出版社，2019.

［46］薛铠，薛己. 保婴撮要［M］. 北京：中国中医药出版社，2016.

［47］万全. 片玉心书［M］. 武汉：湖北人民出版社，1981.

［48］曾世荣. 活幼心书［M］. 北京：中国中医药出版社，2016.

［49］周士祢. 婴儿论［M］. 北京：中国中医药出版社，2015.

［50］袁开昌. 养生三要［M］. 北京：中国医药科技出版社，2017.

［51］庄应祺. 补要袖珍小儿方论［M］. 北京：中国中医药出版社，2015.